Manjit Dosanjh / Jacques Bernier

Advances in Particle Therapy
A Multidisciplinary Approach

粒子治疗进展
多学科协作解决方案

主　编　〔印〕曼吉特·多桑杰
　　　　〔瑞士〕雅克·伯尼尔
主　译　曲宝林　徐寿平
副主译　解传滨　张高龙　曹林

天 津 出 版 传 媒 集 团
天津科技翻译出版有限公司

著作权合同登记号：图字：02-2020-296

图书在版编目（CIP）数据

粒子治疗进展：多学科协作解决方案 / （印）曼吉
特·多桑杰，（瑞士）雅克·伯尼尔主编；曲宝林，徐寿
平主译. —天津：天津科技翻译出版有限公司，2023.6
　　书名原文：Advances in Particle Therapy：A
Multidisciplinary Approach
　　ISBN 978-7-5433-4349-8

　　Ⅰ.①粒…　Ⅱ.①曼…　②雅…　③曲…　④徐…　Ⅲ.
①肿瘤-放射治疗学　Ⅳ.①R730.55

中国国家版本馆 CIP 数据核字（2023）第 080617 号

授权单位：CRC Press
出　　　版：天津科技翻译出版有限公司
出 版 人：刘子媛
地　　　址：天津市南开区白堤路 244 号
邮政编码：300192
电　　　话：022-87894896
传　　　真：022-87893237
网　　　址：www.tsttpc.com
印　　　刷：天津新华印务有限公司
发　　　行：全国新华书店
版本记录：787mm×1092mm　16 开本　14 印张　300 千字
　　　　　2023 年 6 月第 1 版　2023 年 6 月第 1 次印刷
　　　　　定价：108.00 元

（如发现印装问题，可与出版社调换）

译者名单

主　译　曲宝林　徐寿平

副主译　解传滨　张高龙　曹　林

译　者　（按姓氏汉语拼音排序）

曹　林	陈高翔	丛小虎	戴相昆	丁静静	高兴旺
葛瑞刚	巩汉顺	谷姗姗	郭　雯	滑　鹏	蒋培源
鞠忠建	李继伟	宁　朦	牛保龙	曲宝林	任斯琦
申红峰	孙　波	王海洋	王金媛	王小深	吴青男
吴韶鹍	解传滨	解家硕	徐　伟	徐寿平	阎长鑫
杨　涛	张高龙	张石磊			

（译者单位：中国人民解放军总医院，中国医学科学院肿瘤医院，北京航空航天大学，河北一洲肿瘤医院，中国医学科学院深圳医院）

主编简介

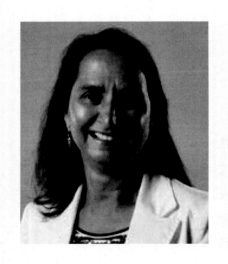

曼吉特·多桑杰(Manjit Dosanjh) 在利兹大学获得生物化学/化学学位,在英国伯明翰大学获得生物化学工程博士学位后,以博士后研究员身份前往美国波士顿麻省理工学院 (MIT) 继续深造。现为劳伦斯伯克利国家实验室(LBNL)高级科学家、杰克逊州立大学资深教授,以及意大利帕多瓦大学和卡利亚里大学客座教授。

她于 2000 年加入日内瓦欧洲核子研究中心(CERN),积极参与将粒子物理衍生技术应用于生命科学领域的研究,目前担任该领域医学应用的高级顾问。2002 年,她在启动欧洲轻离子强子治疗网络(ENLIGHT)中发挥了关键作用,该网络是一个多学科平台,致力于协调欧洲的粒子治疗研究。2006 年,她被任命为 ENLIGHT(www.cern.ch/enlighten)的协调员。

多桑杰还与雅克·伯尼尔教授共同主持了放射肿瘤学和欧洲健康转化研究国际会议(IC-TR-PHE),该会议每两年在瑞士举办一次。

多桑杰积极参与日内瓦的非营利科学、教育和性别相关组织的活动,是国际大学妇女联合会(GWI)的联合国代表。

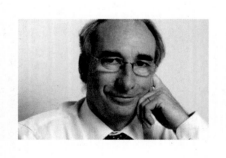

雅克·伯尼尔 (Jacques Bernier) 于比利时列日大学获得放射肿瘤学学位后,先后在位于休斯敦(美国得克萨斯州)的 MD 安德森癌症中心和法国巴黎的居里研究所完成了培训。1988 年,移居瑞士,担任泰森州立医院放射肿瘤科主任。1995 年,被聘为日内瓦大学教授。2000 年初,在贝林佐纳成立了瑞士南部肿瘤研究所(IOSI)。2006 年,加入瑞士吉诺里尔(Genolier)医疗网络,并担任放射肿瘤科主任。在其职业生涯的大部分时间里,伯尼尔一直致力于转化临床研究。1993 年,他在美国密苏里州圣路易斯市获得了 Yalow-Berson 奖(以表彰他在干扰素和白细胞介素方面的实验室工作)。2010 年,伯尼尔被欧洲放射治疗与肿瘤学学会(ESTRO)授予了"Claudius Regaud 勋章"。

伯尼尔自 1990 年起担任欧洲肿瘤学院课程负责人,现在是核心成员,他还共同主持了放射肿瘤学和欧洲健康转化研究国际会议(ICTR-PHE)。2009 年,他率先在瑞士应用乳腺癌术中电子治疗(IORT)。2014 年,他创建了瑞士吉尼列尔肿瘤网络(GSON),并于 2016 年获得了瑞士肿瘤网络的认证,成为 GSON 的核心团队成员。自 2013 年以来,他担任瑞士老年病学会认可的吉尼列尔乳腺分会董事会成员。2016 年 7 月,他在意大利米兰当选为欧亚乳腺学会(EURAMA)会长。目前担任瑞士吉尼列尔癌症中心的主席。

编者名单

Ugo Amaldi
TERA Foundation
Geneva, Switzerland

Jacques Balosso
Department of Radiation Oncology and Medical Physics
University Hospital of Grenoble Alpes (CHU-GA)
La Tronche, France

Jacques Bernier
Department of Radiation Oncology
Genolier Cancer Centre
Genolier, Switzerland

Eleanor A. Blakely
BioEngineering & BioMedical Sciences
Lawrence Berkeley National Laboratory
Berkeley, California

Jeffrey Buchsbaum
Radiation Research Program
National Cancer Institute
Bethesda, Maryland

Valentin Calugaru
Department of Radiation Oncology
Institut Curie—Centre de protonthérapie d'Orsay (CPO)
Orsay, France

Abdulhamid Chaikh
Department of Radiation Oncology and Medical Physics
University Hospital of Grenoble Alpes (CHU-GA)
La Tronche, France

C. Norman Coleman
Radiation Research Program
National Cancer Institute
Bethesda, Maryland

Stephanie E. Combs
Department of Radiation Oncology
Technical University of Munich (TUM)
Munich, Germany

James D. Cox
The University of Texas
MD Anderson Cancer Center
Houston, USA

Anne P.G. Crijns
Department of Radiation Oncology
University Medical Centre Groningen
University of Groningen
Groningen, the Netherlands

J. Debus
Department of Radiation Oncology and Radiation Therapy
Heidelberg University Hospital
Heidelberg Ion-Beam Therapy Center (HIT)
Heidelberg, Germany

G. Dedes
Department of Experimental Physics—Medical Physics
Ludwig-Maximilians-Universität München (LMU Munich)
Munich, Germany

Manjit Dosanjh
Directorate Office for Accelerators and Technologies (ATS-DO)
CERN
Geneva, Switzerland

Adriano Garonna
TERA Foundation
Geneva, Switzerland

Cai Grau
Department of Oncology and Danish.Centre for
  Particle Therapy (DCPT)
Aarhus University Hospital
Aarhus, Denmark

David R. Grosshans
Departments of Radiation and Experimental Ra-
  diation Oncology
The University of Texas
MD Anderson Cancer Center
Houston, Texas

Madelon Johannesma
Department Healthcare Innovation & Advice
CZ Health Insurance
Tilburg, the Netherlands

Bleddyn Jones
Gray Laboratory
CRUK–MRC Oncology Centre
University of Oxford
Oxford, United Kingdom

Tadashi Kamada
National Institute of Radiological Sciences
National Institute for Quantum and Radiological
  Sciences
Chiba, Japan

Philippe Lambin
Department of Radiation Oncology (MAASTRO
  Clinic, D-Lab)
GROW—School for Oncology and Developmental
  Biology
Maastricht University Medical Centre
Maastricht, the Netherlands

G. Landry
Department of Experimental Physics—Medical
  Physics
Ludwig-Maximilians-Universität München (LMU
  Munich)
Munich, Germany

Johannes A. Langendijk
Department of Radiation Oncology

University Medical Centre Groningen
University of Groningen
Groningen, the Netherlands

Yolande Lievens
Department of Radiation Oncology
Ghent University Hospital and Faculty
  of Medicine and Health Sciences
Ghent University
Ghent, Belgium

John H. Maduro
Department of Radiation Oncology
University Medical Centre Groningen
University of Groningen
Groningen, the Netherlands

Ramona Mayer
Former Medical Director of MedAustron
Wiener Neustadt, Austria

Masashi Mizumoto
Department of Radiation Oncology
University of Tsukuba Hospital
Tsukuba, Japan

Bernd Mößlacher
BBM consulting GmbH
Stockerau, Austria

Radhe Mohan
Department of Radiation Physics
The University of Texas
MD Anderson Cancer Center
Houston, Texas

Christina T. Muijs
Department of Radiation Oncology
University Medical Centre Groningen
University of Groningen
Groningen, the Netherlands

Cary Oberije
Department of Radiation Oncology
  (MAASTRO Clinic, D-Lab)
GROW—School for Oncology and
  Developmental Biology
Maastricht University Medical Centre
Maastricht, the Netherlands

Roberto Orecchia
Medical Director
National Centre for Oncological Hadrontherapy
Pavia, Italy and Scientific Direction
European Institute of Oncology
Milan, Italy

Yoshiko Oshiro
Department of Radiation Oncology
University of Tsukuba Hospital and Department
  of Radiation Oncology
Tsukuba Medical Centre Hospital
Tsukuba, Japan

K. Parodi
Department of Experimental Physics—Medical
  Physics
Ludwig-Maximilians-Universität München (LMU
  Munich)
Munich, Germany

M. Pinto
Department of Experimental Physics—Medical
  Physics
Ludwig-Maximilians-Universität München (LMU
  Munich)
Munich, Germany

David A. Pistenmaa
International Cancer Expert Corps
Washington, DC

Richard Pötter
Department of Radiation Oncology
Medical University of Vienna
Vienna, Austria

Erik Roelofs
Department of Radiation Oncology (MAASTRO
  Clinic, D-Lab)
GROW—School for Oncology and Developmental
  Biology
Maastricht University Medical Centre
Maastricht, the Netherlands

Hideyuki Sakurai
Department of Radiation Oncology
University of Tsukuba Hospital
Tsukuba, Japan

Marco Schippers
Department Large Research Facilities (GFA)
Paul Scherrer Institut (PSI)
Villigen, Switzerland

K. Seidensaal
Abteilungfür RadioOnkologie und Strahlent-
  herapie
Universitätsklinikum Heidelberg
Heidelberg, Germany

Juliette Thariat
Department of Radiation Oncology
Centre François Baclesse
Caen, France

Beate Timmermann
Clinic for Particle Therapy
University Hospital Essen
West German Cancer Center (WTZ)
Essen, Germany

Hirohiko Tsujii
National Institute of Radiological Sciences
National Institute for Quantum and Radiolo-
  gical Sciences
Chiba, Japan

Yvonka van Wijk
Department of Radiation Oncology (MAA-
  STRO Clinic, D-Lab)
GROW—School for Oncology and Develop-
  mental Biology
Maastricht University Medical Centre
Maastricht, the Netherlands

Stanislav Vatnitsky
MedAustron
Wiener Neustadt, Austria

Damien Charles Weber
Medical Director Proton Therapy Centre
Paul Scherrer Institute (PSI)
Villigen, Switzerland

Joachim Widder
Department of Radiation Oncology
Medical University of Vienna
Vienna, Austria

中文版前言

外科治疗、放射治疗和化学治疗已经成为肿瘤治疗的三大主要手段。而随着医学技术的不断进步，机器人手术、靶向治疗、免疫治疗以及质子、重离子治疗等新兴技术得到了越来越广泛的应用。粒子治疗（包括质子治疗、重离子治疗等）作为最尖端的肿瘤治疗手段，凭借其绝对的剂量学优势，在消灭肿瘤细胞的同时，最大限度地保护了周围正常组织或器官，正在被越来越多的国家所研究和投入建设。

欧美一些国家早在 20 世纪 60 年代就开始在肿瘤临床中应用粒子治疗，并取得了非常好的疗效，粒子治疗逐渐成为很多肿瘤，特别是儿童肿瘤放射治疗的新选择。随着健康中国建设的不断推进，中国也步入了肿瘤高端粒子治疗发展的新时代。然而，由于粒子治疗对设备、场地、人员培训以及运行维护等特殊要求所带来的高成本效益比等问题，许多国家对其投资建设依然保持着谨慎的态度。

本书从粒子治疗的历史发展、生物学以及技术演变到影像与粒子治疗的关系及多学科协同的优势等方面进行了全面介绍，并对其临床实践的最新进展、正常组织并发症的预期风险，以及健康经济学相关问题等进行了深入阐述。希望本书可使国内相关领域读者有所收获，能够进一步促进国内粒子治疗的发展和创新。

最后，向本书的译者以及各位专家的支持和帮助致以衷心的感谢，感谢他们为我国粒子治疗的发展与进步做出的贡献。

前　言

在放射治疗正在发生深刻变化的当下,人们做出了相当大的努力,使得强子治疗在癌症治疗中占据了一定地位。多年以来,粒子治疗方案在许多国家仅停留在讨论层面;事实上,基于对其实际治疗效果的不确定性以及对其低成本效益比的担忧,许多国家的卫生部门在投资相关技术时保持谨慎态度。然而,最近在诊断和治疗领域发生的重大发展,使粒子治疗以直接或间接的方式与强子治疗联系在一起,促使临床和转化医学研究机构和实验室推进了其粒子治疗的研发计划。

这一变化要想取得成效,需要各学科之间密切并持续地交流信息和教育计划。本书的主要目标是提高读者在自身专业领域(如生物学、物理学和临床)的知识水平,并使其更加熟悉强子治疗相关领域的专业知识,从而更好地与强子治疗相结合。

为了实现这一目标,本书首先介绍了强子治疗的历史、生物学和技术背景。而后特别强调了治疗成像与粒子治疗之间的相互作用,以及该领域多学科协同网络的优势。此外,对临床实践的最新进展进行了深入描述,特别列出了强子治疗适应证的各种实例,介绍了正常组织并发症的预期风险,以及与卫生经济学相关的问题。

最后专门讨论了对未来的各种预测,并重新讨论了关于精准医学和未来技术的一些基本知识。本书对放射治疗所面临的最紧迫的挑战进行了详尽回顾,希望能有助于加深广大读者对放射科学在全球化时代的真实维度和地位的理解。

在此,对参与编写本书的各位科学家和临床医生表示感谢,他们在各自的专业领域都非常出色,并致力于促进医疗的现代化发展,使得粒子治疗惠及更多癌症患者,感谢他们的贡献。

曼吉特·多桑杰

雅克·伯尼尔

目　录

微信扫码 ▶▶▶

操作步骤指南

第一步

微信扫码直接使用资源，无须额外下载任何软件。

第二步

如需重复使用，可再次扫码。或将需要多次使用的资源、工具、服务等添加到微信"收藏"功能。

高清彩图：
查看本书配套高清彩图，更加直观、清晰

推荐书单：
获取放射治疗推荐书单，拓展专业知识技能

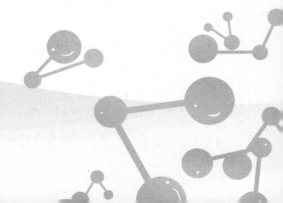

第 1 章

从伦琴射线到碳离子治疗:现代放射肿瘤学的演变

K. Seidensaal, J. Debus

本章纲要

▌ X 线的发现与放射肿瘤学的诞生

放射与医学的结合始于维尔茨堡大学教授威廉·康拉德·伦琴的一项试验。1895 年,他意外地发现了一种新型射线,这种射线能够看到隐藏在生物体内部的东西。他称其为 X 线,以纪念其神秘性。就在几天后,他的妻子戴着戒指的手成为世界上第一张也是最著名的 X 线照片,采用 Crooks 球管(一种试验性电子设备)曝光 20 分钟后拍摄出来。1896 年,伦琴发表了他的著名论文《论一种新型射线》,并在两周后被邀请向德国皇帝威廉一世展示他的研究成果。因

为这种发现的潜力很容易被公众理解,X 线的应用比以前所知的任何科学发现传播得更快。在很短一段时间内,放射照片即被应用于军队医院诊断受伤士兵。

在这一发现的几个月后,芝加哥大学的学生埃米尔·格拉布进行了第一次用 X 线治疗乳腺癌患者的尝试。随后,里昂的内科医生维克多·德斯皮涅斯采用 X 线治疗一名胃癌患者。但是,放射肿瘤学的起源通常被归于利奥波德·弗洛因德,他在伦琴发现 X 线几个月后,在维也纳成功治疗了一名 5 岁的皮肤色素痣患者。弗洛因德专攻于皮肤科,因为他相信 X 线的穿透深度在皮肤以外是微不足道的;他是第一个将科学方法应用于治疗方案发展的人。

1

居里夫人和法国人对放射生物学和放射肿瘤学的贡献

在 X 线被发现之后，1898 年玛丽·居里和皮埃尔·居里发现了镭；这一发现使他们在 1903 年获得了诺贝尔奖。在其丈夫不幸去世和第一次世界大战爆发之后，玛丽·居里致力于一项新任务。利用自己的名气和影响力，她开始创造便携式 X 线机，以帮助外科医生在战场上治疗伤员。她经常长途跋涉，亲自驱动 X 线机，教医生和护士操作设备，通过使用约 200 台固定式 X 线机和 20 台流动式 X 线机，挽救了许多法国士兵的生命。

使现代放射肿瘤学成为可能的放射生物学知识是第一次世界大战结束后在法国居里研究所获得的。此时，在法国里昂，伯格曼定律和特邦多定律已被发现。这一定律描述了在细胞周期 M 期，更大的生殖活动和放射敏感性之间存在相关性。内科医生兼生物学家克劳迪斯·雷高德早在 DNA 被发现之前就假设染色质是细胞内的靶标。此外，雷高德在动物试验中观察到，与一次性照射全部剂量相比，将剂量细分为随后照射的亚组，对健康组织可产生不同的、危害较小的影响。尽管如此，不断增殖的精子——其肿瘤细胞模型——还是被破坏了，使得动物模型无法生育。受此启发，放射科医生亨利·库塔德在 1934 年提出了一种分割概念，采用 30 个疗程来治疗喉癌；这就形成了现代放射肿瘤学的基础。此外，雷高德开始用镭源治疗不同类型的肿瘤，他把镭源放置在肿瘤附近（例如，使用间隙式针头），从而开始了近距离放射治疗（简称"放疗"）的发展。

高能光子治疗的技术进展

热阴极电子射线管——作为产生 X 线的克鲁克斯管的替代工具，于 1913 年被开发出来并以发明者命名。直到 20 世纪 50 年代，它都是肿瘤治疗的标准放射源。不幸的是，因其能量水平仍然很低，深部肿瘤无法得到治疗，因为大部分剂量都只能到达皮肤。第二次世界大战后，在引进"钴炮"以后，放射肿瘤学取得了重大进展；放射性同位素钴-60 被放置在铅屏蔽中，铅屏蔽可以通过铅门打开，从而允许利用能量 1.2MeV 的光子进行治疗。虽然与目前的标准相比已经过时，但这些设备目前仍在几个第三世界国家应用。钴机后来被 10MeV 电子感应加速器和电子直线加速器所取代，电子直线加速器是由威廉·韦伯斯特·汉森与西格德和拉塞尔瓦里安两兄弟共同研发出来的。如今，瓦里安是一家放射治疗设备的制造商和供应商。

接着，放射肿瘤学家开始使用屏蔽挡块来形成辐射野，减少对正常组织和重要器官的照射剂量。随后发明了多叶准直器（MLC），它由成对排列的可动叶片组成，可以简单地形成单个适形照射野，而不需要花费时间和成本制备屏蔽挡块。随后，随着 CT、更为强大的计算机和先进的剂量算法的发明，二维（2D）计划被三维（3D）适形治疗计划所取代，从而开展了剂量递增试验。第一个逆向治疗计划算法是由斯蒂夫·韦伯于 1989 年开发的。它允许放射肿瘤学家定义特定危及器官的剂量限制，并为治疗的靶区体积（肿瘤）制订处方剂量，然后计划设计者给出重要的权重因子，优化算法将计算出符合所有必要标准的剂量。1988 年，卡罗林斯卡研究所的安德斯·伯拉姆发表了一篇开创性的论文，被普遍认为是调强放射治疗（IMRT）领域的起点。接着发展了静态（Step and shot，步进式）调强放疗的原理，调制的射野提升了肿瘤的剂量覆盖率，并降低了邻近危及器官的剂量。欧洲最早的 IMRT 项目之一起源于德国癌症研究中心，其中包括马萨诸塞州总医院物理部门负责人托马斯·波特菲尔德的重大贡献。随着现代成像方式（如 MRI 和 PET-CT）的发展，靶区体积的定义逐渐变得更加准确。螺旋断层调强放射治疗（Helical IMRT）技术于 1993 年在美国威斯康星州首次被研发，并于 2002 年商业化；它引入了现代影像引导放疗。具有动态 MLC 的容积调强放疗（VMAT）技术提供了一种额外的技术，以减少治疗时间来实施 IMRT。1999 年，斯坦福大学研制的安科锐（Accuray）射波刀（Cyberknife）首次出现，通过安装在机械臂上紧凑型直线加速器实现 IMRT 最佳照射。近年来，MRI 与直线加速器的结合有望将影像引导放疗提升至一个新的高度，从而提供实时成像、靶区体积和计划的自适应性；这些机器已经开始在世界各地不同的机构中运行。总之，发展至光子适形放疗用了 100 多年的时间。目前，科学家们正在密切研究这项技术的物理学限制。

回旋加速器、同步回旋加速器和同步加速器——粒子治疗的开端

物理学的黄金时代始于 20 世纪 20 年代，并持续了 50 年。在此期间开展了广泛的一般性研究，特别是物理学方面的研究；科学的发展对文明史的影响从未达到如此程度。欧内斯特·卢瑟福是最伟大的实验科学家之一，于 1911 年成功地证明了原子核的存在，并提出了中子存在的理论；他要求物理学家"大量供应"天然放射性更强的高能粒子。当时，伯克利大学副教授、后来的诺贝尔奖得主、曼哈顿项目成员欧内斯特·劳伦斯通过开关电位了解了直线加速。当时他正在扫描挪威罗尔夫·维德罗在德国《电气工程》杂志上发表的一篇文章的插图，他不懂德语。他的想法是通过将带电粒子的路径弯曲成圆形轨迹并多次循环来适应这种类型的加速，

这为 1930 年发明回旋加速器奠定了基础。他慷慨地分享了他的新型加速器，为核医学和放射肿瘤学提供了合成放射性核素。

相位稳定原理是由共同获得原子和平奖的俄罗斯科学家 Wladimir Iossifowitsch Weksler 和美国科学家 Edwin Mattison Mcmillan 于 1963 年共同发现的。这一原理描述了随着加速器转动次数的增加，粒子的振荡周期逐渐且持续增大，从而形成稳定而紧密的加速粒子束。后来，劳伦斯在同步回旋加速器的开发中采用了这一原理。该加速器于 1946 年开始运行，允许质子加速至光速（200MeV）的 55%。粒子能量第一次提供足够的质子，可以穿透患者相关深度，这也是质子应用于治疗肿瘤靶点的基础。同步回旋加速器中的螺旋形轨道形成了一个大而均匀的磁场，与之形成对比的是，同步加速器需要几个较小的磁铁，这些磁铁被放置在一个空心的环形加速器周围。第一台同步加速器是由两个相位稳定原理的发明者建造的；直到 1957 年，能量达到了 10GeV。这些加速器的优点之一是磁铁的重量较轻，因此，可以产生能量更高的束流。强聚焦模型的出现最终带来了欧洲核子研究中心（CERN）在欧洲的诞生。

质子治疗

利用高能质子进行治疗的想法比人们想象的要早；它最初是由物理学家罗伯特·R.威尔森提出的，他是费米国家加速器实验室（Femilab）的创始人，也是曼哈顿项目的成员。1946 年，在他设计哈佛回旋加速器实验室期间，他在放射学界出版了《快速质子的放射学应用》一书。他假设最大的照射剂量可以放置在肿瘤内，基于威廉·布拉格首次描述的阿尔法粒子的"布拉格峰"现象，从而可以保护正常组织。随后进行的广泛研究，证实了威尔森的预测。第一批患者随

后于 1954 年在劳伦斯伯克利国家实验室(LBL)和 1957 年在瑞典乌普萨拉接受了治疗。最初,治疗是在利用粒子加速器进行物理学研究的研究设备中进行的。

随着成像技术、计算机、加速器和治疗照射技术的进步,质子治疗在 20 世纪 70 年代成为肿瘤患者更为经常使用的常规治疗手段,并且于 1988 年被美国食品药品监督管理局(FDA)批准为某些肿瘤的可选治疗手段。1989 年,英国的克拉特桥肿瘤中心成为第一家以医院为基础成立的肿瘤粒子治疗中心,1990 年,美国的洛玛琳达(Loma Linda)大学医学中心(LLUMC)也成立了肿瘤粒子治疗中心。目前,全球已有 60 多家质子治疗中心为癌症患者提供质子治疗,另有 30 多家质子治疗中心正处于规划或正在建设中。质子的使用使放疗能够更加精确,因为它可以降低急性和晚期不良反应的严重程度,从而使放疗病(例如,儿童肿瘤患者)更为有利;然而,由于质子的相对生物有效性(RBE)与光子的 RBE 相似,科学界将注意力转向了更重的离子,希望通过更高的线性能量传递(LET)来增加生物效应。

碳离子治疗

John H. Lawrence 是诺贝尔奖得主、回旋加速器发明者 Ernest Lawrence 的弟弟,他是美国物理学家和内科医生,是核医学和粒子治疗领域的先驱。1935 年至 1938 年期间,他首次进行了一项生物医学研究,并证明了正常组织和肿瘤组织中重粒子的致密组织电离的生物效应更大。在接下来的几年里,他和核物理学家、劳伦斯伯克利国家实验室(LBL)成员 Cornelius Tobias 一起证实了高能重带电粒子的治疗优势。后者以高 LET 的放射生物学研究和应用而闻名。自 1952 年以来,第一批患者接受了氩、氖、

硅和氦粒子束治疗,直到发现碳离子具备理想的放射生物学特性。1974 年推出的贝瓦拉克(Bevalac),由超级重离子直线加速器(SuperHI-LAC)和质子加速器贝瓦特龙(Bevatron)组合而成。在 1993 年退役之前,在现在的 LBL 实验室中有 1400 多例肿瘤患者接受了重离子治疗的临床试验。

1938 年,LBL 实验室也为快中子治疗奠定了基础。在第二次世界大战期间,回旋加速器被用于战争而中断后,研究工作于 20 世纪 60 年代继续进行。这是 20 世纪 70 年代和 80 年代首次临床应用最多的高 LET 放疗,对不同的实体肿瘤均显示出有效性和良好的局部控制,但严重的晚期不良反应使在欧洲、日本和美国几乎所有的中心停止了临床应用。

1984 年,日本的国家放射科学研究所(NIRS)开始建造第一个用于常规医疗用途的重离子设备,该研究所雇用了许多 LBL 和贝瓦拉克(Bevalac)的科学家。千叶重离子医疗加速器(HIMAC)建造于 1994 年,可提供与贝瓦拉克类似的质子和碳离子的被动束流照射(被动散射)。直到 1997 年,它还是独一无二的。进一步的进展包括安装了笔形束栅控扫描(PBS)和无标记呼吸门控 PBS 设备,每年对约 1000 例患者实施近 70 个治疗方案。日本开发了微剂量动力学模型(MKM),更新为 MKM2010 并实施,已努力将剂量转换为欧洲局部效应模型(LEM)。日本碳离子放射肿瘤学研究小组(J-CROS)成立,目前由 5 个碳离子治疗中心组成,这些中心拥有水平和垂直的固定射束,以及一个提供 PBS 和被动散射的旋转机架。日本国家放射科学研究所(NIRS)是在放射肿瘤学领域取得了重大突破和模范性变革的先行者,在碳离子照射方面有 20 多年的经验。

赫姆霍兹·格塞尔沙夫特(GSI)于 1969 年在德国西部成立;粒子治疗时代始于 Gerhard

Kraft,他是一名训练有素的核物理学家和放射生物学家,也是 LBL 实验室的 Cornelius Tobias 的同事,他从美国回来后在欧洲引进离子治疗。在接下来的几年里,德国在质子和碳离子治疗方面取得了领先地位。在 GSI,利用磁场使创新的笔形束流在水平和垂直方向上发生偏转形成了栅控扫描技术,并使剂量在肿瘤体积上适形,与先前实施的被动散射相比,实现了强度调制和更为灵活的治疗计划。此外,由于采用 LEM 理论对碳离子治疗中 RBE 进行了定量计算,生物参数的逆向治疗计划得到了优化。该 LEM 理论目前在整个欧洲广泛应用。在有前景的基础研究成果转化为临床实践后,从 1997 年至 2009 年,治疗了 400 多例患者。GSI 的研究和经验在海德堡大学医院、德国癌症治疗中心(DKFZ)、德国赫姆霍茨-德累斯顿-罗森多夫公司(HZDR)和西门子公司于 2003 年至 2009 年共同开发和建设的海德堡离子束治疗中心(HIT)得到了实施。目前,4400 多例患者在 HIT 接受了碳离子和质子治疗,治疗疗效非常好;这些治疗主要集中在罕见的抗辐射恶性肿瘤,如头颈部非鳞状细胞癌,尤其是腺样囊性癌、脊索瘤、颅底和骨盆软骨肉瘤,以及更常见的实体肿瘤,如胶质瘤、颅底脑膜瘤、前列腺癌等。一些临床

Ⅰ~Ⅲ期试验正在研究粒子治疗联合补量照射(增敏剂)概念或单独照射使用的安全性和有效性,如联合普罗米修斯(PROMETHEUS)治疗无法手术的肝细胞癌,联合玛吉(MARGIE)治疗间变性脑膜瘤,联合灰姑娘(CINDERELLA)治疗复发性神经胶质瘤,联合艾萨克(ISAC)治疗盆腔脊索瘤,联合奥斯卡(OSCAR)治疗无法手术的骨肉瘤等,这是世界上第一个碳离子治疗儿童肿瘤的研究队列。临床前研究调查的是使用额外的重离子(如氦和氧)治疗肿瘤。利用天文望远镜技术建造了世界上第一台质子——碳离子旋转机架,于 2012 年投入使用,并与两个治疗水平射束形成互补。它重达 600 多吨,允许射束 360°进行旋转。另一类似的质子和碳离子治疗中心位于马尔堡,有 3 个水平治疗射束和一个 45°治疗射束,于 2015 年开始治疗患者,部分由 HIT 运营。用碳离子照射治疗肿瘤患者的其他中心还有奥地利的 MedAustron 和意大利的 CNAO,以及位于中国的另外两个中心。

综上所述,在整个 20 世纪,强子治疗和高精度 X 线治疗技术共同促进了其自身的发展。新技术使适形放疗具有亚毫米级的精确度。放射肿瘤治疗学的巨大挑战仍然在于生物优化和与剂量、体积和时间相关的治疗选择。

参考文献

1. Amaldi, U. *Particle Accelerators: From Big Bang Physics to Hadron Therapy*, 2015. doi:10.1007/978-3-319-08870-9.
2. Bortfeld, T. IMRT: A review and preview. *Phys. Med. Biol.* 51(13) (2006): R363–R379.
3. Brahme, A. Optimization of stationary and moving beam radiation therapy techniques. *Radiother. Oncol.* 12(2) (1988): 129–140.
4. Brown, A. and H. Suit. The centenary of the discovery of the Bragg peak. *Radiother. Oncol.* 73(3) (2004): 265–268.
5. Combs, S. E., O. Jakel, T. Haberer, and J. Debus. Particle therapy at the Heidelberg Ion Therapy Center (HIT)—Integrated research-driven university-hospital-based radiation oncology service in Heidelberg, Germany (in English). *Radiother. Oncol.* 95(1) (2010): 41–44.
6. Coolidge, W. D. A powerful röntgen ray tube with a pure electron discharge. *Phy. Rev.* 2(6) (1913): 409–430.
7. Coutard, H. Principles of X ray therapy of malignant diseases. *Lancet* 224(5784) (1934): 1–8.
8. Del Regato, J. A. Claudius Regaud (in English). *Int. J. Radiat. Oncol. Biol. Phys.* 1(9–10) (1976):

　　　　993–1001.

9. Dieterich, S. and I. C. Gibbs. The cyberknife in clinical use: Current roles, future expectations (in English). *Front Radiat. Ther. Oncol.* 43 (2011): 181–194.

10. Ebner, D. K. and T. Kamada. The emerging role of carbon-ion radiotherapy (in English). *Front. Oncol.* 6(140) (2016).

11. Elements of general radiotherapy for practitioners. *J. Am. Med. Assoc.* XLIII(13) (1904): 905–1005.

12. Elsasser, T., M. Kramer, and M. Scholz. Accuracy of the local effect model for the prediction of biologic effects of carbon ion beams in vitro and in vivo (in English). *Int. J. Radiat. Oncol. Biol. Phys.* 71(3) (2008): 866–872.

13. *The First Cyclotron.* American Institute of Physics. https://history.aip.org/exhibits/lawrence/first_text.htm.

14. Ginzton, E. L. *Varian Associates: An Early History.* Palo Alto, CA: Varian Associates, 1998.

15. Glasser, O. W. C. Roentgen and the discovery of the roentgen rays (in English). *AJR Am. J. Roentgenol.* 165(5) (1995): 1033–1040.

16. Grubbé, E. H. Priority in the therapeutic use of X-rays. *Radiology* 21(2) (1933): 156–162.

17. Haber, A. H. and B. E. Rothstein. Radiosensitivity and rate of cell division: Law of Bergonie and Tribondeau. *Science* 163(3873) (1969): 1338–1339.

18. Haberer, T. H., W. Becher, D. Schardt, and G. Kraft. Magnetic scanning system for heavy ion therapy. *Nucl. Instrum. Meth. Phys. Res. Sect. A Accel. Spectrom. Detect Assoc. Equip.* 330(1) (1993): 296–305.

19. Jeraj, M. and V. Robar. Multileaf collimator in radiotherapy. *Radiol. Oncol.* 38(3) (2004): 235–240.

20. Jones, D. T. L. and A. Wambersie. Radiation therapy with fast neutrons: A review. *Nucl. Instrum. Meth. Phys. Res. Sect. A Accel. Spectrom. Detect Assoc. Equip.* 580(1) (2007): 522–525.

21. Kacperek, A. Protontherapy of eye tumours in the UK: A review of treatment at Clatterbridge. *Appl. Radiat. Isot.* 67(3) (2009): 378–386.

22. Kamada, T., H. Tsujii, E. A. Blakely, J. Debus, W. De Neve, M. Durante, O. Jakel et al. Carbon ion radiotherapy in Japan: An assessment of 20 years of clinical experience (in English). *Lancet Oncol.* 16(2) (2015): e93–e100.

23. Lambert, B. John H. Lawrence, 87; Led in radiation research. *New York Times*, September 9, 1991.

24. Laugier, A. The first century of radiotherapy in France (in French). *Bull. Acad. Natl. Med.* 180(1) (1996): 143–160.

25. Lawrence, E. O. and M. Stanley Livingston. The production of high speed light ions without the use of high voltages. *Phys. Rev.* 40(1) (1932): 19–35.

26. Lentle, B. and J. Aldrich. Radiological sciences, past and present. *Lancet* 350(9073) (1997): 280–285.

27. Lischalk, J. W., L. Konig, M. C. Repka, M. Uhl, A. Dritschilo, K. Herfarth, and J. Debus. From rontgen rays to carbon ion therapy: The evolution of modern radiation oncology in Germany. *Int. J. Radiat. Oncol. Biol. Phys.* 96(4) (2016): 729–735.

28. Page, B. R., A. D. Hudson, D. W. Brown, A. C. Shulman, M. Abdel-Wahab, B. J. Fisher, and S. Patel. Cobalt, linac, or other: What is the best solution for radiation therapy in developing countries? *Int. J. Radiat. Oncol. Biol. Phys.* 89(3) (2014): 476–480.

29. Particle therapy co-operative group; a non-profit organisation for those interested in proton, light ion and heavy charged particle radiotherapy. https://www.ptcog.ch/index.php.

30. Röntgen, W. C. Ueber eine neue art von strahlen. *Annalen der Physik.* 300(1) (1898): 12–17.

31. Scholz, M., A. M. Kellerer, W. Kraft-Weyrather, and G. Kraft. Computation of cell survival in heavy ion beams for therapy. The model and its approximation (in English). *Radiat. Environ. Biophys.* 36(1) (1997): 59–66.

32. Slater, J. D. Development and operation of the Loma Linda University Medical Center proton facility (in English). *Technol. Cancer Res. Treat.* 6(4) (2007): 67–72.

33. Smith, A. R. Proton therapy. *Phys. Med. Biol.* 51(13) (2006): R491–R504.

34. Trombetta, M. Madame Maria Sklodowska-Curie—Brilliant scientist, humanitarian, humble hero: Poland's gift to the world. *J. Contemp. Brachyther.* 6(3) (2014): 297–299.

35. Webb, S. Conformal intensity-modulated radiotherapy (IMRT) delivered by robotic linac—Testing IMRT to the limit? (in English). *Phys. Med. Biol.* 44(7) (1999): 1639–1654.

36. Webb, S. Optimisation of conformal radiotherapy dose distributions by simulated annealing (in English). *Phys. Med. Biol.* 34(10) (1989): 1349–1370.
37. Wilson, R. R. Radiological use of fast protons (in English). *Radiology* 47(5) (1946): 487–491.
38. Yarris, L. 1930s: The rad lab—From a small wooden building to a national laboratory. http://history.lbl.gov/1930s/.

第 2 章

放射生物学和强子治疗：我们已经知道的以及还需要知道的

Eleanor A. Blakely, Manjit Dosanjh

本章纲要

引言

自 19 世纪末首次采用 X 线治疗肿瘤以来，使用电离辐射治疗肿瘤已有很长的历史。许多类型的射线已被用来控制肿瘤的活性。目前 4 种类型的外照射线为一种低线性能量传递

(LET) 光子束、两种高线性能量传递，以及未修整和扩展的布拉格峰 (SOBP) 质子束和碳离子射线，它们的深度–剂量曲线比较如图 2.1 所示。LET 是电离辐射的一种物理参数，描述辐射源沿径迹发射的电离密度。该图显示了每种辐射源产生的射线剂量分布的显著差异。光子显示出较高的初始剂量，剂量随着穿透到体内吸

收材料的深度增加而下降。相反，质子和碳粒子束表现出表面较低的初始能量沉积，在能量吸收的布拉格峰值深度处吸收最大，初级粒子束在其停止处释放能量，且在停止峰之后沉积的能量显著减少。这些深度–剂量分布依赖于初始束的能量，可以扩展以覆盖肿瘤体积，并且已经证明在对深层肿瘤的物理定位的同时减少对周围正常组织的辐射剂量方面具有显著的优势。图 2.2 来自 Harry Heckman 博士的研究工作，该

图显示了重离子粒子从左侧进入并在照相乳剂中停止的轨迹，当粒子减速到一个停止点时，这是一个非常高的原子序数铀束的极端例子，此时暗 δ 射线在图像中占主导地位。

放射生物学是一门科学领域，测量从亚分子到细胞、组织、整个生物甚至种群的几个层次的生物尺度和组织中暴露于不同的电离（电磁谱）辐射的大量和不同数量的生物效应。放射生物学可以提供关于疾病基于辐射治疗的临床前

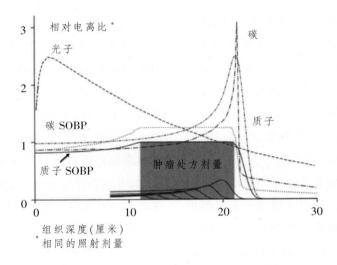

图 2.1　不同辐射类型射线的深度–剂量分布。

图 2.2　照相乳剂中的带电粒子轨迹。（From Tobias, C.A., *Radiat. Res.*,103, 1–33, 1985. With permission.）

反应的基本信息，可以指导医生选择电离辐射剂量和治疗方案的时间进程。肿瘤放射治疗领域显著受益于放射生物学证据，这些证据表明了临床结果中涉及的机制。放射生物学对于开展单独放疗或联合化疗的新治疗模式是至关重要的，并且已经发现肿瘤和正常组织反应中固有的异质性，这让人们意识到为患者提供个体化治疗可能是未来医疗的关键。

放射生物学为临床治疗提供支持，以便：①了解放射线作用的基本机制，为不同类型、部位和分期的肿瘤设计新的治疗策略和方案；②回答在实施新治疗模式时产生的非常具体的应用技术问题，包括分次剂量、剂量照射强度和总治疗时间；③提供信息，说明在诊断成像和放疗中如何安全有效地应用放疗，以避免急性和慢性不良反应，因为放疗可以治愈肿瘤，但也可能引发肿瘤和其他晚期出现的并发症。

Puck 和 Marcus（Puck 等，1956）提出了第一个体外辐射生存曲线，该曲线描述了辐射剂量和在培养皿中生长的哺乳动物细胞比例之间的关系，这些细胞存活下来，形成可固定、染色和计数的离散圆形菌落。自此辐射剂量–辐射效应的定量测定就特别有用。剂量是因变量，通常在横坐标上以线性刻度绘制，而分次生存率则在纵坐标上以对数形式绘制。校准新的测试辐射模式剂量的要求，使其与参考辐射模式剂量产生相同的辐射效应，带来了在空气中或乏氧条件下相对生物效应（RBE）概念的发展，如 $RBE_{50\%存活率}=D5_{0\%参考值}/D_{50\%测试}$，产生相同生物效应的低氧和有氧剂量响应的氧增强比（OER）概念（在这种情况下，细胞生存率）的发展，如图 2.3 所示。降低含氧量常会导致快速生长的肿瘤对光子产生更强的生物辐射抵抗能力，而对于电离质量增强的辐射，这种抵抗能力则要小得多。这意味着 LET 值接近100keV/μm 的粒子束可以杀灭肿瘤细胞，而不受氧状态的影响，因为辐射损伤非常广泛。

$$有氧\ RBE_{10\%S} = \left[\frac{ADX_{10\%S}}{ADI_{10\%S}} \right]$$

$$OER\text{-}X_{10\%S} = \left[\frac{HDX_{10\%S}}{ADX_{10\%S}} \right]$$

$$乏氧\ RBE_{10\%S} = \left[\frac{HDX_{10\%S}}{HDI_{10\%S}} \right]$$

$$OER\text{-}I_{10\%S} = \left[\frac{HDI_{10\%S}}{ADI_{10\%S}} \right]$$

$$OER_{10\%S} = \left[\frac{OER\text{-}X_{10\%S}}{OER\text{-}I_{10\%S}} \right]$$

相对生物效应（RBE）依赖于许多参数。RBE 可随辐射类型，暴露的细胞或组织的类型，正在调查的生物效应，剂量、剂量率和分次，周围氧气水平，以及其他化学物质的存在而变化。对于粒子束，RBE 还取决于离子的原子质量、能量和束流照射方式，以及束流对肿瘤靶区的形状。除非在治疗计划中正常组织和肿瘤组织之间存在不同的效应，否则提高 RBE 本身并不能提供治疗的优势。

我们知道，在分子水平上高 LET 粒子束沿着粒子轨迹对 DNA 引起的致密电离损伤，导致集群式损伤。随着 LET 的增加，DNA 双链断裂增加，这种损伤更难以修复，导致更高水平的残余损伤、突变、染色体畸变和细胞死亡。这种损伤可能是直接和间接电离作用的结果，并严重

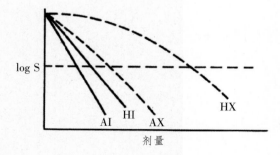

图2.3 显示了细胞存活曲线中相对生物效应和氧增强比的计算。S，生存；X，光子；I，离子；A，有氧；H，乏氧。

依赖于染色质结构和修复能力。

放射治疗计划物理学是一个技术性很强的精确领域，主要基于辐射剂量的测量。然而，放疗物理师实际测量的是物理剂量，而不能直接测量可能具有密集电离的可变辐射质的生物有效剂量。物理师需要进行生物测量，以校准物理剂量产生的生物学后果，或者建立一个理论模型来弥补这一差距。用于数据分析的整理信息和最佳拟合参数的理论模型已经显著增多，这些模型有很大的希望能够预测结果，并被整合到临床治疗计划中。

这项研究的一个主要决策是应该研究哪种生物模型。正常或肿瘤细胞的二维(2D)和三维(3D)培养模型都与放疗部位的特异性疾病有关。这是因为体外二维中明显的基因表达可能在原位或体内三维生长中发生显著变化。这两种方法都存在局限性，因为这项工作通常需要多年的基础实验室研究，在此期间，正常或肿瘤细胞都会在扩展培养过程中自发地发生显著变化。许多研究者使用永生化人或啮齿动物的细胞系或肿瘤，因为它们易于培养并且在辐射反应中具有长期稳定性，但这些生物学模型在体内对辐射照射的基因表达反应方面的相关性和局限性，以及是否可以从非人类物种的生物模型反应中归纳出结论，尚待进一步确认。

人和啮齿动物细胞系之间的差异使德国和日本带电粒子放疗项目之间存在相对生物效应差异，目前这两个国家处于该领域领先地位(Fossati 等，2012)。随着其他新的离子束治疗设备的投入使用，各设备的模型系统之间已完成了比较研究，以记录单个离子束生物有效剂量验证方面的差异，并促进将生物参数和理论模型组合纳入治疗计划过程。这表明，在新粒子治疗设备的调试中，需要一个标准化的临床前方案，这是一种国际趋势。

目前针对肿瘤的离子治疗计划仍在不断发展，以跟上几个学科中技术快速进步的步伐(Kamada 等，2015)。同时改善患者特异性成像；在肿瘤的正常组织反应的放射生物学方面预测或相关试验模型；进一步明确肿瘤驱动的离子束种类选择、束流照射模式、剂量分次和总治疗时间，可能会带来巨大的潜在额外临床获益。此外，越来越多的粒子束放射生物学的新机制已被报道，这些机制明显不同于传统辐射所观察到的。在许多情况下，这些差异均显示对患者预后具有潜在的益处。

自 19 世纪末以来，粒子放射生物学作为一门科学专业已经成熟，大量技术发展提高了我们研究作用机制的能力。首先，人们认识到 α 粒子放射同位素对健康的早期影响，不久之后又发现细胞核比细胞质对辐射更敏感 (Jacob 等，1970)。破坏 DNA 中的遗传信息显然是导致生存能力丧失的关键性损伤。在回旋加速器发明和加速器问世之后，详细的系统研究揭示了暴露在粒子辐射下的急性和晚期反应。

已经非常清楚的是，由于能量沉积模式的亚微观差异，即使在相同的效应水平上，粒子辐射与传统的光子辐射对细胞和组织的损伤也是明显不同的。在早期研究中，通过各种类型的电离辐射测量 DNA 链断裂，使用碱性解旋及碱性和中性过滤洗脱技术，总是得到 <1 的 DNA 诱导链断裂总数的相对生物效应值，尽管细胞剂量依赖性存活存在显著差异。光学显微镜可以观察到分裂细胞的细胞核内的染色体；共聚焦显微镜、荧光显微镜及透射和扫描电子显微镜各自提供了关于 DNA 结构的额外信息，以及在暴露辐射后与 DNA 结合的复杂蛋白质系列的信息，以促进 DNA 修复过程。

DNA 分子中双链断裂的增强被认为是暴露于致密电离辐射后修复能力降低的一个显著特征(Roots 等，1989，1990)。染色质纤维中粒子辐射诱导的断裂数量可以通过染色体提前凝聚来观察(Goodwin 等,1989,1992,1994,1996),用传统的 Giemsa 染色技术和分析,以及用荧光标记的免疫探针可对特定染色体实现可视化和重新排列识别,对染色体损伤进行评分。此外,脉冲场凝胶电泳研究表明,高 LET 粒子损伤促进了小 DNA 片段的产生(Rydberg 等,1996);然而,直到最近,由于成像分辨率技术的限制,阻碍了对完整细胞中染色质纤维的巨碱基 3D 结构域的可视化。

DNA 基本结构的最新信息

DNA 的经典"分层染色质折叠"模型表明,最初 11nm DNA 核心核小体聚合成 30nm 的纤维,折叠成 120nm 的染色单体,300~700nm 的染色单体, 最终形成有丝分裂的染色体(Kuznetsova 等,2016)。 最近, 一种名为"chromEMT"的新技术被报道(Ou 等,2017),其结合了电子显微镜断层扫描(EMT)和标记方法(chromeEM), 可以选择性增强 DNA 的对比度。利用 chromEMT 在多倾斜 EMT 技术上的进展,可实现对人类细胞间期和有丝分裂染色体中染色质超微结构成像和 DNA 的 3D 处理。染色质被发现是一种灵活且无序的直径为 5~24nm 的颗粒状链, 在间期细胞核和有丝分裂染色体中以不同的浓度密度 (而不是像之前理解的高阶折叠)排列在一起。这一特征似乎决定了 DNA 的整体可及性和活性。

独立超分辨率光学显微镜,结合结构化照明显微镜(SIM)和光谱精密距离显微镜(SPDM)——已经发展到探索人类 HeLa 细胞核体积中磷酸-H2AX(组蛋白-2AX)标记的染色质的 3D 排列(具有良好注释的基因组)及其在 X 线的 DNA 损伤反应(DDR)期间的动态演变或规律集群的间隔短回文重复(CRISPR),双链断裂(DSB)。人类细胞中 Cas9 介导的 DSB 进

行全基因组测序分析的精度为 10~20nm(Natale 等,2017)。通过这种方法,异染色质在保留异染色质组蛋白标记的同时表现出 DNA 解聚,表明染色质结构和分子决定因素在修复过程中是不耦合的。

研究发现,关键结构因子 CTCF(CCCTC-结合因子) 位于磷酸-H2AX 纳米结构域的侧翼,该纳米结构域排列为非连续磷酸化染色质的高阶簇状结构。CTCF 的敲除抑制了磷酸化在整个 3D 环状纳米结构域的扩散。具有磷-Ku70 的磷酸-H2AX 和 TUNEL(末端脱氧核苷酸转移酶介导的 dUTP 缺口末端标记)的共染色显示,簇状物而非纳米点表示单个 DSB。这项工作证明每个染色质环是一个纳米焦点, 其簇与先前已知的磷酸-H2AX 焦点相对应。DSB 位点的局部染色质的亚基结构可能表示沿着碳离子轨迹的基本 DNA 修复单元,其中有多个 DSB 接近,并且与 Ou 等(2017)报道的直径为 5~24nm 的无序染色质结构具有惊人的相似性。这也挑战了每个 γ-H2AX 焦点代表一个 DSB 的观点,因为孤立的子焦点是在离子轨迹之外发现的, 而粒子轨迹可能代表来自单个粒子轨迹引起的 δ 射线损伤。作者指出,由于大型簇状 DSB 病灶受损的数量, 使用常规显微镜计算密集电离辐射中 γ-H2AX 焦点的数量可能会低估 DNA 中双链断裂的实际数量。

集群式损伤机制——急性分子通过辐射诱导的磷酸化蛋白质组传导的信号

毫不奇怪的是,与 X 线损伤相比,粒子诱导 DNA 损伤的新聚类特征触发了一组独特的 DNA 损伤反应(DDR),信号级联形成、细胞周期停滞和 DNA 修复因子的招募。Winter 等(2017)最近发表了一项系统性研究,利用基于

高分辨率质谱的蛋白质组学来破译不同辐射质引起的急性信号事件。将细胞培养中氨基酸标记的稳定同位素标记(SILAC)的人肺腺癌 A549 细胞暴露于 X 线、质子或碳离子两小时后，尽管蛋白质表达基本保持不变，但显示出磷酸化状态的广泛性改变。质子和碳粒子辐射的磷酸化现象相似；然而，不同数量的部位对 X 线的反应不同。试验中这些结果也通过靶向峰值进行了验证。这些信息将对不同辐射质的磷酸化位点的差异调节，以及如何进一步优化肿瘤放疗提供独特的见解。

蛋白质基因组学

美国国家癌症研究所的临床蛋白质组肿瘤分析联合会(CPTAC)正在与美国国防部(DoD)和退伍军人事务部(VA)合作，将蛋白质基因组学纳入肿瘤患者治疗方案。这三个组织已宣布建立应用蛋白质基因组学学习与成果 (APOLLO)网络，旨在建立一个系统，使退伍军人事务部和美国国防部肿瘤患者定期接受基因组和蛋白质组分析，以使其肿瘤类型与靶向治疗相匹配。应用蛋白质基因组学是抗击肿瘤的一种新型工具，被认为是退伍军人事务部和美国国防部在精确肿瘤学领域所做的一切工作的基石。APOLLO 将通过对网络获取的肿瘤进行描述和比较，以加深对肿瘤生物学的理解，确定潜在的治疗靶点，并确定对肿瘤检测和干预的重要途径。

越来越明显的是，基因组学在传统的临床"组学"工作中占主导地位，但想要了解基因组、表观基因组和转录组中存在的特征，需要蛋白质组包括转录后修饰的数据。过去的研究表明，在基因组水平上不存在潜在的有意义的蛋白质组学变化，这表明如果没有蛋白质基因组学分析，可能会错过更好的靶向治疗的信息。

人类肿瘤病理学图谱

一个可能有用的未来终点是人类肿瘤转录组(Uhlen 等，2017)。开放获取的人类病理学图谱数据库(www.proteinatlas.org/pathology)允许在全基因组范围内探索人类主要肿瘤中单个蛋白质对临床结果的影响。如果现有的患者活检材料可以从患者处获得，特定的肿瘤蛋白质谱可能与临床结果相关，并且可用于预测能够适合重离子放疗的患者。

强调 γ 离子剂量的相对生物效应(RBE)比，以产生相同效果

目前，大多数粒子治疗计划已经采用了改进的蒙特卡罗束流传输代码，描述了次级和三级粒子与吸收材料的相互作用，以及越来越广泛的辐射类型和阻止离子束的能量如何改变初级离子束深度−剂量分布。生物输入实际上完全基于实验测量的线性二次参数，这些参数与从暴露于停止射束的单个或混合成分的实验室生物模型到理论生物物理算法或预测细胞死亡、染色体变化或癌症诱导风险的无定形轨迹模型的最佳拟合数据有关。这些终点的急性和晚期出现的反应被归为一个单一的相对生物效应数值，其高度多样性取决于许多生物和物理变量，这些变量对于接受粒子治疗的肿瘤患者，或在太空中前往遥远星球的宇航员都很重要(Durante 等，2008)。以前有许多关于细胞和组织粒子放射生物学的综述(Amaldi 等，1994；Blakely，2001；Blakely 等，1984，1998，2009；Brahme，1998，2014；Leith 等，1983；Linz，1995，2012；Raju，1980，1995；Skarsgard，1983，1998；Tobias 等，1997；Tsujii，2014)，今天有价值的还有 Friedrich 等(2013)最近可用的数字放射生物

学数据库。

强调氧增强比（OER）

肿瘤缺氧，特别是其肿瘤干细胞(CSC)中的缺氧，长期以来与辐射抵抗相关，而重离子治疗被认为是治疗这种辐射抵抗的关键治疗方法之一，无论异质性肿瘤微环境中固有的氧水平如何。乏氧抗辐射的机制很复杂，但与 Wozny 等(2017)指出的光子相比，碳离子照射的几种独特的分子作用机制已经被发现。

图 2.4 显示了在沿着具有 4cm 扩展布拉格峰的碳或氩离子束的不同穿透深度的轨迹段试验中获得的有氧和乏氧生存曲线。这些曲线可用于计算氧增强比，即在相同效应水平下乏氧生存剂量与有氧生存剂量的比值。在接近 150keV/μm 的高 LET 水平时，细胞生存具有最大的相对生物效应，并对氧含量的依赖性降低(图 2.5)。这意味着，高 LET 的离子束在杀灭抗辐射的缺氧细胞方面比常规辐射更有效。

在乏氧条件下，蛋白质乏氧诱导因子-1(HIF-1) 是控制氧稳态的细胞反应的关键转录调节因子。Ogata 等(2011)对常氧条件下人肺腺

癌细胞中 HIF-1α 表达的研究表明，光子照射增强了 AKT (蛋白激酶B) 的磷酸化 ［之前由 Harada 等报道(2013)］，而碳离子辐射降低了其磷酸化，导致 HIF-1α 在常氧条件下抗性的降低。Subtil 等(2014)使用腺癌 DNA 微阵列证明，光子而非碳离子辐射可显著改变西罗莫司靶蛋白(mTOR)通路的机制或哺乳动物靶点。光子增加西罗莫司靶蛋白的磷酸化，但碳离子显著降低其磷酸化，从而抑制 HIF-1α 的表达。

最近对头颈部鳞状细胞癌(HNSCC)细胞系统的体外研究揭示了氧效应的一种分子解释。Wozny 等(2017)已经证明，HIF-1α 通过活性氧(ROS)的产生在 HNSCC 及其相关肿瘤干细胞(CSC)对常氧和乏氧条件下的光子以及乏氧条件下碳离子的抗辐射能力中起重要作用。在乏氧条件下，与非 CSC 相比，HIF-1α 在 CSC 中的表达较早。乏氧和光子辐射的联合作用增强了肿瘤干细胞和非肿瘤干细胞中的协同和早期 HIF-1α 表达，而乏氧和碳离子辐射的组合作用则不那么显著。Wozny 等(2017)报道碳离子辐照下无氧气效应，并且在离子轨迹中形成的活性氧可能不足以使 HIF-1α 稳定，但如果 HIF-1α 在乏氧细胞中被抑制，则它们对 γ 或碳离子

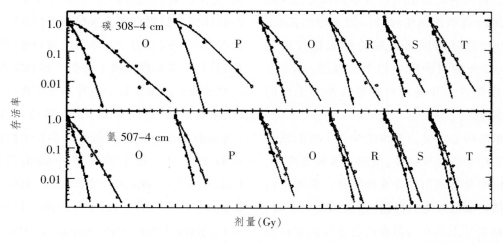

图 2.4 308MeV/u 碳离子或 570MeV/u 氩离子形成 4cm 宽的扩展布拉格峰中不同深度轨迹段的有氧和乏氧细胞生存曲线[64]。

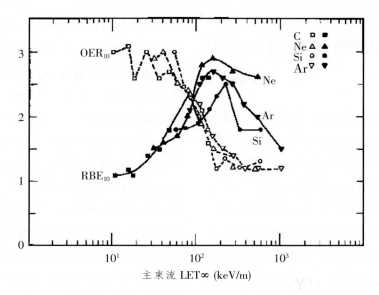

图 2.5　相对生物效应(RBE)和氧增强比(OER)与线性能量传递(LET)的关系图。

会变得具有放射敏感性。

临床试验放射生物学体内数据——免疫和晚期效应

肿瘤治疗的临床放疗方案设计是缓慢而谨慎地推进着，以避免对患者带来不良后果。例如,1994 年到 2003 年这 10 年，日本国立放射科学研究所(NIRS)开展了 Ⅰ 期/Ⅱ 期低分割治疗外周 Ⅰ 期非小细胞肺癌的碳离子放射治疗(CIRT)，从 6 周内共 18 分次照射的 59.4~95.4Gy 等效剂量，系统性地减少到等效剂量为 28~50Gy 的单次剂量，改善了局部控制和总体生存率(Kamada 等,2015)。

在西方国家，临床试验必须最终通过 Ⅲ 期试验，在被接受之前完全随机对照目前采用的金标准治疗，但事实上，粒子治疗的几项具体改进尚未与常规放疗进行充分审查。针对不同组织特定部位的质子放射治疗的 Ⅲ 期试验最近才开始，而且在某些情况下，从未完全随机对照调

强放射治疗(IMRT)、图像引导放射治疗(IGRT)或立体定向体部放射治疗(SBRT)，主要是因为这种对比明显有利于粒子物理学的概念，因此不合乎职业道德(Suit 等,2008)。

粒子效应的理论模型

最近,Friedland 等(2017)利用生物物理蒙特卡罗代码 PARTRAC (PARticles TRACks)模拟,在详细的机械基础上,系统地评估了与放疗相关的各种离子能量上 DNA 损伤的数量和质量；以及详细的事件轨迹结构模拟,这些模拟已经根据 DNA 损伤诱导的相互作用物理学、辐射化学、生物物理学和生物化学的试验数据进行了基准测试。纳米级 DNA 损伤的复杂性及其在微米级的聚集性随着 LET 的增加而变化。Friedland 等(2017)得出结论,纳米级和微米级都可能与生物效应的诱导有关，如染色体畸变或细胞杀死。将这项工作扩展到离子诱导的肿瘤发生的评估将是有益的(Chang 等,2016)。

治疗计划中强调解剖和组织功能成像

随着 4D CT 分辨率(De Ruysscher 等，2015)的提升，在动态和功能 PET 能力方面 (Grimes 等，2017;Peet 等，2012)以及 MRI(Kumar 等，2016;Parodi 等，2012,见本书"治疗成像和粒子治疗：现状和未来"一章)方面的进展，现代放疗得到了显著改善。

影像增强技术有可能为儿童脑肿瘤离子束放疗幸存者预防放疗所引起的功能障碍(Ajithkumar 等，2017)。患者特定的肿瘤特征(包括代谢状态和区域氧压力) 可以纳入 MRI 和 CT 中，以管理放疗中的恶性肿瘤，通过区分肿瘤体积与周围正常组织来改善治疗计划，从而确保肿瘤对初始治疗做出反应的同时保护正常组织。

用于临床前在体研究的商业 X 线图像引导系统的实用性证明了在实验室中研究相关放射生物学效应的可行性 (Du 等，2016;Ford 等，2017;Wu 等，2017)。重要的是要根据动物模型调整放疗的规模，以便得出适当的结论。

二次致癌风险

美国每年诊断的所有肿瘤中，6%~10%是二次恶性肿瘤(SMN)。目前，与光子诱发的风险相比，带电粒子辐射诱导的二次恶性肿瘤相关的风险尚不清楚。这是确定粒子放疗未来的一个重要因素。流行病学研究的本身不能提供及时的风险评估。辐射诱导的实体瘤的进展有数十年的潜伏期，而治疗计划和放疗设备也正在不断发展。先前接触的其他致癌物质(如吸烟)会使得评估辐射诱导的二次恶性肿瘤变得更加复杂。最近的研究表明，遗传因素在二次恶性肿瘤的易感性中发挥了作用，除了单纯手术可以作为替代治疗的前列腺癌和宫颈癌之外，没有

好的对照组可以作为参考。特别是儿童肿瘤患者，因其体型小、治疗年龄及治疗靶区与邻近器官之间的距离较小而导致更多正常组织暴露于散射辐射中， 可能会增加二次致癌的风险(Schneider，2018)。一些研究者预测，IMRT 和质子治疗主照射野的剂量分布所导致的二次恶性肿瘤的风险相当或者粒子放疗后这种风险更低(Schneider 等，2000;Taddei 等，2010)。在一项追踪 500 多例质子与光子治疗患者的 7 年随访对比研究中，与光子相比，质子治疗发生的继发性恶性肿瘤的风险略有降低(Chung 等，2013)。

从动物研究中建模 SMN 风险对其未来的进展至关重要。尽管粒子辐射的剂量分布特点提供了更为精确的治疗计划方案的优势，将对非靶区组织的剂量降至最低，但对正常组织的累积剂量仍然是可观的。据报道，在啮齿动物模型中，高电荷、高能量(HZE)离子在低剂量下对一些辐射诱导的实体肿瘤具有高达 70 的 RBE 值(Chang 等，2016)，但血液系统恶性肿瘤的RBE 值似乎很低(Wiel 等，2009)。然而，必须承认现有动物研究的局限性 (Barcellos-Ho 等；2015, Bielefeldt-Ohmann 等；2012, Chang 等；2016, Dicello 等，2004;Weil 等，2009)。这些研究中的大多数旨在回答有关宇航员暴露在宇宙辐射中的肿瘤风险的问题。与放疗相比，这些研究通常使用的剂量相对较低，所检测的离子和能量反映了银河宇宙射线(GCR)光谱中的离子和能量，且通常全身暴露在辐射中。事实上，粒子治疗中有关辐射质和剂量的致癌剂量-响应关系的数据相对较少，以及粒子治疗中分次和部分身体暴露的影响的数据也相对较少(Ando 等，2005;Mohan 等，出版中)。

粒子辐射的免疫反应

在不同来源和基因类型的各种人类肿瘤

中，放疗驱动免疫原性调节和促进免疫介导杀死肿瘤细胞的能力已得到证实，这使其在肿瘤治疗中具有广泛的临床适用性。人们对肿瘤免疫治疗的兴趣越来越大，为放射肿瘤学领域的发展提供了机会，因为越来越多的证据表明，辐射诱导的细胞凋亡同时有助于免疫活性过程，称为免疫原性细胞凋亡，其中凋亡和坏死的肿瘤细胞释放多种肿瘤相关抗原(TAA)，可以潜在地被利用以刺激强大的肿瘤特异性免疫反应，从而有效地控制疾病。放疗电离辐射会引起肿瘤微环境的变化，从而诱导肿瘤内和远端的免疫调节，即所谓的远隔效应现象。

有几个因素可以影响辐射增强免疫治疗的能力，包括分次治疗剂量、总治疗分次数以及照射的肿瘤体积和位置；然而，这些变量的影响尚不清楚，需要更多的研究来补充关于免疫治疗联合离子治疗的综合效应方面的知识(Crittenden 等，2015)。

结论及需要更多国际合作以整合基于离子的放射治疗生物学进展

在强子治疗方面，已经有几项全球联合研究。其中一个例子是欧洲轻离子强子治疗网络(ENLIGHT)的建立，该网络于 2002 年启动，旨在促进欧洲离子束放疗研究方面的努力和合作。ENLIGHT 不仅被视为一个共同的多学科平台，参与者可以分享知识和最佳实践，而且还是培训和教育的提供者，以及在关键研究和创新领域募集资金的工具。多年来，该网络不断发展，根据新兴的科学需求调整其结构和目标。它有助于加强欧洲中心之间的合作，以促进粒子治疗的发展，特别是碳离子治疗 (Dosanjh 等，2016)。由于积累流行病学数据需要很长的时间，应建立国际多中心协作机制，以便对接受离子放射治疗的患者进行长期随访。还需要进行动物研究，以确定带电粒子的辐射质以及与放疗相关的分次身体暴露部分的致癌效应。还应开展旨在解决开放性问题的动物研究和遗传流行病学研究。

在全球范围内，质子或碳离子的离子束治疗技术被公认为是一种革命性的新型肿瘤治疗方式，可用于多种特定肿瘤类型和部位，如头颈部、胰腺、肝、肺、乳腺和前列腺肿瘤。由于诸多复杂因素，这种新兴的肿瘤治疗技术的潜力尚未在全世界范围内得到充分实现。截至 2015 年，超过 15 万例患者接受了治疗，所提供的临床数据有力地表明，粒子治疗的总体前景是乐观的，在某些情况下，甚至是具有可接受毒性的治愈性治疗。在该领域仍处于优化研究的缓慢变化期间时，许多患者在 Ⅰ 期/Ⅱ 期试验中或根本没有按照规范进行治疗。目前仍缺乏质子或碳离子随机对照现有常规放疗技术的 Ⅲ 期临床试验所提供的一级证据的西方金标准。

从 1970 年到 1990 年，基础放射生物学为离子治疗的实施提供了重要的初始动力，量化了相对剂量比，以确定与光子相比，在大量终点上离子更为有效地产生相同的生物学效应。新作用机制的发现有助于规范化的设计。碳离子放射治疗领域的文献显著增加，从 20 世纪 70 年代初每年只有少量文章发表，到 2012 年以来每年 100~173 篇论文。这里涉及一个多维度的问题，以便在纳米或微米水平上获取关于辐射机制的定量信息，然后将这些信息扩展到患者的解剖成像，并在毫米级水平上解析这些信息，以便制订治疗计划(图 2.6)。然而，离子束放射治疗仍有许多方面尚待探索，以便通过将强子独特的物理和生物学优势充分整合到离子治疗计划和临床试验中，从而推动该领域的发展。

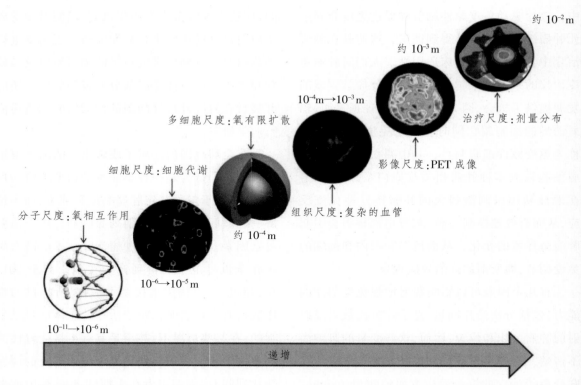

约 10^{-2} m

约 10^{-3} m

10^{-4}m→10^{-3} m

治疗尺度:剂量分布

多细胞尺度:氧有限扩散

影像尺度:PET 成像

细胞尺度:细胞代谢

组织尺度:复杂的血管

分子尺度:氧相互作用

约 10^{-4} m

10^{-6}→10^{-5} m

10^{-11}→10^{-6} m

递增

图 2.6　氧介导的治疗抵抗是一个多尺度问题。(From Grimes, D.R. et al., *Br. J. Radiol.*, 90, 20160939, 2017. With permission conveyed through Copyright Clearance Center.)

致谢

NIH / NCI P20CA183640,劳伦斯伯克利国家实验室支持,合同号:DE−AC02−05CH11231, 美国能源部和医疗应用部,欧洲核研究组织。同时感谢与 Polly Chang 博士的有益探讨。

参考文献

1. Ajithkumar, T., Price, S., Horan, G., Burke, A., and Jefferies, S. Prevention of radiotherapy-induced neurocognitive dysfunction in survivors of paediatric brain tumours: The potential role of modern imaging and radiotherapy techniques. *Lancet Oncol.* 18, no. 2 (2017): e91–e100.
2. Alpen, E.L., Powers-Risius, P., Curtis, S.B., and DeGuzman, R. Tumorigenic potential of high-Z, high-LET charged-particle radiations. *Radiat. Res.* 136, no. 3 (1993): 382–391.
3. Amaldi, U. and Larsson, B. Hadrontherapy in oncology. *Proceedings of the First International Symposium on Hadron Therapy*, Como, Italy, October 18–21, 1993. New York: Elsevier, 1994.
4. Ando, K., Koike, S., Oohira, C., Ogiu, T., and Yatagai, F. Tumor induction in mice locally irradiated with carbon ions: A retrospective analysis. J. *Radiat. Res.* 46, no. 2 (2005): 185–190.
5. Barcellos-Hoff, M.H, Blakely, E.A., Burma, S., Fornace, A.J.Jr., Gerson, S., Hlatky, L., Kirsch, D.G., Luderer, U., Shay, J., Wang, Y., and Weil, M.M., Concepts and challenges in cancer risk prediction for the space radiation environment, *Life Sciences in Space Res* 6, 92–103 (2015).
6. Bielefeldt-Ohmann, H., Genik, P.C., Fallgren, C.M., Ullrich, R.L., and Weil, M.M. Animal studies of charged particle-induced carcinogenesis. *Health Phys.* 103, no. 5 (2012): 568–576.
7. Blakely, E.A. New measurements for hadrontherapy and space radiation: Biology. *Phys. Med.* 17, no. Suppl 1 (2001): 50–58.

8. Blakely, E.A. and Chang, P.Y. Biology of charged particles. *Can. J.* 15, no. 4 (2009): 271–284.

9. Blakely, E.A. and Kronenberg, A. Heavy-ion radiobiology: New approaches to delineate mechanisms underlying enhanced biological effectiveness. *Radiat. Res.* 150, no. 5 Suppl (1998): S126–S145.

10. Blakely, E.A., Ngo, H.Q.H., Curtis, S.B., and Tobias, C.A. Heavy-ion radiobiology: Cellular studies. *Adv. Radiat. Biol.* 11 (1984): 295–389.

11. Brahme, A. Aspects on the development of radiation therapy and radiation biology since the early work of Rolf Wideroe. *Acta Oncol.* 37, no. 6 (1998): 593–602.

12. Brahme, A. *Biologically Optimized Radiation Therapy.* London, UK: World Scientific Publishing, 2014.

13. Chang, P.Y., Cucinotta, F.A., Bjornstad, K.A., Bakke, J., Rosen, C.J., Du, N., Fairchild, D.G., Cacao, E., and Blakely, E.A. Harderian gland tumorigenesis: Low-dose and LET response. *Radiat. Res.* 185, no. 5 (2016): 449–460.

14. Chung, C.S., Yock, T.I., Nelson, K., Xu, Y., Keating, N.L., and Tarbell, N.J. Incidence of second malignancies among patients treated with proton versus photon radiation. *Int. J. Radiat. Oncol. Biol. Phys.* 87, no. 1 (2013): 46–52.

15. Crittenden, M., Kohrt, H., Levy, R., Jones, J., Camphausen, K., Dicker, A., Demaria, S., and Formenti, S. Current clinical trials testing combinations of immunotherapy and radiation. *Semin. Radiat. Oncol.* 25, no. 1 (2015): 54–64.

16. De Ruysscher, D., Sterpin, E., Haustermans, K., and Depuydt, T. Tumour movement in proton therapy: Solutions and remaining questions: A review. *Cancers (Basel)* 7, no. 3 (2015): 1143–1153.

17. Dicello, J.F., Christian, A., Cucinotta, F.A., Gridley, D.S., Kathirithamby, R., Mann, J., Markham, A.R. et al. In vivo mammary tumourigenesis in the Sprague-Dawley rat and microdosimetric correlates. *Phys. Med. Biol.* 49, no.16 (2004): 3817–3830.

18. Dosanjh, M., Cirilli, M., Myers, S., and Navin, S. Medical applications at CERN and the ENLIGHT network. *Front Oncol.* 6 (2016): 9.

19. Du, S., Lockamy, V., Zhou, L., Xue, C., LeBlanc, J., Glenn, S., Shukla, G. et al. Stereotactic body radiation therapy delivery in a genetically engineered mouse model of lung cancer. *Int. J. Radiat.* 96, no. 3 (2016): 529–537.

20. Durante, M. and Cucinotta, F.A. Heavy ion carcinogenesis and human space exploration. *Nat. Rev. Cancer* 8, no. 6 (2008): 465–472.

21. Ford, E., Emery, R., Huff, D., Narayanan, M., Schwartz, J., Cao, N., Meyer, J. et al. An image-guided precision proton radiation platform for preclinical in vivo research. *Phys. Med. Biol.* 62, no. 1 (2017): 43–58.

22. Fossati, P., Molinelli, S., Matsufuji, N., Ciocca, M., Mirandola, A., Mairani, A., Mizoe, J. et al. Dose prescription in carbon ion radiotherapy: A planning study to compare NIRS and LEM approaches with a clinically-oriented strategy. *Phys. Med. Biol.* 57, no. 22 (2012): 7543–7554.

23. Friedland, W., Schmitt, E., Kundrat, P., Dingfelder, M., Baiocco, G., Barbieri, S., and Ottolenghi, A. Comprehensive track-structure based evaluation of DNA damage by light ions from radiotherapy-relevant energies down to stopping. *Sci. Rep.* 7 (2017): 45161.

24. Friedrich, T., Scholz, U., Elsaesser, T., Durante, M., and Scholz, M., Systematic analysis of RBE and related quantities using a database of cell survival experiments with ion beam irradiation, *J. Radiat. Res.* 54, 494–514 (2013).

25. Goodwin, E., Blakely, E., Ivery, G., and Tobias, C. Repair and misrepair of heavy-ion-induced chromosomal damage. *Adv. Space Res.* 9, no. 10 (1989): 83–89.

26. Goodwin, E.H. and Blakely, E.A. Heavy ion-induced chromosomal damage and repair. *Adv. Space Res.* 12, no. 2–3 (1992): 81–89.

27. Goodwin, E.H., Bailey, S.M., Chen, D.J., and Cornforth, M.N. The effect of track structure on cell inactivation and chromosome damage at a constant LET of 120 keV/micrometer. *Adv. Space Res.* 18, no. 1–2 (1996): 93–98.

28. Goodwin, E.H., Blakely, E.A. and Tobias, C.A. Chromosomal damage and repair in G1-phase Chinese hamster ovary cells exposed to charged-particle beams. *Radiat. Res.* 138, no. 3 (1994): 343–351.

29. Grimes, D.R., Warren, D.R., and Warren, S. Hypoxia imaging and radiotherapy: Bridging the resolution gap. *Br. J. Radiol.* 90 (1076) (2017): 20160939.

30. Harada, R., Kawamoto, T., Ueha, T., Minoda, M., Toda, M., Onishi, Y., Fukase, N. et al. Reoxygenation

using a novel CO_2 therapy decreases the metastatic potential of osteosarcoma cells. *Exp. Cell Res.* 319, no. 13 (2013): 1988–1997.

31. Imaoka, T., Nishimura, M., Kakinuma, S., Hatano, Y., Ohmachi, Y., Yoshinaga, S., Kawano, A., Maekawa, A., and Shimada, Y. High relative biologic effectiveness of carbon ion radiation on induction of rat mammary carcinoma and its lack of H-ras and Tp53 mutations. *Int. J. Radiat. Oncol. Biol. Phys* 69, no. 1 (2007): 194–203.

32. Jacob, S.T., Muecke, W., Sajdel, E.M., and Munro, H.N. Evidence for extranucleolar control of RNA synthesis in the nucleolus. *Biochem. Biophys. Res. Commun.* 40, no. 2 (1970): 334–342.

33. Kamada, T., Tsujii, H., Blakely, E.A., Debus, J., De Neve, W., Durante, M., Jakel, O. et al. Carbon ion radiotherapy in Japan: An assessment of 20 years of clinical experience. *Lancet Oncol.* 16, no. 2 (2015): e93–e100.

34. Kumar, S., Liney, G., Rai, R., Holloway, L., Moses, D. and Vinod, S.K. Magnetic resonance imaging in lung: A review of its potential for radiotherapy. *Br. J. Radiol.* 89, no. 1060 (2016): 20150431.

35. Kuznetsova, M.A. and Sheval, E.V. Chromatin fibers: From classical descriptions to modern interpretation. *Cell Biol. Int.* 40, no. 11 (2016): 1140–1151.

36. Leith, J.T., Ainsworth, E.J., and Alpen, E.L. Heavy-ion radiobiology: Normal tissue studies. *Adv. Radiat. Biol.* 10 (1983): 191–236.

37. Linz, U. *Ion Beams in Tumor Therapy.* New York: Chap& Hall, 1995.

38. Linz, U. *Ion Beam Therapy: Fundamentals, Technology, Clinical Applications.* Heidelberg, Germany: Springer, 2012.

39. Mohan, R., Held, K., Story, M., Grosshans, D., Capala, J. "Critical Review: Proceedings of the National Cancer Institute Workshop on Charged Particle Radiobiology" in *International Journal of Radiation Oncology, Biology and Physics* (accepted for publication Dec 11, 2017—In Press).

40. Natale, F., Rapp, A., Yu, W., Maiser, A., Harz, H., Scholl, A., Grulich, S. et al. Identification of the elementary structural units of the DNA damage response. *Nat. Commun.* 8 (2017): 15760.

41. Ogata, T., Teshima, T., Inaoka, M., Minami, K., Tsuchiya, T., Isono, M., Furusawa, Y., and Matsuura, N. Carbon ion irradiation suppresses metastatic potential of human non-small cell lung cancer A549 cells through the phosphatidylinositol-3-kinase/Akt signaling pathway. *J. Radiat. Res.* 52, no. 3 (2011): 374–379.

42. Ou, H.D., Phan, S., Deerinck, T.J., Thor, A., Ellisman, M.H., and O'Shea, C.C. ChromEMT: Visualizing 3D chromatin structure and compaction in interphase and mitotic cells. *Science* 357, no. 6349 (2017): eaag0025.

43. Peet, A.C., Arvanitis, T.N., Leach, M.O., and Waldman, A.D. Functional imaging in adult and paediatric brain tumours. *Nat. Rev. Clin. Oncol.* 9, no. 12 (2012): 700–711.

44. Puck, T.T. and Marcus, P.I. Action of x-rays on mammalian cells. *J. Exp. Med.* 103, no. 5 (1956): 653–666.
    Raju, M.R. *Heavy Particle Radiotherapy.* San Francisco, CA: Academic Press, 1980.
    Raju, M.R. Proton radiobiology, radiosurgery and radiotherapy. *Int. J. Radiat. Biol.* 67, no. 3 (1995): 237–259.

45. Roots, R., Holley, W., Chatterjee, A., Irizarry, M. and Kraft, G. The formation of strand breaks in DNA after high-LET irradiation: A comparison of data from in vitro and cellular systems. *Int. J. Radiat. Biol.* 58, no. 1 (1990): 55–69.

46. Roots, R., Holley, W., Chatterjee, A., Rachal, E. and Kraft, G. The influence of radiation quality on the formation of DNA breaks. *Adv. Space Res.* 9, no. 10 (1989): 45–55.

47. Rydberg, B. Clusters of DNA damage induced by ionizing radiation: Formation of short DNA fragments. II. Experimental detection. *Radiat. Res.* 145, no. 2 (1996): 200–209.

48. Schneider, U., Lomax, A., and Lombriser, N. Comparative risk assessment of secondary cancer incidence after treatment of Hodgkin's disease with photon and proton radiation. *Radiat. Res.* 154, no. 4 (2000): 382–388.

49. Schneider, U., Lomax, A., and Timmermann, B. Second cancers in children treated with modern radiotherapy techniques. *Radiother. Oncol.* 89, no. 2 (2008): 135–140.

50. Skarsgard, L.D. *Pion and Heavy Ion Radiotherapy: Pre-clinical and Clinical Studies.* New York: Elsevier Biomedical, 1983.

51. Skarsgard, L.D. Radiobiology with heavy charged particles: A historical review. *Phys. Med.* 14, no. Suppl 1 (1998): 1–19.

52. Subtil, F.S., Wilhelm, J., Bill, V., Westholt, N., Rudolph, S., Fischer, J., Scheel, S. et al. Carbon ion radiotherapy of human lung cancer attenuates HIF-1 signaling and acts with considerably enhanced therapeutic efficiency. *FASEB J.* 28, no. 3 (2014): 1412–1421.

53. Suit, H., Kooy, H., Trofimov, A., Farr, J., Munzenrider, J., DeLaney, T., Loeffler, J., Clasie, B., Safai, S., and Paganetti, H. Should positive phase III clinical trial data be required before proton beam therapy is more widely adopted? No. *Radiother. Oncol.* 86, no. 2 (2008): 148–153.

54. Taddei, P.J., Howell, R.M., Krishnan, S., Scarboro, S.B., Mirkovic, D., and Newhauser, W.D. Risk of second malignant neoplasm following proton versus intensity-modulated photon radiotherapies for hepatocellular carcinoma. *Phys. Med. Biol.* 55, no. 23 (2010): 7055–7065.

55. Tobias, C. and Tobias, I. *People and Particles*. San Francisco, CA: San Francisco Press, 1997.

56. Tsujii, H. *Carbon-Ion Radiotherapy*. Tokyo, Japan: Springer, 2014.

57. Uhlen, M., Zhang, C., Lee, S., Sjostedt, E., Fagerberg, L., Bidkhori, G., Benfeitas, R. et al. A pathology atlas of the human cancer transcriptome. *Science* 357, no. 6352 (2017): eaan2507.

58. Weil, M.M., Bedford, J.S., Bielefeldt-Ohmann, H., Ray, F.A., Genik, P.C., Ehrhart, E.J., Fallgren, C.M. et al. Incidence of acute myeloid leukemia and hepatocellular carcinoma in mice irradiated with 1 GeV/nucleon (56)Fe ions. *Radiat. Res.* 172, no. 2 (2009): 213–219.

59. Winter, M., Dokic, I., Schlegel, J., Warnken, U., Debus, J., Abdollahi, A., and Schnolzer, M. Deciphering the acute cellular phosphoproteome response to irradiation with X-rays, protons and carbon ions. *Mol. Cell Proteomics* 16, no. 5 (2017): 855–872.

60. Wozny, A.S., Lauret, A., Battiston-Montagne, P., Guy, J.B., Beuve, M., Cunha, M., Saintigny, Y. et al. Differential pattern of HIF-1alpha expression in HNSCC cancer stem cells after carbon ion or photon irradiation: One molecular explanation of the oxygen effect. *Br. J. Cancer* 116, no. 10 (2017): 1340–1349.

61. Wu, C.C., Chaudhary, K.R., Na, Y.H., Welch, D., Black, P.J., Sonabend, A.M., Canoll, P., Saenger, Y.M. et al. Quality assessment of stereotactic radiosurgery of a melanoma brain metastases model using a mouselike phantom and the small animal radiation research platform. *Int. J. Radiat. Oncol. Biol. Phys.* 99, no. 1 (2017): 191–201.

第 3 章

粒子治疗相对生物效应相关的挑战：我们该怎么办?

Bleddyn Jones, David R. Grosshans, Radhe Mohan

本章纲要

◼ 引言

与光子治疗相比,用质子、碳离子或其他离子进行的粒子治疗具有独特的生物学效应。为了优化粒子治疗的临床结果, 有必要了解粒子束(PB)的生物学特性,包括这些特性与物理因素的关系,并将这些知识引入治疗计划过程。目前,质子被认为具有与光子类似的生物学效应,而碳离子治疗在医疗处方剂量中包含了更详细的生物信息。

因为接受光子治疗的患者远远超过接受粒子治疗的患者, 人们试图将光子的生物效应作为标准参考值,将 PB 的生物效应与标准光子参考值关联起来。PB 产生的增强生物效应通过其相对生物效应(RBE)进行量化,RBE 定义了达到相同生物终点所需的剂量修正。RBE 定义为参考辐射剂量除以达到相同生物效应所需的粒子剂量。影响 RBE 的因素很多,如使用剂量,由线性能量传递(LET)量化的局部电离密度或集群,参考辐射的射线质,布拉格曲线的混合,射束分布的位置和深度,以及细胞、组织或肿瘤的放射生物学特征。这一系列因素将不确定性引入适当值,用于临床治疗计划。

我们对 RBE 了解多少? 在过去的 70 年里,不同的实验室进行了许多试验,得出了一些有用的一般性结论。RBE 是 LET 和剂量的复合函数。RBE 随着 LET 的增加而增加,直到达到更高的最大值或极限值(RBE$_U$),在这之后,它可能由于过度电离聚集造成的剂量浪费而降低。RBE 的最大值随离子种类(由离子的原子序数 Z 决定)的变化不大,但随着剂量的增加,RBE 的最大值逐渐减小。在特定的 LET(LET$_u$)上,每种离子似乎都有自己的转换点。LET$_u$ 值随 Z 的增大而增大,因此,Z=1 的质子显示出比其他离子在 LET 值更低时的 RBE 增量,尽管 LET$_u$ 的变化随着 Z 的增大而减小。例如,当 LET$_u$ 在 30keV/μm 左右时,质子的 RBE 达到最大值,而氦(Z=2)和碳离子(Z=6)的 LET$_u$ 值分别为 110keV/μm 和 200keV/μm。

另一个重要特征是,任何剂量下 RBE 的大小取决于生物系统的放射生物学特性。一般来说,α/β 比值高的辐射敏感生物系统的 RBE 值较小,接近 1;而 α/β 比值小的抗辐射系统的 RBE 值较高,为 3~8 [1-3]利用参考辐射得到的低 LET α/β 比值反映了生物系统的修复能力和固有辐射敏感性,其剂量-分次敏感性有显著的反向影响;这些将通过在 RBE 定义范围内提供的分子剂量来影响 RBE。

随着束流穿透深度的增加,质子束能量降低,与物质的相互作用增加,并且更加局部化,从而使 LET 增加。在这种情况下,LET 和 RBE 值在射束的远端附近最高,特别是在布拉格曲线的远端剂量跌落处。

急性反应和晚期反应组织

在放射生物学中,急性反应和晚期反应组织之间有相当大的区别,因为它们的 α/β 比值显著不同。具有最低 α/β 比值的晚期反应组织在标准兆伏级能量射线治疗下显示出更大的剂量-分次敏感性;LET 值越高,对每分次的剂量依赖性越小。当剂量变化时,这些组织的 RBE 定义分子会发生更大的变化。急性反应组织对每分次剂量的敏感性很低,因此在低剂量时具有较低的 RBE。在任何类型的放疗后,晚期反应组织的损伤决定了存活患者的生活质量。在粒子治疗中,不同 α/β 比值的晚期反应和早期反应组织之间的区别是至关重要的,特别是在低剂量时,RBE$_{late}$>RBE$_{acute}$;但在高剂量时,预计 RBE$_{late}$<RBE$_{acute}$,如图 3.1 中所示,典型的急性 α/β (>7Gy)和 2Gy 的晚期反应 α/β,如典型的中枢神经系统组织,出现曲线交叉。必须认识到,一些放射性敏感肿瘤,特别是儿童肿瘤,可观察到具有非常高的 α/β 值和较低的 RBE。对于 1~1.5keV/μm 较低的 LET 值,在扩展布拉格峰(SOBP)内,其 RBE 值可能低于 1.1 [4]。

离子束相对生物效应模型

在日本,在发展基于快中子 RBE 数据的 RBE 预测模型方面取得了相当大的进展,快中子 RBE 数据与碳 LET 值低端获得的碳离子的

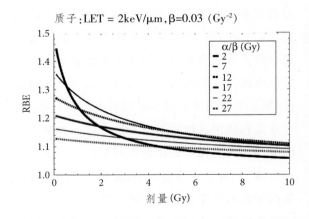

图 3.1　在 LET 值为 2keV/μm 时,RBE 与质子每分次剂量的模型关系,反映了临床常用的中等 SOBP 的范围上限。SOBP 远端 LET 值要高得多[4]。

RBE 预测模型非常接近。在碳离子的情况下，对每个单一射野(由多个布拉格峰组成)使用"倒置"剂量分布，旨在补偿 LET 沿着其路径不可避免的增加[5]。LET 值最高的深层区域接受的照射剂量减少，但由于 LET 值较低，浅层区域可以接受较高的照射剂量；然后使用一个恒定的 RBE 倍数在靶区来产生一个假设的生物效应相同的平台区。这种 RBE 是由相对低剂量的试验(主要采用快中子)产生的，如果不纳入一个灵活的 RBE 模型，就很难为更高的每分次剂量而改变。最近，基于美国霍金斯最初提出的微剂量动力学模型(MKM)已经在日本得到应用[6]。这补偿了每分次剂量，但假设 RBE 是低 LET α/β 的复杂反函数。与之相对的是德国 GSI 的碳离子束项目。GSI 位于德国达姆施塔特，随后又在海德堡使用局部效应模型(LEM)积累了经验，该模型将继续分阶段进行开发[7]。它整合了微剂量理论外推到细胞存活曲线(CSC)。同样，剂量分布由 LET 分布控制，与日本相比，每分次剂量的变化要小得多。比较治疗结果将是目前决定哪一种方法最佳且最有效的方法。

这种改进并未用于质子束，质子束中假设固定 RBE 值为 1.1，并提供均匀的物理剂量而非生物效应。是否会使用基于预测 RBE 模型的适当剂量加权的更详细的 LET 映射，还有待观察。这可能表明，肿瘤靶区附近存在敏感的正常组织时，如果重要的功能性正常组织暴露在远端束流区，这就成为一个迫切需要考虑的问题(特别是当采用单个或少量射野方向时)。至少，在开发和使用这种复杂的方法之前，假设组织 RBE 值中具有保护作用的更简单的一般变化是可取的。同样值得注意的是，在质子调强治疗计划的优化标准中加入可变的 RBE 模型(或基于 LET 的模型)已被证明可使质子计划在相同的物理剂量分布下，正常组织中的 LET 较低，靶区中的 LET 较高，如 Mohan 等[8]所示。

质子模型的比较

目前有许多预测质子束 RBE 的模型。Rorvik 在挪威卑尔根大学的博士研究论文工作中，对 9 种不同的质子 RBE 预测"现象学"模型进行了详细的比较。各种已发表的模型基于不同的假设并利用了不同数量的生物数据，因此有些模型只适用于有限范围的 α/β 生物系统。有些模型将 RBE 增量仅与 α 辐射敏感性参数联系起来，而另一些模型则使用 α/β 和 RBE 之间的反比关系，α 和 β 的独立变化可提供最现实的选择。在一项剂量计划研究中，各种模型预测的视神经剂量评估范围为 56~72Gy，而当标准 RBE=1.1 时，剂量为 48Gy。人们正在饶有兴趣地等待这项重要研究的全面发表。此外，像碳离子治疗一样，在临床实践中，如果可以采用多个模型可能是有利的，前提是这些模型足够全面，并包含完整的参数输入范围，而不是一个有限的集合。如果至少有两个或更多这样的模型达成合理的一致，那么可能允许进行关于 RBE 组织分配的临床决定。

使用剂量和 LET 的乘积作为质子相对生物效应的替代

一些研究者热衷于将剂量和 LET 的乘积作为较高辐射损伤风险的指标。这在表面上似乎很吸引人，但由于剂量和 LET 分别与 RBE 成反比和直接相关，因此剂量和 LET 的乘积不可避免地会产生误导。Jones 在 2017 年提出了这方面的证据[4]。另外，测量和大多数当前质子模型表明，RBE 本质上是单能质子的 LET 到布拉格峰的线性函数，Mohan 等[8]建议可以假设 RBE 由 (A+B × LET)表示。

包括质子在内的所有离子束都能采用单一模型吗?

Katz[9]提供的见解表明,每个离子束都有自己的作用半径,取决于 Z/(v/c),其中"v"是粒子速度,"c"是光速,这可以为使用不同离子源的比较性放射生物学研究提供一个基础。Katz、MKM 和 LEM 模型也可用于预测 RBE,但这些模型很复杂,在某些阶段涉及高深的数学问题。Jones[10,11]最近提出了一种更简单的方法,从其 Z 值可以获得每种离子类型的唯一 LET_u 位置(图 3.2);此外,利用 LQ 模型,将低 LET α 和 β 之间的简单饱和关系及其在 LET_u 处的最终值 α_u 和 β_u 与能量效率和剂量进行比例,以提供任何 LET 值下的 RBE 值。这种简单的方法似乎可以合理地拟合包括质子在内的各种离子束数据集,而且很容易用最少的计算机编码应用。

对于不同的离子,LET-RBE 转换点似乎存在于特定的 LET 值,这一发现需要进一步的研究,因为这种现象与传统的方法相反,传统方法认为只有 LET 确定 RBE,并且如 Hall 和 Giaccia[12]

等现代放射生物学教科书中所说的那样,所有离子可以"集中在一起",即所有离子的共同转换点为 100~120keV/μm。Sorensen 等(图 3.2 和图 3.3)对多个离子束数据集的近距离观察,可以发现随着 Z 的增大,转换点的位置向 LET 的较高值偏移[13]。本文作者之一使用碳[1]和氦离子[14]进行了单独的统计研究,数据显示,这些 LET_u 值存在显著差异(表 3.1)。

由于我们目前的数据集在时间和地点上是零散的,并且包含了不同的细胞系统,因此欧洲核子研究中心[16]、布鲁克海文、格罗宁根或其他国际实验室是否会得出关于这些重要关系的更有用的数据还有待观察。无论是在选择广泛的有代表性的体外生物系统,还是在体内高选择性的测试,标准化都是必要的。

临床方面

大多数接受粒子治疗的患者,都曾接受质子治疗,因此有更多的临床数据可用。尽管如此,与文献中的技术改进报告相比,临床结果的发表仍然有限,但似乎有一些证据表明,一些患

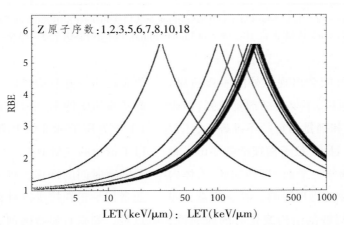

图 3.2　图示为 Todd 多离子数据的 RBE 和 LET,假设剂量为 1.5Gy 时,$\alpha=0.14Gy^{-1}$,$\beta=0.05Gy^{-2}$,各具有特定的转换点位置。从左到右,离子元素的颜色代码如下,括号内的 LET_u(大于 100 的值,四舍五入为最接近的整数):氘(红色,30.5);氦(棕色,103);锂(粉色,150);硼(蓝色,200);碳(橙色,213);氮(绿色,221);氧(黑色,227);氖(紫色,232);氩(灰色,237)。图中显示了相应的 Z 原子序数。

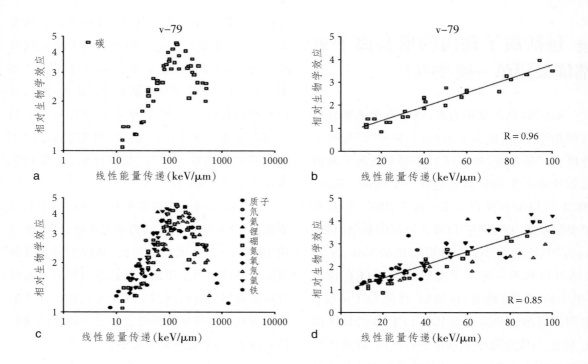

图 3.3　(a~d)详见文献[13]。对于这些 V-79 细胞，LET 与 RBE 之间存在明显的线性关系。图 c 包括多个离子，表面上似乎存在整体关系，尽管仔细观察表明，随着 Z 的增加，每种离子的转换点出现在 LET 的较高值上。

表 3.1　C 离子和氦离子组合数据的位置存在显著差异(Mann-Whitney P = 0.028, t 检验 P < 0.0001)

离子和数据来源	细胞类型	估计值(LET$_U$)(平均值±标准误差)
C 离子(Weyrather 等, GSI德国达姆施达特)	CH-79	145.81±9.88
	V-79	159.05±3.95
	合并 CHO + V-79 数据	152.43±4.29
氦(荷兰 Barendsen)	人的 T 细胞	124.24±0.56

来源：Chapter 12　(page 12 - 12), Additional Considerations and Conclusions in: Practical Radiobiology in Proton therapy Planning. Institute of Physics Publishing (Bristol and Philadelphia). ISBN:978-0-7503-1338-4 (and 1339-1).

者在粒子治疗后可能会出现意外的不良后果。这可能是有多种原因，不仅包括剂量位置(精确的布拉格峰位置)和剂量测定的不准确性，还包括不正确的 RBE。目前，粒子物理学的知识是肯定比粒子放射生物学更全面。即使如此，人体内电子密度不均匀性的物理影响，粒子剂量分布在分次内和分次间解剖结构变化时的脆弱性，处于射程末端的低能粒子的行为，都尚待我们更好的理解。然后，就生物物理相互作用而言，在质子的情况下，RBE 的范围可能比先前预期

要高得多，并且应该以某种方式用来提供更好的正常组织约束。在所有组织类型中，使用常数 1.1 作为质子标准的 RBE 值，而不是图 3.1 中 LET 依赖的变量 RBE 值，已经受到了质疑[17]，并且随着时间的推移，越来越多的研究人员和从业者似乎正在接受这种做法。另一个重要的论点是，如果有显著的剂量偏移超出了计划靶区体积，那么临床医师可以观察到肿瘤控制减少和毒性增加的程度，而不仅仅是这些临床结果。这种情况似乎并不意味着 RBE 因素可能是"意

外"毒性的主要原因。

此外，还指出了更多使用随机研究来对照传统实践检验的新观点。例如，1.1 的 RBE 值可能不适用于所有组织、肿瘤和分次剂量。这需要针对因局部 LET 和剂量（RBE 较高和较低）而改变组织剂量耐受性的方法进行测试。如果为了提高安全性和有效性而改变临床策略，那么随机试验将是提供最具说服力证据的最佳方式。

在现有的数据集中，观测数据非常重要。对脑干、视交叉、脑和脊髓坏死等罕见并发症的研究，需要通过使用现有 RBE 模型估计并发症的风险来全面研究剂量和 LET 异常[18,19]。

肿瘤控制监测也是强制性的，尤其是当已知肿瘤类型对标准兆伏级放射治疗高度敏感时，其中 RBE 值可能非常接近统一。因此，即使采用 1.1 的质子 RBE 值也可能导致对这类肿瘤的剂量不足，包括淋巴瘤和许多儿童肿瘤，如肾母细胞瘤、髓母细胞瘤、横纹肌肉瘤和室管膜瘤。有人建议，由于这种风险，肿瘤 RBE 不应使用，尽管在预期寿命非常长的患者中，可以采用高于 1.1 的 RBE 值来保护重要的正常组织[20]。迄今为止，已发表的研究表明，与历史光子数据相比，质子的肿瘤控制率相当。

治疗分次的改变

放射治疗的经济成本是一个日益严重的问题，尽管采用立体定向引导的精确兆伏级光子放疗的治疗分次大幅减少。虽然日本在碳离子低分割方面取得了进展，许多报告称，在高剂量下，包括肺和前列腺中，毒性降低与正常组织 RBE 的减少相当[21]，但质子治疗没有取得这样的进展。进一步研究低分化晚期反应组织中 RBE 降低的程度，可能会进一步提高治疗比，只要能提供足够的肿瘤剂量，通常在肿瘤生长较快的情况下，总治疗时间更短。

总结和结论

尽管已经确定了许多关键原则，但我们对 RBE 的认识仍存在很大的差距。通过进一步的试验和临床分析，现有模型的精度可以得到提高。

生物效应以及相同物理剂量的临床结果，取决于粒子种类（光子、质子或重离子）、LET、剂量率、分次剂量、放疗过程的持续时间和其他因素。这些依赖性是由于每种粒子及其能量产生的电离密度或径迹结构的差异而产生的。临床反应还取决于患者体内的剂量分布模式，即不同剂量水平照射的组织体积。

将 RBE 定义为参考辐射（通常是临床实践中使用的能量光子）剂量与粒子达到相同生物效应的剂量之比这一基本原理，可以从大量的光子治疗临床经验中进行推断；然而，粒子的生物学效应是许多参数的高度复杂函数，包括上述参数和感兴趣的生物终点。因此，RBE 不能用光子和粒子剂量的简单比率来充分表示，因为光子和粒子剂量通常表示为常数，或者用非常简单的模型来表示。有人可能会说，RBE 的概念本身是值得怀疑的，因为在生物学上，质子和重离子与光子有很大的不同。为了研究和应用独立于光子的离子的生物学效应，可能值得考虑去掉 RBE 的"R"，但即使这样，如前所述，在每个特定于 Z 的离子之间也会存在相对差异。

从长远来看，这可能是可取的，但就目前而言，出于简单、实用以及现有证据基础的考虑，有必要保留 RBE 概念，通过经验获取其价值、对其建模并将其应用于临床应用。这一进展不仅需要新的数据，还需要利用快中子、质子和一系列离子分析以往的高 LET-RBE 数据集。临床和实验室数据都是零碎的。在生物学研究（此处未详细讨论）方面，许多研究是不协调的，并且包含不可控的变量，例如，LET 的定义和所用试验条件的详细数据。对于临床研究，尤其是使用质子的研究，需要蒙特卡罗计算的 LET 效应评估并不常见。除此之外，患者的异质性、缺乏随访等其他变量也使得出可靠的结论具有挑战性。

虽然挑战令人望而生畏，但通过更深入地了解 RBE，仍有很大的潜力来改善粒子治疗的治疗指数。对于质子，如果人们认为 RBE 在质子束的远端附近增加，那么这一知识可以转化为临床应用。例如，通过谨慎地将最真实的生物效应模型纳入质子调强治疗中，并有意将最高的 LET 区域优先放置在靶区体积内，远离正常的关键组织，治疗结果可能会得到改善。这有助于改善肿瘤控制，降低正常组织毒性的风险。应该指出的是，这种治疗最好作为前瞻性临床试验的一部分提供，在该试验中，对肿瘤控制、肿瘤和正常组织反应等进行仔细评估。对包括碳在内的重离子，现有生物效应模型的预测可能会有很大差异。这使得欧洲和亚洲机构之间临床结果数据的解释变得复杂。如果改进的实验室研究可对每种模型的适用性提供信息，则应继续进行这些研究。与质子类似，在前瞻性试验中应仔细评估结果数据——可能合并不同于 1.1 的 RBE 分配——应该能为未来的治疗方案提供信息。

参考文献

1. Weyrather, W.K., S. Ritter, M. Scholz, and G. Kraft. RBE for carbon track-segment irradiation in cell lines of differing repair capacity. *Int. J. Radiat. Biol.* 75(11) (1999): 1357–1364.
2. Carabe-Fernandez, A., R.G. Dale, and B. Jones. The incorporation of the concept of minimum RBE (RBE_min) into the linear-quadratic model and the potential for improved radiobiological analysis of high-LET treatments. *Int. J. Radiat. Biol.* 83 (2007): 27–39.
3. Carabe-Fernandez, A., R.G. Dale, J.W. Hopewell, B. Jones, and H. Paganetti. Fractionation effects in particle radiotherapy: Implications for hypo-fractionation regimes. *Phys. Med. Biol.* 55(19) (2010): 5685–5700.
4. Jones, B. Clinical radiobiology of proton therapy: Modeling of RBE. *Acta Oncologica* 56 (2017): 1374–1378. doi:10.1080/0284186X.2017.1343496.
5. Kanai, T., Y. Furusawa, K. Fukutsu, H. Itsukaichi, K. Eguchi-Kasai, and H. Ohara. Irradiation of mixed beam and design of spread-out Bragg peak for heavy-ion radiotherapy. *Radiat. Res.* 147 (1997): 78–85.
6. Inaniwa, T., M. Suzuki, T. Furukawa, Y. Kase, N. Kanematsu, T. Shirai, and R.B. Hawkins. Effects of dose-delivery time structure on biological effectiveness for therapeutic carbon-ion beams evaluated with microdosimetric kinetic model. *Radiat. Res.* 180(1) (2013): 44–59.
7. Friedrich, T., U. Scholz, T. Elsässer, M. Durante, and M. Scholz. Systematic analysis of RBE and related quantities using a database of cell survival experiments with ion beam irradiation. *J. Radiat. Res.* 54(3) (2013): 494–514.
8. Mohan, R., C.R. Peeler, F. Guan, L. Bronk, W. Cao, and D.R. Grosshans. Radiobiological issues in proton therapy. *Acta Oncol.* 56(11) (2017): 1367–1373.
9. Katz, R., B. Ackerson, M. Homoyooufar, and S.C. Sharma. Inactivation of cells by heavy ion bombardment. *Radiat. Res.* 47 (1971): 402–425.
10. Jones, B. A simpler energy transfer efficiency model to predict relative biological effect (RBE) for protons and heavier ions. *Front. Oncol.* 5 (2016): 184. doi:10.3389/fonc.2015.00184. Erratum in: *Front. Oncol.* 6: 32.
11. Jones, B. Towards achieving the full clinical potential of proton therapy by inclusion of LET and RBE models. *Cancers* (Basel) 7(1) (2015): 460–480.
12. Hall, E.J. and A. Giaccia. *Radiobiology for the Radiologist.* 7th Ed. Philadelphia, PA: Lippincott, Williams, and Wilkins, 2012, p. 106.
13. Sørensen, B.S., J. Overgaard, and N. Bassler. In vitro RBE-LET dependence for multiple particle types. *Acta Oncol.* 50(6) (2011): 757–762.

14. Barendsen, G.W. Responses of cultured cells, tumours and normal tissues to radiations of different linear energy transfer. *Curr. Topics Radiat. Res. Q.* 4 (1968): 293–356.
15. Jones, B. *Practical Radiobiology for Proton Therapy Planning.* Bristol: IOP Publishing, 2017.
16. Dosanjh, M., B. Jones, and S. Myers. A possible biomedical facility at CERN. *Brit. J. Radiol.* 86 (2013): 1025–1029.
17. Jones, B. Why RBE must be a variable and not a constant in proton therapy. *Brit. J. Radiol.* 89(1063) (2016): 20160116. doi:10.1259/bjr.20160116.
18. Peeler, C.R., D. Mirkovic, U. Titt, P. Blanchard, J.R. Gunther, A. Mahajan, R. Mohan, and D.R. Grosshans. Clinical evidence of variable proton biological effectiveness in pediatric patients treated for ependymoma. *Radiother. Oncol.* 121 (2016): 395–401.
19. Gunther, J.R, M. Sato, M. Chintagumpala, L. Ketonen, J.Y. Jones, P.K. Allen, A.C. Paulino, et al. Imaging changes in pediatric intracranial ependymoma patients treated with proton beam radiation therapy compared to intensity modulated radiation therapy. *Int. J. Radiat. Oncol. Biol. Phys.* 93 (2015): 54–63.
20. Jones, B. Editorial: Patterns of failure after proton therapy in medulloblastoma. *Int. J. Radiat. Oncol. Biol. Phys.* 90(1) (2014): 25–26.
21. Tsujii, H., T. Kamada, T. Shira, K. Noda, H. Tsuji, and K. Karasawa (Eds.). *Carbon-Ion Radiotherapy: Principles, Practices, and Treatment Planning.* Tokyo, Japan: Springer, 2014.

第 4 章

粒子治疗加速器与束流照射技术的最新进展

Marco Schippers

本章纲要

引言

回旋加速器和同步加速器是第一种将粒子加速到几兆电子伏的设备，所以它们也是第一种通过高能带电粒子束治疗肿瘤患者的加速器设备。医院的第一台粒子治疗设备[1]采用了专门开发的同步加速器来加速质子。从 20 世纪 90 年代末以来，商业公司逐渐对生产这种医疗设备感兴趣。在 2015 年设备数量增至 50 多台[2]。

如今，所有的粒子治疗都采用质子或碳离子来完成。使用其他离子仅在世界上少数地方的专门研究项目中进行。粒子治疗的目的是利用在靶体积（通常是肿瘤）中沉积高剂量，在周围健康组织中以最小剂量沉积的可能性。为了实现这一目标，利用粒子沉积剂量分布的特征形状作为深度的函数：先是一个平台区，然后是一个峰值（即布拉格峰），然后在射程结束前降为零。通过用布拉格峰值剂量"填充"靶区来进行照射。粒子能量决定了布拉格峰剂量在患者体内沉积的深度。临床上用于质子治疗的最大束流能量为 $200\sim250\mathrm{MeV}$。这些能量的质子在水中的射程为 $25\sim35\mathrm{cm}$，这是放疗的典型参考材料。对于碳离子，最大能量为 $400\sim450\mathrm{MeV/u}$。治疗非常表浅的组织时，需要最低的粒子能量，即几兆电子伏。在患者治疗中，这种能量通常是在患者的前端束流中放置一些材料来达到的。

加速器的选择取决于许多参数。在使用粒子束进行治疗时应用了几种技术，本文讨论这些技术的束流特性的含义。首先将讨论回旋加速器和同步加速器领域的主要特性和最新进展，然后介绍在束流照射系统中最重要的束流处理操作——以准备从加速器中引出用于治疗的束流。它将展示不同类型束流操作如何取决于加速器的类型。接下来将概述与治疗应用相关的束流特性。

目前用于粒子治疗的加速器类型

回旋加速器和同步加速器仍然是目前粒子治疗中使用的两种常见加速器类型。有几种不同类型的设备正在使用中[2]。8 台使用碳离子或其他离子的设备正在采用同步加速器。对于质子，要么使用同步加速器，要么使用回旋加速器；还使用了一些同步回旋加速器。尽管其他类型的加速器确实存在或正在研发中，但它们还不适用于强子治疗[3-6]；最近人们对欧洲核子研究中心（CERN）研制的直线加速器产生了浓厚的兴趣[7]。这项有趣的直线加速器技术已经离开了实验室阶段，进入临床领域，这是非常让人期待的。

回旋加速器和同步回旋加速器

质子治疗使用的回旋加速器是单磁铁设备，典型直径为 5m，重达 200t。在磁极之间、在 D 型电极之间形成射频（RF）电场。在 D 型电极盒（Dees）之间的射频场中，质子在磁极之间的平面内被加速。由于磁场和来自射频场的能量不断增加，它们沿着几百圈的螺旋形轨道到达磁铁的外半径，从那里它们被引出并送入束流传输线。回旋加速器的基本特性是：尽管具有更高能量的粒子在回旋加速器中以更大的半径循环，但所有粒子都具有相同的回旋频率；因此，这些原始的加速器被称为回旋加速器。

在回旋加速器中，束流的引出效率是一个

重要的参数。除了束流损失造成的辐射损伤外，防止回旋加速器不必要的活化也是非常重要的。活化会导致工作人员在回旋加速器维修时受到高剂量照射。ACCEL/瓦里安回旋加速器实现了 70%~80% 的束流引出效率[8]。在这类 250MeV 的回旋加速器中，0.8m 引出半径处的束流轨道非常小，但由于 3T 磁场中专门的局部畸变，通过激发径向电子感应加速器共振来增加轨道的分离。

减小回旋加速器的尺寸可能是有利的，但要做到这一点，就需要更强的磁场，这只能通过使用超导磁铁来实现。第一台用于治疗的超导质子回旋加速器直径为 3.5m，重量为 100t[9,10]。其他一些回旋加速器正在运行或正在建造中；许多机构也对这种超导回旋加速器产生了浓厚兴趣。这类回旋加速器的大多数发展都是由商业公司推动的。IBA 公司提出了用于碳离子和质子的超导回旋加速器的设计和具体计划。为了减小质子回旋加速器的尺寸，Mevion 和 IBA 已经做了很多工作。通过将磁场增加 2~4 倍，产生了仅 30~50t、直径 1~2m 的回旋加速器[11-13]。在 Mevion 系统中，回旋加速器直接安装在旋转机架上[11]。然而，应该注意的是，这些强磁场在回旋加速器外回旋半径附近的强度往往会降低，这就要求加速射频场的频率发生变化，以使射频与粒子旋转频率保持一致。该频率扫描以 500~1000Hz 的频率重复。在每一次频率扫描中，就有一组质子从源提取后被加速，并且产生一个被提取的质子脉冲。这种小型回旋加速器在 500~1000Hz 的脉冲束流强度模式下工作，因此它们被称为同步回旋加速器。

在超导回旋加速器领域也进行了一些研究，以设计一个没有铁轭的磁铁回旋加速器[14]，但这些研发仍处于非常早期的阶段。

目前，与回旋加速器相关的最新重大进展，如设备规模缩小、超导回旋加速器和单室布局，正在临床设备中应用。

同步加速器

质子同步加速器由一个预注入器组成，它将质子注入一个由 4~8 个偏转磁铁组成的环中，磁铁之间有四极和六极磁铁。同样，在环中还安装了一个射频腔，其中振荡电场用于进一步加速质子。射频频率随质子回旋频率的增加而变化，磁场强度与加速过程同步增加。对于质子，环的典型直径为 6~8m，而对于离子，环的直径约为 25m。预注入器是一个独立的 6~10m 长离子源链，后面是加速器——通常是一个射频四极（RFQ）加速器，后面是一个直线加速器。在离子情况下，可以将不同的离子源并联到预注入器上，以便快速改变束流类型。可以注入环中的最大粒子数是有限的，但会随着注入能量的增加而增加。对于患者单野的应用，通常需要 1~3 个填充和加速序列（溢出）[15]。

使用慢引出的同步加速器的典型粒子引出效率为 80%~95%。由于同步加速器具有相对开放和模块化的特点，这些损耗可以通过局部屏蔽来处理，并且由于这些是大多数同步加速器设备中唯一相关的束流损失，活化通常比需要在降能器和能量选择系统（ESS）处进行局部屏蔽的回旋加速器设备中要小得多。

慢循环同步加速器自问世以来，以其高可靠性和高可用性在粒子治疗系统中得到了广泛的应用。最近，束流注入和引出的新技术已被应用于新的照射过程，例如，启用患者呼吸门控并应用点扫描的方案。

日本国立放射科学研究所（NIRS）开发了第一台专门用于治疗的比质子重的离子同步加速器[16]。意大利帕维亚国家癌症中心（CNAO）[17]和奥地利维也纳新城美德奥斯特隆医疗中心[18]的离子同步加速器是根据欧洲核子研究中心（CERN）的设计建造的。

最近，人们已经研发出直径<5m 的小型质子同步加速器[19]。环形直径的减小主要是通过使用改进的磁铁、修正束流光学系统和优化注入器的接口来实现的。注入链的改进也降低了同步加速器系统的功耗。最近的一台同步加速器使用了一种新的 RFQ[20]，直接注入同步加速器，从而减少了预注入器和注入线的长度以及功耗。这种紧凑型加速器采用的策略——直径 5.5m 同步加速器，如辐射 330 已经在美国密歇根州弗林特迈凯伦质子中心和马萨诸塞州波士顿麻省总医院安装。最近，日立公司还研制了一台紧凑型同步加速器，其中第一台已于 2014 年在北海道投入运行[22]。

对同步加速器磁铁的特殊磁场调节，可以进一步优化功耗和治疗时间。首先，海德堡离子治疗中心（HIT）实施该技术表明，周转时间缩短了 30%[23]。虽然这在碳离子系统中具有最显著的影响，但它也与质子设备相关。另一种方法则通过减少溢出之间"死区时间"来提高磁场的爬升速度，正如 Best Medical 公司和布鲁克海文国家实验室所研究的那样[24]。

尽管在高能物理学中，同步加速器用超导磁铁的发展取得了很大进展，但医用同步加速器用超导磁铁的应用直到最近才开始研究。这是由于它们通常规模较小，且必然具有更快的爬升速度。NIRS 研究人员正在研制一种新的碳离子同步加速器，名为"超级迷你加速器"，这种同步加速器具有强大的超导磁铁，直径仅为 7m[25]，而不是典型的 25m 直径。然而，预计对于质子同步加速器来说，如此尺寸的显著减小仍然需要更多的研究。

在日本千叶县的国立放射科学研究所，最近有人提出了一种可能性，即在引出过程中，在 0.1 秒内改变引出碳离子束的能量，因此该过程将在一个溢出时间内完成。虽然这会显著缩短治疗时间，但在质子同步加速器中还没有实现在引出过程中能量的改变。在海德堡离子治疗中心，其他的改进集中在引出的束流强度的稳定性上[27]。这项研究非常重要，因为从目前所用的同步加速器中引出的束流强度相当不稳定。特别是在质子同步加速器中，其变化通常为10%~20%，而对于等时性回旋加速器，其变化通常为1%~5%。特别是对于连续扫描，随机的束流强度波动应尽可能小。

因此，这具有广阔的前景，可以看到在磁铁、射频系统、注入和引出方案、更高的环填充率以及更快、更精确的束流参数控制方面正在进行许多有趣的研发。

射束的应用

机架

当从不同的方向照射肿瘤时，可以获得肿瘤靶区剂量分布的最佳精度，同时避开危及器官。这可以通过机架来完成。这是一套辅助束流

传输系统的机械结构，它可以围绕患者旋转。自从罗马琳达大学医学中心质子治疗设备建成以来，机架就开始使用（图 4.1 和图 4.2）[28]。

粒子治疗的机架是大而重的设备，因为束流传输需要强大的磁铁。对于质子来说，机架的直径可达 12m，质量为 100~200t。海德堡离子治疗中心（HIT）[30]用于碳离子治疗的机架直径为 13m，质量为 600t。机架需要特别注意机械精度——剂量沉积达到亚毫米精度——患者的安全性、可及性、服务、束流监测，以及可用于成像和束流光学的医疗设备。

尽管已经开展了许多改进束流光学特性和应用不同照射技术的研发，但近年来，除了保罗谢尔研究所的第一台世界扫描机架外，机架的尺寸和重量并没有显著减少；因此，出于降低设备价格的需要，对于这一问题的技术研究引起了几个团队和公司的兴趣[34,35]。超导磁铁的使用是最近取得了几个令人关注的里程碑式成果的进展之一。

尤其是在用于碳离子治疗的机架中，尺寸

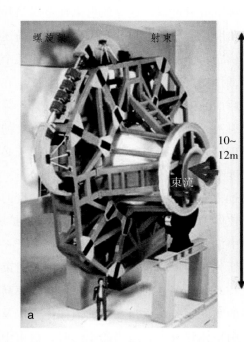

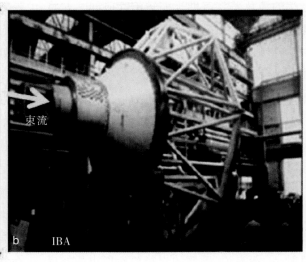

图 4.1　（a）罗马琳达大学医学中心质子治疗第一台机架模型[28]，从束流线侧看；（b）IBA 正在建设阶段的机架。

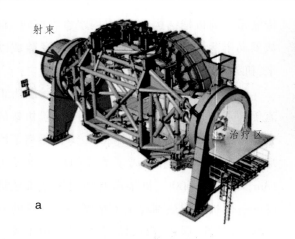

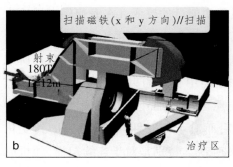

图 4.2　（a）海德堡离子治疗中心碳离子笔形束扫描机架[30]；（b）保罗谢尔研究所质子笔形束扫描机架[29]。

和重量的减小都非常重要[31,34]。日本国立放射科学研究所的碳离子机架使用重量相对较轻、孔径较大的超导磁铁。2017 年 5 月，第一台超导粒子治疗机架开始用于治疗。最近关于质子机架的其他研究已经调研了使用超导磁铁的可能性，其中不同的磁多极磁铁组合在单个超导磁铁中。目前正在提出几种这样的机架设计；它们可以被设计成在不改变磁铁设置情况下，可以接受非常宽的质子能谱（高达±25%）[32,33,36,37]。这种极端的消色差将有助于缩短治疗时间，并将实现超快速三维扫描，而无须调整超导机架磁铁中的磁场。这种磁场的爬坡时间周期越宽松，对其冷却能力要求就越低。另外，在这种机架上安装降能器时，可以避免在回旋加速器的束流出口处使用通常的降能器和能量选择系统（ESS）[36,37]。这将使整个回旋加速器机架系统的尺寸显著减小。

剂量分配

加速器射束不能直接用于精确和合适的剂量照射。一般来说，肿瘤的直径要比射束的宽度（横向）（通常<1cm）大（10~100 倍），比布拉格峰的深度厚（5~30 倍）；因此，已经研发了特殊的技术，用于在横向和深度上扩展射束宽度。通过将机架设置在正确的角度，从所需的方向对准射束后，射束必须横向展开。目前，大多数现有设备都在使用被动散射技术，为射束提供必要的横向宽度[46]。

在这项技术中，射束瞄准在由高原子材料制作的薄箔上，如钨或铅等重金属材料。由于与金属箔中原子的相互作用，射束中的粒子将会进行多重散射过程。这导致射束在金属箔片之外的角度扩展增加。角分布可以很好地描述为正态（高斯）分布。在第一块散射箔后的某个距离处，射束的轮廓也具有正态分布的形状。在散射箔后面的一段距离处，在射束中放置了第二个散射箔。这种通常被称为"第二散射体"的靶使射束轮廓在等中心处变得平坦。该系统必须从强度分布峰值的中心最大值处去除粒子。这可通过将射束的中心部分阻止在足够厚度的金属圆柱体中来实现。由于射束粒子的角度扩展，射束中没有被阻挡的外围区域的部分粒子——即高斯分布射束的"尾巴"——将会朝着射束现在"空"的中心部分的方向。当采用与射束高斯分布的宽度相关的适当直径的圆柱体，以及这个圆柱体到等中心适当的距离时，射束中心部分的孔被填充，并且在几厘米的射束直径上可以获得平坦的轮廓。

另一种用于创建平坦剂量分布的装置是一个高原子序数材料的二次散射箔，它的厚度随着到束流中心轴的径向距离而变化。在射束中心轴处，散射箔通常最厚；在半径越大的地方散射箔就越薄。这样，射束中心部分将使得发散度增加。经过一段距离后，即在等中心处，从中心散开的粒子将增加射束半径外的剂量，而在圆柱体系统中，来自外部的部分粒子也将增加射束中心部分的剂量。在某些情况下，只要增加一些环的厚度就足够实现这一点。这种强度的重新分布会导致在等中心处出现相当大的平坦剂量分布（约 20cm）。某些型号的二次散射箔上覆盖有一个厚度可变（中心部分最薄）的低原子序数物质（如有机玻璃），来补偿高原子序数散射箔中能量损失的差异，同时减少额外散射。

对于需要非常大的射野尺寸的情况，在某些地方就要使用摆动射束的磁铁。这些磁铁使射束在横向平面上连续扫过圆形或线条图案。这种连续运动（不是被动的）将有效地增加等中心处的射野大小。

在这两种散射方法中，患者的射野形状受到专用金属准直器的横向限制，该准直器的孔径与从射束方向看的靶区体积的横向形状相同。该准直器就放置在患者之前。

在被动散射法中，在散射箔之前，通过射束中的旋转轮来实现深度扩展，通常是有机玻璃轮，具有随方位变化的厚度。射束大约在其半径的 50% 处穿过旋转轮。旋转将使射束中的有机玻璃厚度不同，从而带来相应的能量偏移变化，进而使患者体内的布拉格峰深度发生必要的移位。通过使用适当的有机玻璃厚度分布和适当的射程调制轮旋转速度，可获得具有适当厚度的非常平坦的扩展布拉格峰（SOBP）。通常会在患者前方把具有厚度变化分布的单独的有机玻

璃板放于准直器前端，根据靶区体积的远端限制调整射束最深的射程。被动散射法相对简单（被动!），并且在器官运动的情况下相当稳健，因为唯一与时间相关的过程是形成 SOBP 的射程调制；然而，采用足够高的调制轮旋转速度，剂量应用过程中的相应运动可以非常快，以至于不会干扰器官运动。

然而，人们也认识到，散射法有几个缺点。散射的一个缺点是对束流偏转的敏感性增加，这很容易导致横向剂量分布的倾斜。此外，由于所有横向位置的 SOBP 宽度相同，因此剂量分布也有一些缺点。在靶区体积的厚度不是最大厚度的横向位置处，SOBP 剂量也将沉积在靶区体积的附近。最后但并非最不重要的一点是，该技术所需的专用设备导致治疗成本相当大的增加。

自从 1995 年在 PSI 和在达姆施塔特（D）的物理研究所（GSI）引进以来[38,39]，笔形束扫描（PBS）技术被认为是治疗大多数病例的最理想方法，现在大多数供应商都提供这种技术。如图 4.3 所示，自 2009 年以来，配备 PBS 的设备数量大幅增加。

在 PBS 中，射束在肿瘤横截面的横向平面上进行"主动"扫描。到目前为止，这是以离散方式进行的，方法是将射束连续对准施加剂量的肿瘤中的连续体积元素（点扫描）。这种点扫描技术是临床实践中使用的方法。另一种方法即连续扫描，仍在开发中。在这种方法中，射束扫过靶区体积，并通过改变束流强度和（或）扫描速度作为时间的函数来控制剂量。

在点扫描技术中，束流位置和每个束斑的剂量是关键参数。束流集中在一个点上来沉积点束斑剂量。当点剂量被照射时，它被转移到下一个点，因此在一定的范围内，束流强度可能会略有波动；然而，在未来的连续扫描技术中，必须非常精确地设置束流强度。当在脉冲模式下

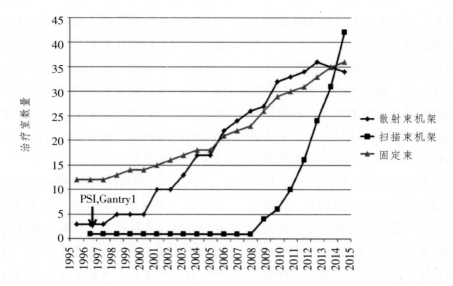

图 4.3 散射束机架和扫描束机架的数量。(Courtesy of Martin Jermann, PTCOG, 2014; From Particle erapy Cooperative Group, www.ptcog.ch.)

以千赫兹的速率运行的加速器系统中应用点扫描技术时，为每个单独的脉冲填充一个束斑是有意义的。在这种情况下，必须在束斑点剂量输出之前为每个脉冲设置每个束斑点的剂量。通常，每个脉冲的实际输出剂量精确有限；因此，在脉冲束系统中，每个束斑至少需要施加两个脉冲，以获得每个点所需的剂量精度。在这种情况下，可以调整第二个脉冲中的剂量，以校正第一个脉冲中的误差。当然，为了进行校正，必须测量每个脉冲的剂量，但无论如何都必须准确的测量。在束流脉冲系统中应用的另一种方法是应用一系列低剂量脉冲，直到达到所需的束斑点剂量。然而，这种方法需要更多时间。在这两种方法中，总照射时间将长于使用连续束流时的总照射时间，并且从上述过程中可以清楚地看到，脉冲束<1000Hz 的速率不能用于连续扫描。

一般来说，笔形束扫描技术被认为是在患者体内提供最高质量剂量分布的技术；然而，为了实现这一优势，很明显，众所周知且精确可调的束流强度和笔形束位置的准确知识是加速器

以及剂量沉积和束线控制的基本规范。剂量应用过程的时间依赖性被认为是笔形束技术的最大缺点，因其可能会干扰器官运动；目前正在研究各种缓解方法。可以使用(组合)门控或快速(连续)扫描或主动校正笔形束位置。

剂量扩展深度

通过改变束流能量可实现布拉格峰位置的深度变化。该过程被称为射程调制或能量调制。为了获得良好的深度剂量分布，根据布拉格峰的宽度和所需的深度变化，即肿瘤的厚度，布拉格峰通常以 2~5mm 的步长在 10~20 层上移动。为了获得所需的深度剂量分布，不同布拉格峰的相对权重在所用不同能量的一个数量级上变化。这意味着在这一过程中，每能量、束流强度和束流开启时间具有很强的相关性。为了限制总治疗时间，每次能量变化必须在一秒钟或更短的时间内完成。

在同步加速器中，在每次溢出时设定射束能量，在日本国立放射科学研究所，除了碳同步加速器之外，其速度不足以进行调制；因此，在

每次溢出时，能量被设置为治疗中特定机架角度所需的最大能量(对应于最大深度)。所需的较低能量由束流线中的局部射程调节器产生，以到达治疗区域。通常这是一个厚度随方位变化的树脂玻璃轮。通过束流中的旋转轮，射束穿过不同的厚度，并且根据这些厚度而降低能量。

当使用回旋加速器时，引出的束流能量不能在合理的时间内改变；因此，在引出后，束流传输线中的降能器(图 4.4)会减慢束流速度。这种降能器由可调节的低原子序数材料组成，如射束中的石墨。为了在射束横截面上获得均匀的降能量，通常采用楔形系统。在能量选择系统中选择传递给患者的束流的准确束流能量和能量扩散（不应大于后续束流传输系统的接受度）。该系统由大约 45° 的偏转磁铁和狭缝系统组成，这个狭缝系统位于单能焦点与大动量色散重合的位置。实际上，能量选择发生在该狭缝处。束流传输系统中的所有磁铁在降能器之后以及机架中的磁铁，都需要根据降能器的设置改变其强度。

这些能量变化必须非常迅速。因为质子射程的步长通常约为 5mm，这要求降能器下游的

所有束流传输磁铁中的磁场变化约为 1%。当然，这种速度受到电源和磁铁设计的限制。由于这会影响总治疗时间，因此该速度是一个重要参数。在保罗谢尔研究所，这一步是在 0.1 秒内完成的；几家公司也在努力开发他们的系统，以达到这样的速度。

加速器及其束流

在多室设备中，从加速器中引出的束流被一次发送到一个治疗室。除了与分离束流相关的技术复杂性之外，这种非平行操作的主要原因是要求每个治疗室必须直接控制一些加速器参数，如束流强度和束流能量。这些参数与正在进行的治疗相关。在多室系统中，通常可以在几秒钟内将束流切换到另一个治疗室。加速器设置最终所需的变化通常对治疗室切换时间几乎没有影响。通常，如果能够快速改变能量，也可以将束流传输系统设置快速切换到另一个治疗室；然而，在许多情况下，将束流切换到另一个治疗室时需要对安全状态进行多次检查。在一些系统中，需要操作员操作或手动确认，并且有

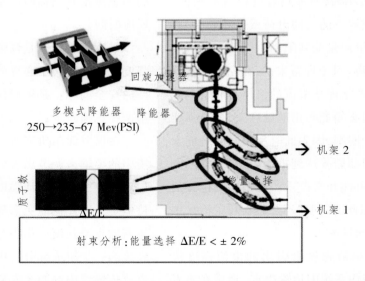

图 4.4　保罗谢尔研究所的降能器和能量选择系统(ESS)，用于设置机架 1 喷嘴中的能量调制系统每射野的最大束流能量和机架 2 中的能量调制。

时需要束流传输线的磁体爬坡时序和切换机架。总而言之，这可能需要几分钟的时间，并且在不同的设备中有所不同。同样重要的是要意识到，治疗室中的实际照射时间（即出束时间）通常只有几分钟。除此之外，由于患者摆位并确认对齐需要时间，因此在约 15 分钟内无法将束流传输到治疗室。我们可以预约计划，以便在"设置"时间内，在另一治疗室中采用束流进行治疗；因此，如果可能的话，只有在拥有约 4 个以上治疗室的设备中，并行操作将是唯一有利的解决方法。

束流强度问题

从加速器中引出的束流要求由必要的束流强度、束流能量以及束流是脉冲（<kHz）还是连续来决定。束流强度决定患者的剂量率，从而决定治疗所需的时间。剂量照射的典型时间为一至数分钟。这个时间取决于肿瘤的大小、治疗技术和束流强度。当然，较短的治疗时间对患者来说更舒适。它还减少了患者在治疗期间移动的机会；然而，即使可以通过适当的技术保证患者的体位，出束时间过短——即非常高的剂量率——也可能会降低剂量照射过程的准确性。例如，由于探测器中的空间电荷或饱和效应，在高剂量率下测量剂量受到限制，因此测量可能变得非常不准确。对于设备来说，在完成剂量照射的时候确保产生停止束流的信号是非常重要的。反应时间内必须能防止剂量过高。在高强度时，这可能是个问题，因为此时反应时间可能太长，或者由于饱和而未达到报警阈值。另外，定位误差的后果可能非常严重：在错误的位置剂量将会过高。因此，人们并不愿意在粒子治疗中应用非常高的剂量率。

患者处的束流强度由引出的束流强度决定，也由束流传输系统的传输决定。通常在患者身上，所需的束流强度约为十分之几到几纳安（nA）。在回旋加速器的情况下，通常使用几百纳安的引出束流强度。由于在降能器和能量选择系统（ESS）中有很大的能量相关传输损耗，因此束流传输线中的传输随能量的变化而变化。这主要是由于降能器中也会发生多次散射，并且随着降能器中能量损失的增加而增加。在离开降能器之后，必须对束流的发射度进行准直，以符合后续束流传输系统和机架的验收要求。这可以通过安装在降能器后面的准直器完成。除了由于多次散射引起的发射率增加之外，还应该考虑降能过程中，由于降能器中质子能量歧离过程，而导致束流中能量的扩散。这种扩散可以比后续束流传输系统的能量接受能力大几倍。它在 ESS 中被降低和限制。在这种系统中，通常 ESS 和患者之间几乎没有束流损失。当选择较低能量时，降能器、后续的准直器和 ESS 中的传输损耗会增加。当能量从 230~250MeV 降至 70MeV 时，传输率可能小于 1%[40]。在患者身上，这种变化意味着在所使用的典型能量范围内，强度变化系数为 50~100；因此，在许多设备中，采取措施在患者处获得几乎与能量无关的 0.1~1mA 束流强度，从而使通常位于患者前端的剂量测定和扫描验证系统具有与能量无关的反应时间。

最直接的措施是调整回旋加速器中的束流强度，然而，防止不必要的高束流强度是一个重要的安全问题：必须确保所做的强度调整与能量调整正确同步。

在保罗谢尔研究所，通过调整束流传输系统中的传输来调节患者处的束流强度。从回旋加速器中引出的束流强度在所需的最高值下保持恒定，因此低能所需的束流强度是最低能量所需的束流强度。作为与能量相关的束流传输系统的一个组成部分，束流作为能量的函数在束流传输线中的两个专用准直器处被散焦。在高能量时，患者体内的束流强度会因这种散焦而降低,而在低能量束时,束流会更加聚焦,从而传输减少量更少。在低能量(80~100MeV)下使用这种技术,患者体内可获得合理的束流强度,与高能量(180~230MeV)下的束流强度差别不大。为了限制风险,这种聚焦校正是降能器和患者之间束流传输系统能量依赖设置的一个组成部分。

通常,回旋加速器的束流强度由几个参数决定。当然,最重要的参数是从离子源获得的强度,但是在保罗谢尔研究所回旋加速器中,离子源在白天以恒定的设置运行,并且通过安装在中心区域前几圈的一组偏转板来执行所需的引出束流强度变化(图4.5)。

通过在这些板之间施加垂直电场,使束流在垂直方向上偏转。垂直准直限制系统可以拦截部分偏转束流,而未受干扰的部分束流则以正常方式被加速和引出。该系统可根据需要进行非常快速(<100μs)的束流强度调节,以实现连续扫描和(或)快速抑制束流强度。

通过使用慢引出的方法从同步加速器引出的束流强度是由束流部分决定的,即环中径向相空间的不稳定区域。这个不稳定区域的粒子将被隔板拦截并引出。该不稳定区域中的粒子数量取决于环的总填充量,以及将粒子转移进入该相空间区的动作的幅度和持续时间。这种

行为有几种可能。经典方法是通过聚焦的微小变化来激发电子感应共振,这会导致调谐向电子感应共振的方向移动。在共振中被激发的粒子将获得较大的电子感应振荡幅度,并将被隔板分离,通常接着是隔膜偶极磁铁,然后被引出。这也可以通过电子感应核心[41]进行轻微的能量变化来实现。此外,在这里,将束流调谐接近径向电子感应共振,以提取接收到大振荡幅度的粒子。另一种增加电子感应振荡幅度的方法是射频敲除。在这种方法中,同步加速器的调谐保持固定[42,43]。一对极板之间的射频电场会使粒子在径向偏转,并激发径向电子感应振荡,从而增加粒子径向发射度。射频电压的振幅、持续时间和环的实际填充量决定了粒子发射度增加范围内的粒子强度,从而决定了引出束流的强度。射频敲除方法的优点是,在溢出期间,引出束流的位置、发射度和束流形状保持不变,强度可以通过调节敲除 RF 场来控制。

由于引出的束流强度主要由影响电子感应振荡的过程决定,在同步加速器情况下,离子源的强度对引出的束流强度或发射度不起作用;然而,重要的是从离子源和注入系统中获得足够的强度,以限制注入过程的时间来填充环。为了防止在低注入能量下的束流损失,有必要缩短注入时间,并尽快开始加速到更高能量。防

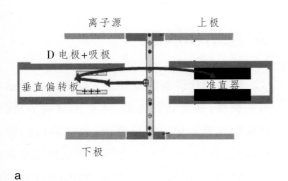

a

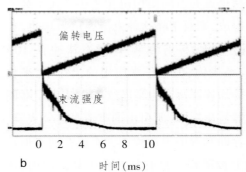

b　　时间(ms)

图4.5　(a)保罗谢尔研究所回旋加速器中心区域垂直偏转板的示意图。它可以使束流在垂直方向上偏转,使其部分被垂直准直器拦截;(b)从回旋加速器引出后的偏转板电压(上曲线)和相应束流强度(下曲线),作为时间的函数。

止这种束流损失有助于获得足够加速的束流强度。

束流形状及时序结构

从回旋加速器中引出的束流的形状通常不是那么关键。尽管水平和垂直方向上的发射度永远不会相同，但这种不对称性由于降能器中的多次散射而消失。

在不使用 RF 敲除引出的旧同步加速器中，在溢出期间的慢引出过程中，发射度和强度会发生变化，对于所有同步加速器，通过慢速引出获得的同步加速器的束流发射度是非常不对称的。通常，垂直于偏转平面方向上的发射度可能比偏转平面上的发射度大 10 倍。这通常是在一个水平面上。目前，所有同步加速器的方向都是在水平面上偏转和引出。对于被动散射系统，这是可以进行处理的，但在使用带有点扫描的机架时应小心。在这种情况下，患者处束流形状以及通过机架的传输可能取决于机架角度。这可以在治疗计划中解决，但采用机架角度无关的剂量照射更为方便。这可以通过在束流进入机架之前进行专门操作来实现。通过散射和准直可以使发射度更加对称。然而，这可能会导致高束流损耗，但也可以通过采用专用束流光学器件和旋转的四极磁铁来旋转束流发射度以匹配机架角度来实现[44]。

如果束流的时间结构由频率小于几千赫兹的脉冲组成，则通常将这种束流表示为脉冲。在这方面，尽管与射频频率相关脉冲在 10～100MHz 范围内，但在正常应用的治疗中，来自等时回旋加速器被认为是连续（DC）束流。在同步加速器溢出期间，所引出的束流是连续束流，因为在存储和慢引出过程中，束流在同步加速器圆周上被稀释。只有赫兹和千赫范围内，还有一些剩余的时间结构存在，但可以很好地被控制[16]。

通常，当脉冲期间的强度非常高时，脉冲时间结构可以发挥作用。例如，在非常特定的剂量测量中，由于脉冲期间的高强度，可能会发生设备饱和过程。还应注意，来自同步回旋加速器的脉冲（典型的脉冲速率高达千赫兹）可能会在剂量照射过程中以约千赫兹的速率干扰其他时间结构，例如，扫描或旋转的射程调制轮。为了在患者处获得足够高的平均剂量率，同步回旋加速器的脉冲之间的无束周期通过在脉冲内具有高束流强度来补偿；因此，同步回旋加速器脉冲期间的束流强度可以比等时回旋加速器的强度大约 100 倍，以获得大致相似的治疗时间。当具有这样的脉冲结构时，应注意探测器、束流诊断和剂量测定装置的响应，但在这些脉冲期间的当前使用强度下，没有观察到与剂量率相关的生物效应。

在处理器官运动方面，加速器或束流传输系统中尚未研发出特殊的装置。更重要的是将位置测量装置与加速器现有控制系统集成在一起。例如，需要一个束流"开关"的可能性，这需要一个专用的输入连接。除了束流开关（即"门控技术"），其他技术也在研究中。所有这些技术，如在线的笔形束位置校正或快速连续扫描，都在使用现有技术。目前，大多数研究集中在控制系统的自适应和快速、准确的位置测量系统的开发上。

总结和展望

粒子治疗设备的布局通常能清楚地显示分离的模块：通常是加速器、束流能量调节（用于回旋加速器）、束流传输系统、机架和（或）固定束流线；但是，这些模块之间的相互作用非常重要。治疗中使用的笔形束扫描（PBS）方法对加速器设计和若干操作特性具有直接的影响。

近年来，大多数技术发展都将降低成本作

为首要目标。这使得人们的注意力集中在缩小设备的尺寸上，但旨在加速器简化和束流处理设备的研发，也在这个方面发挥着重要作用。特别是在加速器简化方面，我们应当非常小心地保持患者体内的高质量剂量分布，就像目前大多数设备中可实现的那样。高质量的剂量分布一直是并将继续是应用粒子治疗的唯一动机。

由于在临床领域的成功和突破，粒子治疗正在进入一个阶段，在此阶段中，必须在广泛临床应用（最好是低价格）和进一步的技术研发的目标之间做出艰难的选择。在一个纯粹基于临床的医院环境中，有相当大的压力——当然也是目标——要尽可能多地治疗患者。虽然这方面的财务原因很清楚，但人们应该意识到，这往往会影响重大改进的实施。除此之外，法规和患者安全需要质量验证和治疗控制的基本程序[45]；因此，实验室环境中的设备将在典型的大规模技术研发中发挥更加重要的作用。

致谢

感谢保罗谢尔研究所和其他粒子治疗研究所的众多同事以及几家公司的同事们，他们在会议和研讨会上进行了无数次讨论，在现场访问时提供了详细信息，并分享了他们在质子治疗方面的经验和专业知识。

参考文献

1. Slater, J.M. et al. The proton treatment center at Loma Linda University Medical Center: Rationale for and description of its development. *Int. J. Radiat. Oncol. Biol. Phys.* 22 (1992): 383–389.
2. Particle Therapy Cooperative Group. www.ptcog.ch, January 1, 2016.
3. Schippers, J.M. Beam delivery systems for particle radiation therapy: Current status and recent development reviews of accelerator science and technology. *Rev. Accl. Sci. Tech.* 2 (2009): 179–200.
4. Ma, C.M. and T. Lomax (Eds.) *Proton and Carbon Ion Therapy.* Boca Raton, FL: CRC Press, 2013.
5. Paganetti, H. (Ed.) *Proton Therapy Physics.* Boca Raton, FL: CRC Press, 2012.
6. Schippers, J.M. and A. Lomax. Emerging technologies in protontherapy. *Acta Oncol.* 50 (2011): 838–850.
7. Degiovanni, A. and U. Amaldi. Proton and carbon linacs for hadron therapy. *Proceedings of LINAC2014*, Geneva, Switzerland, FRIOB02, 2014, pp. 1207–1212.
8. Schippers, J.M. et al. The SC 250 MeV cyclotron and beam lines of PSI's new proton therapy facility PROSCAN. *Nucl. Instr. Meth. B* 261 (2007): 773–776.
9. Schillo, M. et al. Compact superconducting 250 MeV proton cyclotron for the PSI PROSCAN proton therapy project. *Cyclotrons and Their Applications 2001, 16th International Conference*, East Lansing, MI, 2001, pp. 37–39.
10. Marti, F. (Ed.). *Cyclotrons and Their Applications 2001, 16th International Conference*, East Lansing, MI, 2001, p. 22.
11. Mevion. www.mevion.com, January 1, 2016.
12. IBA. https://iba-worldwide.com/proton-therapy/proton-therapy-solutions/proteus-one, January 1, 2016.
13. Kleeven, W. et al. The IBA superconducting synchro-cyclotron project S2C2. *Proceedings of the Cyclotrons 2013*, Vancouver, Canada, MO4PB02, 2013, p. 119.
14. Radovinsky, A. et al. Superconducting magnets for ultra light and magnetically shielded, compact cyclotrons for medical, scientific, and security applications. *IEEE Trans. Appl. Supercond.* 24(3) (2014): 4402505.
15. Hiramoto, K. et al. The synchrotron and its related technology for ion beam therapy. *Nucl. Instr. Meth. B* 261 (2007): 786–790.
16. Furukawa, T. et al. Design of synchrotron and transport line for carbon therapy facility and

related machine study at HIMAC. *Nucl. Instr. Meth. A* 562 (2006): 1050–1053.

17. Amaldi, U. The Italian hadrontherapy project CNAO. *Phys. Med.* 17(1) (2001): 33–37.

18. Auberger, T. and E. Griesmayer (Eds.). *Das Projekt MedAustron.* Wiener Neustadt, Austria, 2004. ISBN 3-200-00141-0.

19. Umezawa, M. et al. Development of compact proton beam therapy system for moving organs. *Hitachi Rev.* 64(8) (2015): 507.

20. Vretenar, M. et al. A compact high-frequency RFQ for medical applications. *Proceedings of the LINAC2014*, Geneva, Switzerland, THPP04, 2014, pp. 935–938.

21. Wang, F., J. Flanz, and R.W. Hamm. Injection study of the proton-radiance 330 synchrotron with a 1.6 MeV RFQ Linac. *The 19th Particles and Nuclei International Conference*, July 24–29, Cambridge, MA, 2011.

22. Hitachi. www.oia.hokudai.ac.jp/blog/2014/10/24/62/, January 1, 2016.

23. Feldmeier, E. et al. The first magnetic field control (B-train) to optimize the duty cycle of a synchrotron in clinical operation. *Proceedings of IPAC2012*, New Orleans, LA, THPPD002, pp. 3503–3505, 2012.

24. Trbojevic, D. et al. Lattice design of a rapid cycling medical synchrotron for carbon/proton therapy. *Proceedings of IPAC2011*, San Sebastián, Spain, WEPS028, 2011.

25. Iwata, Y. et al. *Workshop at CIEMAT*, SC Gantry at NIRS and new developments in SC magnets for gantries & synchrotrons, November, Madrid, Spain, 2016.

26. Iwata, Y. et al. Multiple-energy operation with quasi-dc extension of flattops at HIMA. *Proceedings of IPAC2010*, Kyoto, Japan, MOPEA008, 2010, pp. 79–81.

27. Schoemers, C. et al. The intensity feedback system at Heidelberg ion-beam therapy centre. *Nucl. Instr. Meth. A.* 795 (2015): 92–99.

28. Koehler, A.M. 1987. *Proceedings of the 5th PTCOG Meeting: International Workshop on Biomedical Accelerators*, Lawrence Berkeley Laboratory, Berkeley, CA, 1987, pp. 147–158.

29. Pedroni, E. et al. The PSI Gantry 2: A second generation proton scanning gantry. *Z. Med. Phys.* 14 (2004): 25–34.

30. Fuchs, R., U. Weinrich, and P. Emde. The heavy ion gantry of the HICAT facility. *Proceedings of the 9th European Particle Accelerator Conference*, Lucerne, Switzerland, EPS, 2004, pp. 2550–2552.

31. Iwata, Y. et al. Design of superconducting rotating-gantry for heavy-ion therapy. *Proceedings of IPAC2012*, New Orleans, LA, THPPR047, 2012.

32. Gerbershagen, A., C. Calzolaio, D. Meer, S. Sanfilippo, and M. Schippers. Advantages and challenges of superconducting magnets in particle therapy particle therapy. *Supercond. Sci. Technol.* 29 (2016): 083001, 15pp. doi:10.1088/0953-2048/29/8/083001.

33. Wan, W. et al. Alternating-gradient canted cosine theta superconducting magnets for future compact proton gantries. *Phys. Rev. ST Accel. Beams* 18 (2015): 103501.

34. Derenchuk, V. Particle beam technology and delivery. *55th Annual AAPM Meeting, Proton Symposium*, Indiana, 2013.

35. Holder, D.J., A.F. Green, and H.L. Owen. A compact superconducting 330 MeV proton gantry for radiotherapy and computed tomography. *Proceedings of IPAC2014*, Dresden, Germany, WEPRO101, 2014, pp. 2201–2204.

36. Gerbershagen, A., J.M. Schippers, D. Meer, and M. Seidel. Novel beam optics concepts in particle therapy gantries utilizing the advantages of superconducting magnets. *Z. Med. Phys.* 26 (2016): 224–237. doi:10.1016/j.zemedi.2016.03.006.

37. Sanfilippo, S., C. Calzolaio, A. Anghel, A. Gerbershagen, and J.M. Schippers. Conceptual design of superconducting combined function magnets for the next generation of beam cancer therapy gantry. *Proceedings of RuPAC2016*, St. Petersburg, Russia, THCDMH0, 2016, pp. 138–140.

38. Pedroni, E. et al. The 200 MeV proton therapy project at the Paul Scherrer Institute: Conceptual design and practical realization. *Med. Phys.* 22 (1995): 37–53.

39. Haberer, T. et al. Magnetic scanning system for heavy ion therapy. *Nucl. Instr. Meth. A* 330 (1993): 296–305.

40. van Goethem, M.J. et al. Geant4 simulations of proton beam transport through a carbon or

beryllium degrader and following a beamline. *Phys. Med. Biol.* 54 (2009): 5831–5846.

41. Knaus, P. et al. Betatron core driven slow extraction at CNAO and MEDAUSTRON, *Proceedings of IPAC2016*, Busan, Korea, TUPMR037.

42. Tomizawa, M. et al. Slow beam extraction at TARN II. *Nucl. Instr. Meth. A* 326 (1993): 399.

43. Noda, K. et al. Slow beam extraction by a transverse RF field with AM and FM. *Nucl. Instr. Meth. A* 374 (1996): 269.

44. Benedikt, M., P. Bryant, and M. Pullia. A new concept for the control of a slow-extracted beam in a line with rotational optics. *Nucl. Instrum. Meth A* 430 (1999): 523–533.

45. Schippers, J.M. and M. Seidel. Operational and design aspects of accelerators for medical applications. *Phys. Rev. ST Accel. Beams* 18 (2015): 034801. doi:10.1103/PhysRevSTAB.18.034801.

46. Chu, W.T., B.A. Ludewigt, and T.R. Renner. Instrumentation for treatment of cancer using proton and light ion beams. *Rev. Sci. Instrum.* 64 (1993): 2055–2122.

第 5 章

建立粒子治疗中心的要求

Ramona Mayer, Stanislav Vatnitsky, Bernd Mößlacher

本章纲要

目前强子治疗中心仍然很少，但是随着应用前景越来越好，全球对更多设备的需求也巨大，本章简要概述了对强子治疗中心的规划、人员配备以及调试和试运行。在现有放疗单元旁边安装单室质子治疗设备的放疗科室/中心扩建的相关问题不在本章涉及范围内。

建立强子治疗中心的先决条件

决策：质子或重离子设备

在工程项目阶段，需要详细评估所有医疗和技术要求规范，仔细选择加速器系统。有两种方案可供选择：

1. 现代强子治疗同步加速器系列，像美国国家癌症中心（CNAO）、MedAustron 或海德堡，旨在提供质子和碳离子束，穿透深度约为 30cm 的水等效组织。通过改变同步加速器的输出能量，在人体组织中覆盖范围为 3~30cm，根据不同的溢出物调整穿透深度。

2. 一种基于回旋加速器的工业设备概念，设计用于产生连续 230~250MeV 质子束。为了适应肿瘤特定的穿透深度，将通过降能器改变能量。

从医疗的角度来看，两种加速器类型都应使用最先进的主动式笔形束扫描技术（PBS），将粒子输送至肿瘤体积中。在 PBS 中，束流被引导穿过靶区体积，一次一层，以精确匹配靶区形状。这种动态扫描技术允许医生调节或改变靶区的任意特定位置的束流强度。PBS 更容易操作，不需要采用患者专用设备。PBS 支持质子调强治疗（IMPT）技术，通过将剂量的强度和空间分布控制在毫米级，使其能够精确地指向肿瘤靶区。可选择直径在 4~10mm（真空中尺寸）范围内的束流，其定位精度可达到±0.5mm。

为了确保剂量按照处方实施，在整个治疗

过程中须对束流参数进行在线监测和控制。通过患者前方的冗余装置对束流强度、位置、束斑尺寸进行监测。如果偏离标称值，束流将会在1ms 之内被切断，以确保患者的安全。

其主要的参数（取决于加速器类型）见表5.1。

患者数量和患者吞吐量

由于粒子治疗设备的复杂性，需要精确的数据来最准确地定义潜在患者的数量。因此，在意大利、法国和澳大利亚进行了几项流行病学研究[1,7,9,12]。研究表明，13.5%~16%的患者（实际上接受了常规放疗）可从强子治疗优势中获益。

另一种选择质子治疗患者的方法是利用预测模型，以循证方式筛选将从这种放疗中获益最多的患者[8]。这个模型是在荷兰开发的，在本书第 12 章中将会进行详细的讨论。

在为新建粒子治疗中心规划真实的患者数量时，现有已运营设备的患者数量（https://www.ptcog.ch）可作为参考。根据粒子治疗协作组（PTCOG）网站上的数据，可以假设每年有超过1000 例患者数量。

为了实际估计患者的吞吐量，应考虑以下几个方面：设备治疗容量表明每天可以进行的治疗次数，对于这一估计，必须分析治疗室所需的时间。必须考虑几个因素，例如，治疗的复杂性（短而简单的治疗与复杂而长的治疗），每个治疗疗程中每例患者的射野数量、呼吸门控或儿童全身麻醉等流程，以及治疗室的数量。

另一个因素是每例患者的治疗总次数，与质子设备或患者招募方式相比，碳离子治疗的次数将更少。互联网医院应该已经能够吸引大量的强子治疗患者的候选者。从项目一开始，创建相关网站是非常重要的。必须与常规放疗圈、肿瘤中心的同事以及相关医学协会建立定期的联系。

位置和场地要求

在启动一个新的粒子设备之前，建议开展一项可行性研究，该研究应包括一项流行病学研究（见"患者数量和患者吞吐量"小节），但也应获得潜力、现有的当地医疗基础设施以及与肿瘤医院和大学的连接。

在许多临床情况下，患者可能同时受益于常规放疗和强子放疗（例如，作为补量治疗照射），或者常规放疗可以作为强子治疗的备用计划，以防止加速器停机导致的患者治疗延迟。最理想的状况是，治疗机构内同时具备这两种治疗技术，或者强子治疗设备应该位于常规放疗机构较近的距离之内。粒子治疗还应该位于肿瘤医院附近，因为癌症治疗的管理不仅包括放射治疗，还包括手术、化疗和关键性支持服务。

如果应用于治疗儿童，那么靠近儿科肿瘤护理室和麻醉科也非常重要。另一个重要的因

表 5.1　粒子治疗加速器的主要参数

参数	数值
碳离子能量范围	120~400MeV/A（同步加速器）
束斑尺寸（真空中等中心位置 FWHM）	4~10mm（动态 PBS）
引出时间	1~10s（同步加速器）或连续束流（质子，回旋加速器）
质子或碳粒子最大数目	1×10^{10} 或 4×10^{8}（同步加速器）或连续束流（质子，回旋加速器）
束流强度变化	0.01~1
离子类型	质子，C^{6+}（仅同步加速器）
扫描射野大小（PBS）	$200\times200cm^2$（近似）

素是道路网络和公共交通的良好连通性。

从市政和公共基础设施的角度来看，对位置有很多不同的要求。有可能提供脉冲功率的冗余中位电压电源是一个先决条件。公共供热是一个优势，但不是必需。由于在施工阶段需要运送重物，因此，需要一条具备相应承载力的通道。场地的所有其他要求与现代医院位置的要求一致，特别强调数据通信。

组建核心团队

一般来说，这种高度复杂的粒子治疗中心的建设、调试和运营需要大量受过专门培训、经验丰富的员工。必须涵盖的特殊领域包括：

- 以粒子治疗为重点的放射肿瘤医生。
- 具有高度先进的常规放疗和粒子放疗知识的医学物理专家。
- 接受过高级常规放疗和粒子放疗培训的放疗技师。
- 专注于物理、电子、机械、软件、控制，以及操作和维护的粒子加速器专家。
- 专注于中子防护的辐射防护专家。
- 操作粒子加速器的设备技术人员。

由于世界上类似中心的数量有限，大多数这类人才无法在劳动力市场找到，但必须接受教育和培训。对于放射肿瘤医生和医学物理师来说，在先进的光子治疗方面已有的专业知识是可取的，并应辅以特定的粒子治疗培训。这包括 PTCOG 或欧洲放射治疗学与肿瘤学协会(ESTRO)、保罗·谢尔研究所(PSI)冬季学校提供的课程，或国家放射科学研究所(NIRS)提供的碳离子治疗培训课程等。近年来，特定医疗中心和大学提供的专门课程数量也在不断增加。此外，在运行的粒子治疗设备中进行至少 6~12 个月的实践培训也非常重要。培训活动必须定期对所有员工进行高级内部培训。

负责粒子加速器的建造、调试和运行的物理师和工程师团队需要在类似设备上拥有多年的实践经验，才能理解这台复杂的机器。同样，需要在其他中心建立培训项目。

除了患者治疗，转化研究也很重要。该领域的研究方向可以通过一个非常成功的例子来说明：在 21 世纪的第二个 10 年，一个名为"欧洲放射治疗粒子训练网络"(PARTNER)的玛丽·居里培训项目得到了欧盟委员会的资助。该项目由欧洲核子研究组织(CERN)的曼吉特·多桑赫牵头协调，旨在培养下一代专家。该项目与欧洲领先的研究机构、研究中心以及粒子治疗领域的两家龙头公司密切合作，为年轻的(医学)物理学家、生物学家和工程师提供研究和培训机会。类似的项目将非常值得，以满足对专家日益增长的需求。

总之，必须强调的是，为了在调试和首次患者治疗时拥有一批称职的员工队伍，候选人的选择和教育计划必须在实现项目的基本决定后立即开始。必须评估相应的招聘和教育计划，并且必须在财务规划中考虑累积的成本。

土木工程和技术性基础设施

尖端设施的技术设备和基础设施对公众是隐秘的，患者和访客通常是无法进入的。尽管如此，甚至正是因为如此，从医疗或是经济的角度来看，健全高效的核心基础设施是成功运营此类中心的关键因素。可靠性和成本效益对建筑基础设施至关重要。

建筑设计

除了美学方面的考虑外，加速器部件和患者治疗室的辐射防护外壳在布局和结构上占主导地位。次级中子是需要屏蔽的主要粒子。因此，必须用大量材料来对付它们。患者应该意识到，他们只接触医疗设备，而且从情感的角度来看，这是有充分理由的。因此，在设计和建造此类专用设备时，需要考虑各种不同的要求。

屏蔽

建造机房的传统技术是采用大体积混凝土结构。这种机房墙体厚度尺寸范围为 2~7m，在干燥过程中会产生巨大的水化热。为了防止墙体开裂，需要使用大量的钢筋。此外，将约-70℃的干冰添加至液态混凝土，仅在夜间浇筑是强制性的，但代价高昂，以防止不必要的辐射渗透裂缝。

在 MedAustron，一种替代的、更具成本效益的技术首次应用于大型粒子加速器现场：福斯特夹层结构（http://www.forster-systemverbau.de/sandwich-construction html）[10]。该方法利用了混凝土的辐射屏蔽性能完全取决于矿物含量（即砾石）的事实。由于墙体厚度不是结构的要求，而是辐射防护问题。三明治式夹层结构将松散的矿物材料填充在由预制板制成的"盒子"中作为承载构件。开挖产生的松散矿物材料在现场被压实至常规混凝土的密度，因此产生类似的屏蔽性能，但成本比混凝土低得多。

工程基础设施

技术性基础设施为设施的不同部分提供所有必需的场地：医疗、检查和治疗，医疗设备和仪器、粒子加速器和行政管理区域等。典型的关键数据和系统如表 5.2 所示[10]。

离子从源到肿瘤的过程

加速器组合体和高能束流传输线

加速器大楼的设计显然在很大程度上取决于所选择的加速器技术。对于基于同步加速器的概念，该系统包括一个注入器，其中来自不同离子源的离子由直线加速器（LINAC）进行预加速；一个同步加速器和一个高能束流传输（HEBT）系统，用于将束流传输到治疗室的各个束流端口[10]。基于回旋加速器的设备的特点是设计更加紧凑。回旋加速器的主要部件是半圆空心电极、高频电源和强大的电磁铁。在最大加速度时，从原子释放的质子到达回旋加速器的内边缘，然后通过偏转磁铁被引导到回旋加速器外部的束流传输系统。电极上的交流电压磁场的强度保持恒定，因此回旋加速器产生的粒子束速度恒定，最重要的是能量恒定。为了适应

表 5.2　关键基础设施参数

系统	量值
供热	约 5000kW（取决于所在地）
冷却供应	2~5MW（取决于加速器需求），用于激活加速器冷却系统的闭路
电力	5~10MVA（脉冲+基座）。UPS 用于 IT 基础设施和安全相关设备
通风	活化空气处理，符合医疗领域的卫生要求
水和污水	饮用水，无活化排放
控制系统	适用于所有加热、通风和空调（HVAC）及加速器系统
安全管理系统（SMS）	巡逻控制系统（PCS）、医疗寻呼系统、HVAC 报警系统
辐射防护	根据国家标准，实现伽马和中子检测和监测
通信系统	医疗成像传输的快速互联网连接
医疗气体	"医疗用空气"、真空、氧气

肿瘤特定的穿透深度，应当使用降能器。

治疗室：设备的选择与集成

有几个因素决定了设备的治疗室数量［患者数量、束流传输类型、治疗时间、质量保证（QA）和维护时间等］。双粒子设备通常包括多个治疗室，其中一个或两个治疗室配备固定束（水平和垂直），一个治疗室配备旋转机架。到目前为止，只建造了两个碳离子旋转机架[4,5]。从实用角度来看，在束流传输技术取得新进展之前，新设备中只能使用质子旋转机架。在双粒子设备的固定束治疗室中，束流传输系统（BDS）的标准实现是基于固定式的喷嘴，这种设计既能用于碳离子也适用于质子。为了保持质子的发射能力，患者摆位需要尽可能靠近固定束喷嘴的出射口，并应使用所谓的非等中心治疗技术。只有在患者定位系统（PAS）由一个全面的防撞系统支持的情况下，才能实施该策略。整合所有这些复杂且昂贵的设备需要仔细规划、员工培训以及与制造商的有效沟通。用户团队的任务是将来自不同供应商的建议合并成逻辑序列，并制订详细的计划时间表。例如，如果喷嘴尚未安装，且防撞系统尚未验收，则无法完全验收PAS（防撞系统的测试）。

剂量学

将放射治疗设备应用于临床实践涉及各种测量和校准程序，这些程序需要使用不同的剂量测定设备和相关的模体来确定各种物理和束流数据。用户不仅应购买标准设备和探测器，如水箱、胶片、二维矩阵和不同的电离室，还应购买专门用于笔形离子束扫描传输技术的设备，如柱状水箱、二维闪烁探测器或多层电离室等。在使用剂量测定设备进行测量之前，必须进行一系列验收测试，其目的是确保测量设备符合之前商定的指标。最后，当用户必须检查设备的功能和精度是否满足要求时，应对所需的探测器、计算机化束流扫描仪、多探测器阵列、胶片扫描仪、模体和其他测量设备进行调试[11]。用户还必须为机械和位置对准检测准备不同的工具。

剂量照射系统

目前有两种类型的离子束输送系统。第一种技术称为被动散射，使用散射体或摇摆器横向扩展束流并改变穿透深度，以使剂量充分覆盖靶区，同时最大限度地减少输送到具有患者特定孔径的正常组织的剂量。使用旋转调制器或静态脊形滤线器，使离轴位置的穿透深度均匀改变，可以在靶区上产生均匀深度剂量的区域分布。通过在紧邻患者皮肤的束流路径中插入3D组织补偿器来实现对靶区远端的正常组织的保护。第二种技术即PBS通过磁场使笔形束偏转（离散或光栅式扫描），同时调节离子通量和能量作为离轴位置的函数，从而保证更好的剂量一致性和保护正常组织。该技术不需要特定于患者的设备，减少了安装设备的时间，从而减少了单分次治疗的时间。扫描式束流传输技术的主要硬件部件是喷嘴、扫描磁铁电源转换器和连接的扫描磁铁，喷嘴中包括剂量和束斑位置监测器，以及无源器件（如射程移位器和波纹滤线器）。与用于双粒子束流传输的喷嘴相比，质子设备中的喷嘴通常配备有可移动的喷嘴。束斑位置监测器提供照射期间束斑的位置信息，剂量监测器测量放疗期间的剂量传递。波纹滤线器是一种射程调制装置，它能使进入患者体内的离子能量产生刚好足够的变化，因此可以使用较少的加速器能量，而不会在深度剂量分布中产生剂量波纹。质子和碳离子应使用单独的波纹滤线器。射程移位器是一种降低质子或碳离子束能量以治疗浅表肿瘤的装置。用户应注意，与被动散射照射技术相比，调制扫描技术所需时间稍长，并增加了单分次治疗的时间。使用调制扫描技术还需要更多的束流时间来执行患者特定的质量保证(QA)工作，减少每天治疗的患者数量，并增加了每位患者的设备成本。

治疗计划

在选择治疗计划系统(TPS)时，用户应寻求对不同照射技术的支持、蒙特卡罗算法的可用性、与其他模式的剂量叠加的能力、稳健性计划和脚本编写。离子束和常规光子束的治疗计划过程的主要区别在于需要考虑离子束对组织的生物效应。目前，质子束的常见解决方案是使用相对生物效应(RBE)因子，该因子在束流照射体积内可认为是常数，通过将计划剂量除以 1.1 来计算所需的粒子数(NP)或跳数(MU)。与质子相比，比质子重的离子的 TPS 应考虑 RBE 的变化，作为离子种类、离子能量、穿透深度、组织类型等的函数。除了考虑 RBE 方面外，离子 TPS 的其他主要开发项目还包括多目标优化，重点是稳健性计划和蒙特卡罗剂量计算算法。由于每个开发项目都需要进行大量计算，因此正在开发算法，以利用多处理器和图形处理单元(GPU)[6]。

患者体位固定与位置验证

离子束治疗的最佳应用需要高精度地将患者与治疗束对准，以确保根据计划提供准确且可重复的剂量。为了符合这一要求，粒子中心的每个治疗室都配备了 PAS。PAS 的主要部件包括患者定位装置(PP)、将患者配准到 PP 的设备、将患者固定到 PP 的装置、防撞与检测系统(CADS)，以及患者位置验证系统(PPVS)。PPVS 本身由 X 线源、图像捕获设备、图像处理软件和校准软件组成。现在设备和所有新设备仅配备了机器人定位装置，机器人 PP 通常是安装在地面上的，然而，安装在天花板上的机器人 PP 可以提高非等中心设置的可能性[14]。自动碰撞检测应整合到治疗计划阶段，在治疗室，记录和验证系统应支持机器人治疗床的移动、图像引导和束流照射，并提前检查碰撞情况。最后，在机器人移动过程中，实时执行相同的检查，以避免潜在的碰撞。用户应意识到，最大化机器治疗时间对于提高患者治疗量至关重要，因为复杂的患者摆位和固定会消耗宝贵的时间。为了提高医疗机构的工作流程，建议将患者固定在治疗室外的可互换床面上，并将被固定在床上的患者移到治疗室，并将床面对接到 PAS 上[15]。然而，用户应通过分析工作流程的物流来评估整个配件(担架、转运板、对接接头等)的成本/效益比。强子治疗设备中的所有患者都不太可能需要担架运输，但是当患者需要快速运送到 PET 成像室时，这有助于支持 PET 实施射程的验证。

粒子设备(基于固定或机器人)的患者定位和验证系统采用千伏级 X 线图像，由 TPS 生成的数字重建影像(DRR)来调整患者在治疗室中的位置。随着调制扫描束的实施，当 X 线在穿过患者之前通过机头时，平面成像正在被射野方向观(BEV)成像或者锥形束计算机断层扫描(CBCT)系统所取代[13]，CBCT 的成像板放置在 PPS 的治疗床上或 C 形臂上[2]。在某些情况下，例如对于以垂直姿势治疗的患者，当他们坐在椅子上时，使用从天花板向下延伸的 CT[16]。未来的发展可能会聚焦在使用与治疗相同的离子计算机断层扫描(ICT)上。质子 CT 扫描仪的第一个原型机接近于临床应用阶段[3]。该技术可以减少束流穿透的不确定性，也可以用于日常定位成像。

设备试运行测试

试运行测试的定义是验证离子束治疗设备

的各个部件是否能按规定运行，并且可以校准以用于临床实施。加速器及其控制系统和带喷嘴的束流照射系统是该设施最重要的部分，这些部件的验收和调试需要该设备的加速器物理团队和医疗物理团队的密切合作。第一步，即使粒子束不在临床规范范围内，也要将其输送到治疗室，然后下一步，对其进行调整以符合商定的临床规范。显然，为不同供应商提供的设备制订验收测试程序是一项复杂的任务，需要了解不同部件的相互作用以及测试过程的协调。

在验收粒子设备的加速器整机和所有医疗设备之后，必须对其在整个可能操作范围内的临床使用性能进行全面描述。这一过程被称为医疗试运行测试，它与加速器试运行测试不同。加速器调试由加速器物理组执行，以使物理束流特性（粒子的数量、能量，束流和束斑大小，每个束斑的粒子数或每个出口的跳数及其对应的位置和剂量稳定性等）达到先前商定的规格。强子治疗设备的医疗试运行测试的主要任务是校准束流传递系统、PAS 和医疗软件的各种参数，并在不同的临床条件下测试这些系统以确定适当的干预阈值，获取需要输入 TPS 的数据并执行患者治疗计划的端到端测试。医疗调试涉及各种不同的测量，这些测量将被执行，以描述整个辐射系统的特征，从而确定不仅向患者照射的束流特征符合临床要求，而且产生的剂量分布也符合处方的治疗计划。用户有责任实施定期质量控制（QC）检查，以确保系统的性能每日在可接受的误差范围内，与临床实践保持一致。

参考文献

1. Baron, M.H. et al. 2004. One-day survey: As a reliable estimation of the potential recruitment for proton- and carbon- ion therapy in France. *Radiother Oncol* 73 (S2): 18–20.
2. Deutschmann, H. et al. 2013. Robotic positioning and imaging. *Strahlenther Onkol* 189: 185–188.
3. Giacometti, V. et al. 2017. Software platform for simulation of a prototype proton CT scanner. *Med Phys* 44: 1002–1016.
4. Haberer, T. et al. 2004. The Heidelberg ion therapy center. *Radiother Oncol* 73 (S2): 186–190.
5. Iwata, Y. et al. 2012. Design of a superconducting rotating gantry for heavy-ion therapy. *Phys Rev ST Accel Beams* 15: 044701, 1–14.
6. Jia, X. et al. 2012. GPU-based fast Monte Carlo dose calculation for proton therapy. *Phys Med Biol* 57: 7783–7788.
7. Krengli, M., and Orecchia, R. 2004. Medical aspects of the national centre for oncological hadron-therapy (CNAO—Centro Nazionale Adroterapia Oncologica) in Italy. *Radiother Oncol* 73 (S2): 21–23.
8. Langendijk, J. et al. 2013. Selection of patients for radiotherapy with protons aiming at reduction of side effects: The model-based approach. *Radiother Oncol* 107: 267–273.
9. Mayer, R. et al. 2004. Epidemiological aspects of hadron therapy: A prospective nationwide study of the Austrian project MedAustron and the Austrian Society of Radioncology (OEGRO). *Radiother Oncol* 73 (S2): 24–28.
10. Mayer, R., Magrin, G., and Schreiner, T. 2014. *Ion Beam Radiotherapy at MedAustron*. Vienna, Austria: Robitschek.
11. Moyers, M.F., and Vatnitsky, S. 2012. *Practical Implementation of Light Ion Beam Treatment*. Madison, WI: Medical Physics Publishing.
12. Orrecchia, R., and Krengli, M. 1998. Number of potential patients to be treated with proton therapy in Italy. *Tumori* 84: 205–208.
13. Pedroni, E. et al. 2004. The PSI Gantry 2: A second generation proton scanning gantry. *Z Med Phys* 14: 25–34.
14. Stock, M. et al. 2016. Development of clinical programs for carbon ion beam therapy at MedAustron.

Int J Part Ther 2 (3): 474–477.

15. Stock, M. et al. 2017. Optimization of a dual particle facility for protons: acceptance and commissioning results of the whole treatment workflow at MedAustron. *PTCOG 56*, May 11–13, Yokohama, Japan.

16. Vatnitsky, S., and Moyers, M.F. 2013. Radiation therapy with light ions. In: *The Modern Technology in Radiation Oncology*, J. Van Dyke (Ed.). Madison, WI: Medical Physics Publishing.

第 6 章

治疗成像和粒子治疗：现状和未来

G. Landry, G. Dedes, M. Pinto, K. Parodi

本章纲要

引言

离子束疗法，也称为粒子疗法，是一种迅速发展起来的治疗方式，其利用物质中快速离子的良好相互作用特性进行治疗。尤其是离子束能够将最大能量沉积局限于可调节穿透深度的狭窄区域——即所谓的布拉格峰。与常规的光子放疗相比，离子的这种特异性特征为将剂量更紧密地聚集于任意复杂形状的肿瘤提供了新的可能性，从而使肿瘤的受照剂量增加，并减轻对正常组织和危及器官的损伤。自 20 世纪 80 年代以来，离子束治疗已处于早期的开创阶段，剂量照射的增强轨迹选择促进了先进成像技术的整合，例如用于患者定位的正交 X 线照相术[42,153]；然而近几十年来，用于离子束治疗的室内图像引导并没有太大发展[33]，最终落后于光

子治疗的室内和机载式容积成像的巨大创新[152]。幸运的是，随着设备在临床上的迅速普及，通过最先进的笔形束扫描（PBS）可以实现更精确的离子剂量照射，一些供应商开始引入创新的解决方案，在离子治疗室中集成室内容积图像引导（见"室内 X 线成像"小节）。先进 X 线成像技术在治疗计划和自适应方面新机遇的探索（参见"室内 X 线成像"和"双能量 CT 扫描"小节），超出了单纯的患者定位领域。目前一些研究正在开发新的成像模式，旨在减少临床离子束治疗中射程不确定性的主要挑战（参见"离子成像"和"治疗验证成像"小节）。事实上，离子剂量照射的准确性不仅取决于最初的患者解剖学模型及其在治疗部位的正确复制，还取决于对组织停止特性的了解以及构成总剂量照射的每个布拉格峰的正确实施。而用离子束探测患者组织，并用放射性植入束或辐射的副产物实

现可视化治疗照射的新方法的首次尝试可追溯到 20 世纪六七十年代[70,134,147]，目前正在开发用于临床的解决方案，可以依靠现代探测器技术和功能强大的计算机来实现前所未有的性能。此外，在过去几年中，基于检测到携带剂量照射信息的额外次级发射，出现了体内治疗验证的新想法（或重新获得兴趣），刺激了广泛的研究活动，旨在临床实践中充分利用离子束在放疗中的理论优势。

本章回顾了现代成像技术的发展和正在进行的研究，这些技术有望在治疗计划和治疗实施的所有阶段，并在体内治疗验证和适应高精度离子束治疗的适应性中发挥关键作用。

用于患者定位、治疗计划和自适应放疗的成像

室内 X 线成像

X 线放疗失去了优势

粒子治疗的容积图像引导实施的滞后可归因于设备之间设计的少量但显著的异质性，其中许多异质性是在基于直线加速器的光子放疗中广泛采用锥形束计算机断层扫描（CBCT）成像之前构思的[33]。另外，粒子治疗设备的房间和机架布局可能与直线加速器设备有很大不同，从而限制了现有容积图像引导解决方案的直接适用性。一个典型的例子是，从源到探测器的距离较长，需要 X 线源的更高输出。最后，在光子放疗的情况下，通过将相应的患者移位向量替换治疗计划时计算的原始剂量分布，就可以获得对该患者位置校正产生的剂量分布的合理估计。这种所谓的剂量分布移位不变性假设[20,88,149]适用于距离皮肤合理距离的 X 线放疗[28]，并有助于校正在容积成像中观察到的靶区位移，因为可以免于新的剂量计算。如图 6.1 所示，由于

对水等效厚度（WET）变化的敏感性，粒子治疗经常出现这种情况。这意味着，对于粒子治疗，可能需要进行新的剂量计算，以验证患者移位后所需的剂量学改善是否实现。尽管如此，在过去的几年里，粒子治疗弥补了容积图像引导方面的不足。

容积图像引导现状

最近，基于 X 线容积图像引导能力已经在商业上可用，并已在新的离子治疗设备中进行临床应用。现代粒子治疗中心现有容积成像技术的主要类型见图 6.2。如图所示，采用了两种主要方法：①机架式、喷嘴式、治疗床式或 C 形臂式 CBCT，用于在等中心治疗位置直接对患者进行成像；②在轨道上进行室内 CT，要求固定患者从成像位置移动到治疗位置。表 6.1 总结了每种方法的主要特征[78]。

患者定位以外

出于图 6.1 所示的原因，对每日容积图像执行 WET 或剂量计算的能力对于自适应粒子治疗至关重要，图 6.1 说明了粒子治疗对分次间解剖变化的敏感性。与 CBCT[76]相比，当采用滑轨式 CT 获取成像数据时，后者的图像质量更好[144]，因此，WET 计算本质上更为简单。最近，基于图像水平形变配准的 CBCT 图像校正技术，可能辅助投影水平的散射校正，显示出在粒子治疗中精确的 WET 和剂量计算的潜力。图 6.3 总结了几个例子；然而，无论 CBCT 强度校正是否能够恢复精确的 HU 值，所有依赖于单能计算机断层扫描（SECT）数据或化学计量校准到相对阻止能力（RSP）的 WET 和剂量计算都具有不确定的联系，常见引用数据为高达 3.5%[99,163]。这就需要先进的成像技术，旨在改善治疗计划和自适应性的患者模型（见下一节）。

双能量 CT 扫描

使用双能量 CT 扫描（DECT）[2,23,53]来减少

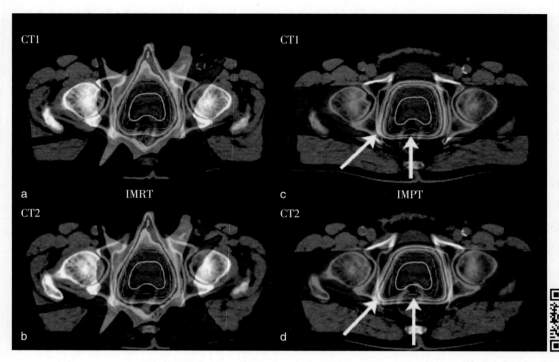

图 6.1 （a）在计划 CT（CT1）上优化的八野调强放疗（IMRT）计划和（b）通过两幅图像上靶区的匹配，在对照 CT 图像（CT2）上实现重新计算。IMRT 剂量分布显示 CT1 和 CT2 之间的差异很小。（c,d）双野全质子调强治疗（IMPT）计划显示，由于（c）CT1 和（d）CT2 之间 WET 差异导致的剂量分布变差（箭头所示）。这说明了粒子治疗的移位不变性假设的局限性。临床靶区体积（CTV）和计划靶区体积（PTV）显示为绿色和蓝色轮廓[78]。

RSP 估计的不确定性首次见于 2009 年的会议论文[11,14]。这些早期尝试利用的是 Bazalova 等的方法[12,13]，将单能同步辐射 X 线工作扩展到多能 X 线光谱[11]，这需要了解所采用的 X 线光谱。在第一次尝试中，利用 DECT 估计的相对电子密度（ρe）和有效原子序数（Zeff）将图像分割为蒙特卡罗（MC）模拟的材料，采用通用蒙特卡罗辐射传输代码（MCNPX），即蒙特卡罗 N 粒子扩展的 MC 模拟。作者得出的结论是，材料的错误分配导致了较大的质量密度（ρ）误差，这不支持使用 DECT。

Yang 等的论文（2010）采用与 Bazalova 等相同的方法重新讨论了这一概念。该方法绕过了材料分割，直接使用 Bethe 方程中的 ρe 来计算 RSP：

$$RSP = \frac{\rho_e \left[\ln[2m_e c^2 \beta^2 / I(1-\beta^2)] - \beta^2 \right]}{\ln \left[2m_e c^2 \beta^2 / I_{water}(1-\beta^2) \right] - \beta^2} \quad (6.1)$$

其中，m_e 是电子质量；β 是相对于光速 c 的速度；I 和 I_{water} 分别是介质和水的平均激发能。

Yang 等意识到，DECT 提取的 Z_{eff} 可以通过分段线性拟合转换成 $\ln I$[161]，用于将软组织和骨组织的相关参数制成表格[159]，从而为笔形束剂量算法的 RSP 计算提供所有成分，精度在 1% 以内。Hünemohr 等[57,58]在两篇论文中介绍了使用放射性双源扫描设备进行的首次试验验证。对于模拟组织的塑料，Hünemohr 等的工作[54,58]证实了 Yang 等的预期，与剩余射程测量相比，利用生物组织进行验证的早期尝试被证明是不确定的[57]。作者将其归因于试验的不确定

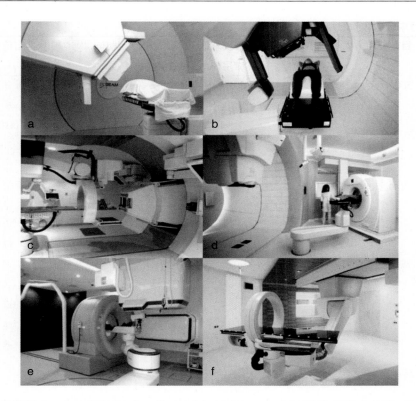

图 6.2 （a）斯克里普斯（Scripps）质子治疗中心的瓦里安机架式 CBCT（两个平板探测器中只有一个用于 CBCT）；（b）IBA 喷嘴处安装的 CBCT；（c）圣裘德儿童研究医院的 C 形臂 CBCT；（d）西门子室内 CT 要求在配备 IBA 机架设备中进行治疗床的旋转；（e）i-ROCK（神奈川县离子束放射肿瘤中心，MEDPONTON）东芝室内 CT，在神奈川县离子束放射肿瘤中心的固定束线设备无治疗床旋转；（f）MEDPONTON 安装在治疗床上的 CBCT[78]。

性，这源于在本质上不均匀的组织样本后面使用大面积集成探测器测量剩余射程[57]。Hudobivnik 等采用笔形束算法对头部创伤患者的替代放射学 DECT 扫描影像进行治疗计划，显示了 SECT 和 DECT 之间的射程差异，为质子射程的 1%~2%（示例参见图 6.4）[54]。这将导致 20cm 深的肿瘤的射程差异高达 4mm。最近使用临床 DECT 扫描仪对前列腺癌患者的研究结果支持了这一数值[157]。

自 Yang 等的开创性工作以来，几个研究小组提出了通过 DECT 数据直接估算 RSP 的替代方法[7,22,35,44,47,54,58,59,77,95,136,164]，或通过估算组织成分[17,60,77,81]。后者允许通过粒子治疗的 MC 模拟取代笔形束算法。Bazalova 等在使用 DECT 数据进行 MC 模拟时，通过使用线性拟合将 ρe 转换为 ρ[79]，或通过调整 ρ 或 I[17]，确保直接 RSP 估计与 MC 软件中使用的阻止能力之间的一致性，从而避免了早期问题。

虽然大多数关于使用 DECT 进行粒子治疗的开创性工作都是基于最先进的双源放射扫描仪[37]，但第一批放疗的临床实施依赖于所谓的双螺旋技术，在这种技术中，两次扫描是背靠背获取并注册的[157]。虽然扫描仪已在临床上使用，但临床治疗计划系统（TPS）中仍然缺乏 DECT 导入功能，这就解释了为什么第一篇关于使用 DECT 扫描仪进行粒子治疗的论文使用了 120 峰值千伏等效（就范围而言）的伪单能图像[157]。

使用生物组织进行决定性的试验验证仍然

表 6.1　粒子治疗中放射体积图像引导方案的比较

类型	目前使用方式	供应商	首次临床应用时间	是否等中心e成像	优势	当前挑战
机架式 CBCT	360°机架	日立、IBA、住友、瓦里安	2014	是	在治疗等中心成像;与回缩式成像设备存在间隙;用户体验更多	采用半扇形模式形成大视野(FOV);CT 值准确性;改造现有设备困难
喷嘴安装式 CBCT	部分旋转机架	IBA	2015	是	适用于部分机架和治疗室的有效空间的解决方案	节省物理空间;采用半扇形模式形成大 FOV;CT 值准确性
机器人 C 形臂式 CBCT	部分旋转机架	日立	2015	两者均有	部分弧机架的可行解决方案;多个成像位置;具有高精准度机器人;采用解耦合成像系统更易升级	机器人尺寸占用天花板或地板空间;避免碰撞;机器人运行时间;CT 值准确性
室内滑轨式 CT	两者都有	西门子、东芝	1997	否[a]	软组织图像质量;较大的径向和纵向 FOV;4DCT 能力;自动曝光控制;双能 CT 潜力	系统集成;在治疗等中心缺乏成像;由于额外的治疗床和 CT 运动导致整体图像引导时间更长
治疗床上安装的 CBCT	两者都有	medPhoton	2016	两者均有	螺旋模式下的纵向视野;适用于360°和部分弧机架;扇形束 CT 可能具有准直功能	设备重量对治疗床位置精度的影响;避免碰撞;CT 值准确性

来源:Reproduced with permission from Landry, G. and Hua, C., Med. Phys., 2018, in press.

[a] 大多数室内 CT 扫描设备都配置为非治疗等中心成像,但那些经过特殊修改以便从天花板下降,供坐着的患者使用的扫描仪除外。

是必要的。本节前面提到的缺点很可能需要将质子传输的高分辨率 MC 模拟,与样品后面的高分辨率剩余射程测量相结合[160]。

离子成像

最近,将基于离子成像作为粒子治疗计划、患者定位和剂量重新计算的重要候选模式,引起了越来越多的研究兴趣。无须将 X 线(SECT 或 DECT)测量的光子衰减转换成 RSP,后者可以通过在治疗位置处采用离子束成像直接获得。基本概念是,通过测量粒子的剩余能量或射程,可以计算穿过物体组织的离子的 RSP 线积

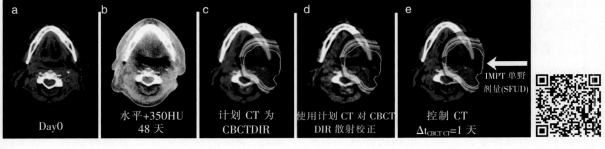

图6.3　用于剂量计算的室内体成像数据示例。在光子调强放疗的背景下获取的所有图像,并作为图示。(a)计划 CT 影像;(b)后期治疗室 CBCT 扫描显示体重减轻;(c~e)采用 IMPT 的单野均匀剂量(SFUD)自适应计划的剂量分布;(c,d)采用(c)计划 CT 的形变图像配准(DIR)对每日 CBCT 图像进行校正后,在 CBCT 图像上重新计算剂量[80]和(d)采用形变结果作为用于估计散射校正的先验信息[100];(e)采用 CBCT 后 1 天获得的室内等效对照 CT 计算调整后的计划,并作为参考[75]。

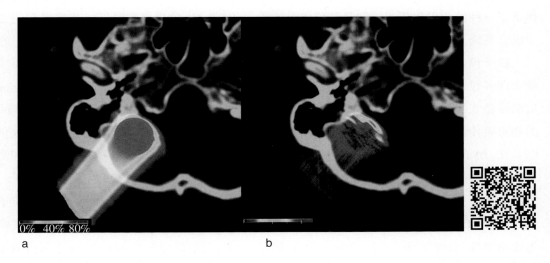

图6.4　基于(a)DECT 图像和 SECT 图像(未显示)优化的头部肿瘤质子治疗计划的比较和(b)计算两个计划之间的绝对剂量差,以评估射程差异。在这两个图像中,颜色条均为处方剂量的百分比[54]。

分。通过获取扫描对象的多个角度投影(射线照片),可以重建断层图像。与 X 线 CT 相比,其优点是可以在较低成像剂量下获得更精确的 RSP 图。

　　Cormack[26]早在 1963 年就提出了利用质子成像的建议。Koehler 和 Goitein[40,70]分别发表了质子和 α 粒子的第一批粒子射线照片和断层图像。Cormack 和 Koehler[27]证明了质子计算机断层扫描(pCT)可以检测低对比度的特征。1982年,Hanson 等[50]的进一步研究获取了人体组织

标本的 pCT 图像,测试了测量剩余能量/射程的两种不同探测器概念——量热仪和射程望远镜[49-51],他们还提出通过质子出射角的选择来提高空间分辨率。第一个基于离子成像研究的时代是由 20 世纪 80 年代 Ito 和 Koyamaito[61]以及 Takada 等[136]的工作结束的。

　　在过去的 20 年里,人们提出了几种不同的离子成像探测器方案。它们基于两个主要概念:①单粒子跟踪探测器;②粒子积分探测器。

　　单粒子跟踪探测器通常由跟踪器模块和剩

余能量/射程探测器组成，跟踪器模块用于检测扫描对象前后每个粒子的位置。图 6.5a 为 pCT 的原型扫描仪示例。Terapio con Radiazioni Adroniche(TERA)基金会[3]和质子放疗验证与剂量学应用(PRaVDA)联合会[115]在保罗·谢尔研究所(PSI)[107]开发了基于射程望远镜作为剩余射程探测器的成像系统。基于量热法的成像系统由 Loma Linda 大学(LLU)、加利福尼亚大学圣克鲁兹分校(UCSC)[126]、质子成像(PRIMA)联合体[25,132]以及新泻大学[127]等研发。对于 12C 离子，日本国立放射科学研究所(NIRS)开发了一个基于量热法的原型系统[130]。LLU/UCSC 合作组织[8,63]提出了一种结合射程望远镜和量热仪概念的质子混合系统。

粒子积分探测器不记录单个粒子，而是依赖于许多粒子形成的信号，例如，在扫描对象之后的堆叠式探测器中的布拉格峰。根据离子种类和束流传输情况，可能需要也可能不需要跟踪系统。用于 12C 断层成像的粒子积分扫描仪示例如图 6.5b 所示。用于质子成像的粒子积分系统已经在相关文献中介绍[16,129,142,165]。

对于 12C 离子，Abe 等[1]开发了第一个粒子集成原型机。海德堡离子束治疗中心(HIT)研究了基于平板或射程望远镜的不同设置[120,139]。应该注意的是，上面提到的粒子成像原型机有越

来越多的变化体，但是全面描述它们超出了本章的范围。

粒子治疗设备的普及促成了几项关于离子成像的研究，特别是质子成像和 pCT 对质子治疗的影响。在 Schneider 和 Pedroni[127]的研究中，利用单粒子跟踪探测器进行质子射线成像，以超过 2mm 的精度验证了患者的位置。Pemler 等[107]在物体前后开发了一种带有跟踪模块的探测器，能够以 1MHz 的单质子探测率进行探测，获得了空间分辨率为 1mm 的质子射线成像，并且确认了由于多个库仑散射导致的空间分辨率限制。Schneider 等[128]利用同样的系统，在 0.03mGy 的成像剂量下，获得了空间分辨率为 1mm 的大型动物患者质子射线照相。在最近的一项系统研究[127]中，25mm 厚的体模可实现的质子照相空间分辨率<1mm，对于 200mm 厚的模体可实现空间分辨率<1.2mm。Krah 等[73]提出了进一步的改进，其中利用先前的 X 线信息进行高级数据处理，可以提高粒子积分探测器系统获取的质子射线照相的空间分辨率。

为补充上述试验工作，对理想质子射线照相（无探测器效应）空间分辨率的模拟研究表明，与空间分辨率为 1~2mm 范围内的相同成像剂量下的 X 线相比，假设质子路径是直的[31]，具有更优异的信噪比。为提高 pCT 中的空间分辨

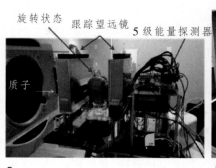

图6.5 （a）LLU／UCSC 单质子跟踪扫描仪照片，显示了扫描仪组件和作为扫描对象的儿童头部模体[124]；（b）HIT 12C 集成扫描仪照片，显示残余能量探测器和 Alderson 头部模体[121]。

率而进行的图像重建工作，通过最可能的路径形式沿着弯曲的质子路径引入了滤波反投影（FBP）[122]，与理想检测条件下直线路径假设的 1.0~2.4mm 相比，可以实现 0.7~1.6mm 更好的空间分辨率。该性能与 Hansen 等[148]的三种最先进的迭代算法相当。Poludniowski 等[115]提出了一种结合弯曲质子路径的替代直接重建方法。

质子射线照相和断层成像有可能减少质子射程估计的不确定性。Farace 等[36]发现，当使用商用剂量学探测器作为射程望远镜时，质子射线照相技术和 TPS 计算之间的距离差<3mm。在 Wang 等[156]的研究中，发现均质 PMMA（聚甲基丙烯酸甲酯）模体中的标称 WET 与来自其质子射线照相计算的 WET 之间的最大误差为 1.5mm。Doolan 等[32]证明，即使使用单一理想的质子射线照相术，也可以提高从 X 线 CT 估计的 WET 精度。这导致 WET 误差从–2.1%减少至–0.2%。pCT 的主要目标是提供患者的高精度三维（3D）RSP 图。因此，Arbor 等[4]表明，在理想的检测条件下，通过 pCT 获得的平均 RSP 绝对偏差至少是通过 X 线图像校准获得的 RSP 绝对偏差的 3 倍。总结了 pCT 的最新表现[62,124]，通过先进的单粒子跟踪试验装置，在不到 7 分钟的时间内获得的完整质子扫描显示，在约 1mGy 的成像剂量下能够达到 1% 的 RSP 精度，在 10% 的调制传递函数下，空间分辨率在每厘米 5~8 个线对之间[109]。图 6.6 显示了采用 LLU / UCSC 扫描仪获得的儿童头部模型 pCT。通过获得空间变化的图像质量，进一步降低质子成像中的成像剂量的可能性如研究[30]所示。在理论比较中，pCT 得出的 RSP 估计值略好于 DECT[47]。最后，Bopp 等[21]和 Quinones 等[117]得出结论，在理想检测条件下，质子角度偏差和传输率可以带来有关组织成分的补偿，进而可以改进 MC 计算引擎的治疗计划。

通过多次库仑散射，基于重离子的成像比质子成像受到的限制更少，因此减少了对粒子跟踪系统的需求，尽管它通常以更高的成像剂量为代价。对于 ^{12}C 离子束，粒子积分原型[11]的空间分辨率优于 2mm，电子密度分辨率优于 0.07，而 Rinaldi 等[122]的系统在 HIT 展示的 WET 精度高达 0.8mm。Meyer 等[90]在理论研究中直接比较

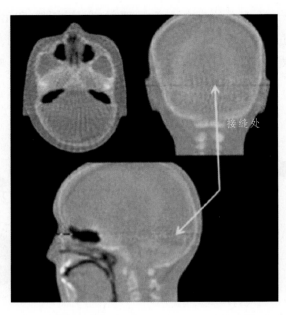

接缝处

图 6.6　儿童头部模体的断层扫描重建。采用 LLU / UCSC 扫描仪获取的扫描结果[124]。

了 ^{12}C 离子断层成像的单粒子(列表模式)检测和粒子积分方法,其平均中值 RSP 误差分别低于 1.0% 和 1.8%。Hansen 等[46]在理想的单粒子跟踪检测条件下,对不同离子种类的离子成像进行了比较。作者得出的结论是,所有离子都产生了精确的阻止能力估算,采用氦能获得最佳的空间分辨率。

在过去的 10 年中,已经开发了少量基于离子的成像原型扫描仪。这些装置的最先进性能表明,基于离子的成像很有希望作为备选工具应用于粒子治疗计划、患者定位和剂量重新计算中。下一步是在基于离子的成像系统和目前临床粒子治疗实践中的 X 线系统之间进行全面的临床前对比;因此,该领域已经发展到一种成熟状态,即在临床设备中进行工业支持和测试至关重要。

■ 治疗验证成像

虽然上述所有成像方式只能在治疗开始前不久提供有关患者解剖结构和组织阻止特性的信息,但实际剂量照射的最终验证应包含与剂量沉积直接相关的信号。这在光子治疗中是可能的,在光子治疗中,通过患者身后的电子射野影像系统(EPID)可以检测到透射的初级辐射,并用于体内的剂量重建[91];然而,在粒子治疗中,初级粒子束停止在肿瘤内的布拉格峰处。尽管如此,还是会产生一些次级发射,这些次级发射可以从患者身上产生并被检测到,从而推断出关于离子剂量照射的间接信息。然而,最广泛研究的方法依赖于最初的想法,即采用 PET 对辐照激发的组织进行成像,并对 Z≥5、电子束 β$^+$活化[15,146]。近年来,核退激过程中的光子和带电粒子的快速发射以及热声波的探测受到了越来越多的关注。本章特别关注图 6.7 中的 3 种方法,它们已经在临床环境中进行了研究,尽管成熟程度非常不同。对于次级质子作用的持续研究,请参见 Gaa 等[39]的研究及其引用。

PET 扫描

到目前为止,PET 是临床上最广泛研究用于质子和碳离子治疗验证的方法[101]。物理原理依赖于在弹核和穿过组织的靶核之间的核碎裂反应中产生的正电子发射体——^{15}O 和 ^{11}C,半衰期分别约为 2 分钟和 20 分钟(图 6.7i)。来自 β$^+$衰变中发射的正电子湮灭产生的 511keV 光子对(图 6.7iii 和图 6.7ii)可以通过集成在束流照射(射束内[106])和治疗室(室内[164])中的定制 PET 扫描仪进行检测,或者在附近的房间里采用商业核医学仪器（现在经常与 CT 结合使用）

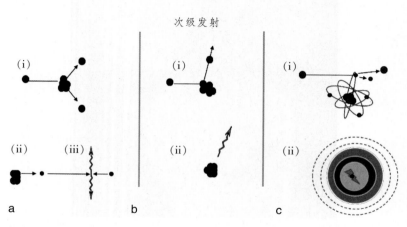

次级发射

图 6.7   组织中离子相互作用引起的次级发射(见正文)。(a)正电子湮没 γ 射线; (b)PG; (c)热声[110]。

来进行检测(离线[154])。可测量放射性的强度及其与剂量照射的相关性取决于离子类型和潜在的入射核素(对于 Z>1)或靶碎裂机制,以及在照射和成像之间所需的时间[101]。例如,与相同剂量下的质子相比,碳离子辐照诱导的活度通常表现出更强的空间相关性,但信号较弱,而离线PET 成像由于物理衰变和生物廓清而受到较弱的可测量信号的影响。获得的 PET 影像可以与基于预期治疗疗效的 MC[72,103,116]或解析模型的预测进行比较[38,93],或者与之前治疗分次中获得的参考测量值进行比较[98]。尽管有很好的临床结果表明,有可能检测到内部解剖变化或定位错误[9,34,45,75,98],除了颅骨部位(局部)射程验证精度为几毫米[97,104],还认识到一些挑战[69];然而,计数统计、图像质量、协同配准和生理廓清等限制因素尤其是由于当前次优的工作流程和探测器,这些工作流程和探测器使用或改装了最初设计用于更高统计数据核医学或小动物成像的仪器。因此,有意设计用于射束内 PET 应用的新一代扫描仪预计会有重大改进,如图 6.8 所示,其依赖于有限角度双头[18]或特殊的轴向移动全环设计[137]探测器。随着硬件和软件的改进,实现实时的重建[29],其他方案旨在可视化辐照诱发的短寿命正电子发射器[24],以克服 PET 作为一种成像技术的主要缺点,PET 在辐照方面本质上是延迟的。

　　与之后章节中描述的其他新兴方法相比,新方法刚刚开始或计划进行的临床试验将使人们能够对 PET 在体内治疗验证中的作用得出更多结论性陈述。本文综述了稳定离子束在临床治疗中的应用;然而,值得一提的是,通过 PET 成像[84,146]使用(低剂量照射下)β⁺放射性离子束直接定位其在组织中的停止位置的最初想法在欧洲[6]和日本[94]重新引起了兴趣。这种新兴

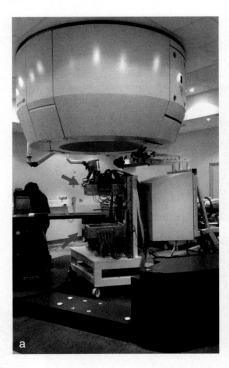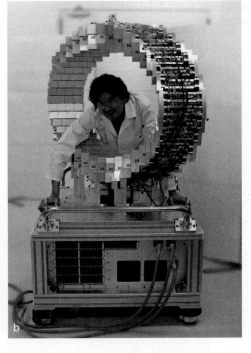

图 6.8　图示为采用双头(a)(箭头所示)和轴向移动的全环(所谓的 openPET)探测器几何结构的束内 PET 最先进仪器,用于验证水平离子束端口的照射。(Courtesy of　[a] Giuseppina Bisogni, INFN, Pisa, Italy and CNAO, Pavia, Italy and [b] Taiga Yamaya, QST–NIRS, Chiba, Japan.)

趣主要是由正在建设或升级的设施的设想能力驱动的，这为放射性离子束的后加速开辟了新前景，而不是通过选定靶上对稳定束流进行核碎裂来实现低效的生产。

瞬发伽马监测

治疗验证的另一种可能性是瞬发伽马（PG）监测。PG 射线是在与正电子发射体产生相同类型的核碎裂反应之后发射的（图 6.7）；然而，与 PET 监测的情况相反，PG 几乎是瞬时发射，因此测量的空间分布不会受到发射后发生的任何类型的生理或物理过程的影响。另一方面，由于需要在辐照期间进行监测，并且发射的 PG 具有很宽的能谱，使得这是一项要求很高的技术。PET 和 PG 分布之间的比较见图 6.9。

关于检测方法，通常考虑电子准直、机械准直和非成像方法。关于电子准直，它包括基于康普顿散射效应的康普顿相机的几种设计。每种设计都试图充分利用不同的检测方法，使用单个或多个散射和吸收探测器的布置，以便提高

检测效率。尽管康普顿相机的探测效率可能高于采用机械准直的相机，但实际上，由于 PG 的能量，实现高效率是一项挑战。相关文献涵盖了使用闪烁体和闪烁体的设计[85,86,138]，分别用于散射和吸收探测器的半导体和闪烁体[56,71,118,123,144,145] 以及仅用于半导体[89,109,111]。除了检测散射光子外，还可以在康普顿散射之后跟踪反冲的电子，以提高图像重建效率[145]。另外，康普顿相机提供 3D 数据是其他技术在使用单一设备时无法提供的。文献中可以找到一些采用康普顿相机进行 PG 监测的研究，但用于射程监测的此类设备的设计、建造、测试和调试的复杂性导致了一个耗时的过程。因此，大多数研究都集中在不同相机组件或概念验证原型的特征描述上。然而，由于临床束流的使用，一些进展值得注意。例如，Polf 等（2015）在宾夕法尼亚大学罗伯茨质子治疗中心测试了康普顿相机。在使用临床剂量率时，可以 1.5mm 的精度检测到 3mm 的质子射程偏移[111]。图 6.10c 描述了试验活动中使用的上述康普顿相机（仅限半导体）。

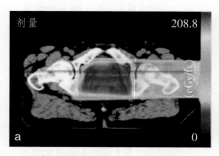
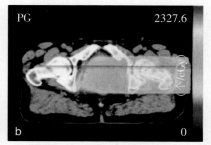
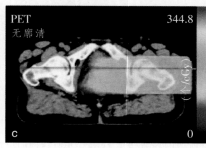
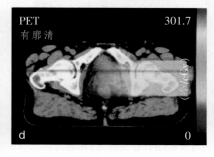

图 6.9 在给定的治疗计划（前列腺）下，使用 MC 模拟估计的 PET（c，无廓清建模；d，有廓清建模）和 PG（b）分布之间的比较。所示剂量也说明了剂量（a）和监测（b~d）分布之间的相似性和差异[96]。

根据是否使用，机械准直方法可分为两类：①空间信息[19,92,107,108,123,132,140]；②能量信息[151,152]。PG发射的空间信息通常被视为沿着束流轴的一维（1D）剖面。这为离子射程沿束轴的移动提供了强有力的指示，但是它也可能妨碍检测横向异质性导致的离轴治疗偏差[43]。研究最多的两种设计是刀口单缝准直器[19,119,132,159]和多缝准直器[43,83,108]相机，前者更接近常规临床的一部分（图6.10a）[119,159]。通过比较几种特征PG的产量，马萨诸塞州总医院的一个团队提出了采用能量信息，利用单缝相机评估质子射程（图6.10b）[150,151]；然而，这种方法需要具有高能量分辨率的探测器，对PG发射的横截面数据有很好的了解，并且能够显著降低中子诱发的本底（例如，通过飞行时间技术，这意味着使用具有良好时间分辨率的探测器）。然而，这种方法提供了用单个测量点监测整个辐照场的可能性，并且由于它依赖于光谱方法，也为组织和元素成分鉴定的未来发展打开了大门[112,113]。

最后，非成像技术依赖于发射PG的时间

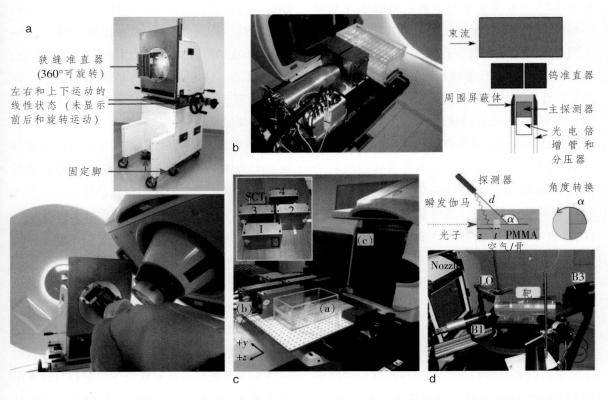

图6.10　（a）刀刃式单缝相机手推车（顶部）及其用于监控患者治疗情况[119]。(Reprinted from Radiother. Oncol., 118, Richter, C. et al., First clinical application of a prompt gamma based in vivo proton range verication system, 232‑237, Copyright 2016, with permission from Elsevier.)（b）采用旨在利用PG的能量信息设备的试验装置[150]。(Reprinted with permission from Verburg, J. M. and Seco, J., Proton range verication through prompt gamma-ray spectroscopy, J. Phys. Med. Biol., 59, 7089‑7106, 2014. Copyright 2014, Institute of Physics.)（c）采用康普顿相机进行测量设置[110]。(Reprinted with permission from Polf, J. C. and Parodi, K., Imaging particle beams for cancer treatment, Phys. Today, 68, 28‑33, 2015. Copyright 2015, Institute of Physics.)（d）设置PG计时试验[55]。(Reprinted with permission from Hueso-Gonzalez, F. et al., First test of the prompt gamma ray timing method with heterogeneous targets at a clinical proton therapy facility, Phys. Med. Biol., 60, 6247‑6272, 2015. Copyright 2015, Institute of Physics.)

信息[41,74,141]。该方法最初由 Golnik 等[41]提出，它提供了迄今为止建议用于 PG 射程验证的最小占地面积设备。它包括一个非共面探测器，该探测器相对于束流方向向后放置（图 6.10d）。根据患者体内质子的传输时间和沿其路径发射的 PG，可以通过测量 PG 时间谱并计算其平均值来估计质子射程。Krimmer 等[74]提出了一种替代方法，该方法不使用 PG 时间谱的平均值，而是利用时间谱中 PG 峰值的积分。

PG 监测的复杂性阻碍了其快速转化为临床环境。尽管早自 2003 年就开始讨论利用 PG 的想法[67]，但开发能够有效地应对临床计数率的相机一直是个瓶颈。主要问题在于相机必须在照射期间记录事件，因此需要处理 PG 信号和本底。相比之下，治疗期间使用 PET 监测时，通常仅在束流暂停期间进行测量。直到最近，报道了一项关于 PET 扫描仪利用在束流暂停期间以及照射期间记录事件的研究[134]。然而，临床 PG 监测正在成为现实。2016 年首次提出质子治疗被动散射照射的 PG 监测临床研究[119]，2017 年晚些时候，另一项突破性的临床研究将 PG 监测与 PBS 联合应用[159]。此类调查和大规模临床研究的前景，为治疗质量保证和照射精度的新水平铺平了道路。

离子声学

与辐射诱导的核反应产生的次级发射相反，热声过程是由局部组织加热和随后的膨胀（图 6.7ii）产生的，这使电磁能量沉积在组织中。因此，该过程与剂量照射更直接相关，并在布拉格峰处自然增强，因此，理论上比基于核的射程或剂量监测方法提供了更直接的相关性。早在 20 世纪 90 年代[52]就报道了将与体内离子束照射相关的声波可视化的开创性尝试，当时，在用特殊脉冲质子同步加速器对肝肿瘤进行被动散射质子治疗，通过放置在患者皮肤上的宽带水听器检测到了复杂的声学信号（图 6.11）；然而，先进的束流扫描照射与几个良好局部化的能量沉积模式的叠加确实为增强信号生成提供了更好方案，从而实现更直接的解释。由于离子能量沉积产生的声发射（以下称为离子声学）也取决于加热过程相对于声波穿过布拉格峰的传播时间的时间尺度，因此考虑束流时间结构和相关的局部电流是至关重要的[65]。同样在这方面，用于单室质子治疗设备非常紧凑型的同步回旋加速器的当前趋势为离子声学提供了几乎理想的束流特性。特别是，在千赫兹重复出现时，2.5~4.0μs 长度的脉冲最多可产生两个 pC（皮库仑）电荷，从而产生非常有希望的射程验证性能，在水中具有（亚）毫米准确度和精度（取决于剂量），正如最近在模体试验中所示的结果[82]。或者，可以像最近证明的那样，在临床等时回旋加速器上将束流人工脉冲至约 17ms 的非理想长度，也可以实现水中原始布拉格峰的有前景的离子声学检测[66]。尽管组织异质性预计会增加信号衰减并使声信号形状复杂化，但在实际临床条件下令人鼓舞的模拟研究表明，当使用多个探测器和适当的三角测量技术时，该方法有望在质子治疗中保持毫米级的准确度[64]。随着仪器敏感性的提高，该技术虽然与本章所述的其他方法相比仍处于起步阶段，但它可以提供一种非常有趣且经济有效的体内射程（以及最终的剂量）验证方法；此外，它与解剖学超声成像的结合[68,105]开启了与解剖结构相关的准实时射程（剂量）验证的独特视角，这对于预期应用于具有挑战性的解剖部位（如前列腺、肝脏和乳腺）至关重要，受分次间和分次内器官运动的影响[5]。

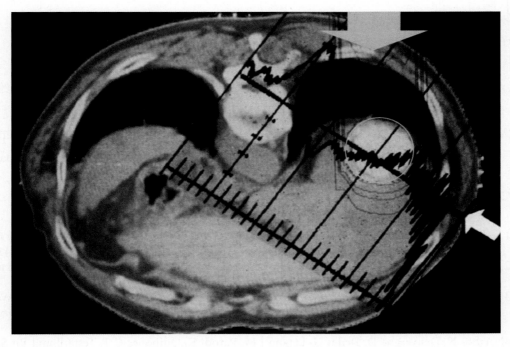

图 6.11　通过脉冲质子束（大箭头所示）对肝癌患者（概述肿瘤的大致位置和治疗计划等剂量）进行后–前方向被动散射治疗期间，通过放置在患者皮肤上的水听器（小箭头所示）测量的声学信号（插图）[52]。（Adapted from Hayakawa, Y. et al., Radiat. Oncol. Investig., 3, 42 - 45, 1995. With permission.）

结论和展望

随着配备最先进的 PBS 照射和机器人患者定位的粒子治疗设备在世界范围内的快速普及，对治疗准确度和精度的要求不断提高，这促进了为离子治疗需求量身定制的成像技术的长足发展，在先进图像引导方面迎头赶上。如今，基于 CBCT 或滑轨式 CT 的容积 X 线成像正成为患者定位的现实，也是大多数离子治疗中心自适应治疗策略的广泛研究课题。此外，正在深入探索基于商业 DECT 扫描仪（最初为放射学而开发）和离子透射成像的几种原型的替代方法，以便在治疗计划中，除了采用离子放射成像和断层扫描的低剂量图像引导之外，还能够实现改进射程和剂量计算的 RSP 估算。为了补充治疗照射前基于室内患者位置、解剖结构和组织停止特性的知识，目前正在研究几种基于电磁或核相互作用引起的次级发射检测的技术，这些技术在不同的成熟度和复杂性水平上，以便在理想的单个笔形束水平用于实际范围（剂量）照射的体内验证。虽然对于后一种技术，目前的努力仍集中在临床转化和临床工作流程的整合上，但不同治疗方式之间卓有成效的协同作用已经得到认可。例如，Krah 等[73]和 Doolan 等[32]显示了高分辨率 X 线数据作为基于离子成像的先验信息的积极影响。此外，Bernd 等[17]证明，DECT 实现的细化元素组织分配，可以改善 PET 中基于核的次级发射产物的预测，对 PG 监测具有类似的影响。最后，结合 PET 和 PG（或带电粒子）成像的混合方法的潜在益处进行了讨论，如 Parodi 等的研究[102]，一些项目正在研究和开发第一套系统，如在强子治疗（INSIDE）项目中的束流内剂量测定的创新性解决方案[87]。

因此，未来几年可能会出现广泛的临床集成和专门针对离子束治疗的先进成像解决方案的组合。这些系统预计将有助于治疗计划、束流照射以及体内验证和自适应的整个链条，最终目标是在临床实践中充分利用离子束治疗的束流内发射优势。

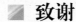 **致谢**

作者要感谢几位同事和合作者与他们进行了富有成效的讨论，特别是来自 LMU 的 Walter Assmann，来自马斯特里赫特的 Frank Verhaegen 和来自圣朱迪斯儿童医院的 Chia-ho Hua。

参考文献

1. Abe S, Nishimura K, Sato H, Muraishi H, Inada T, Tomida T, Fujisaki T et al. 2002. Heavy ion CT system based on measurement of residual range distribution. *Igaku. Butsuri.* **22:** 39–47.

2. Alvarez R E and Macovski A. 1976. Energy-selective reconstructions in X-ray computerized tomography. *Phys. Med. Biol.* **21:** 733–744.

3. Amaldi U, Bianchi A, Chang Y H, Go A, Hajdas W, Malakhov N, Samarati J, Sauli F and Watts D. 2011. Construction, test and operation of a proton range radiography system. *Nucl. Instrum. Meth. A* **629:** 337–344.

4. Arbor N, Dauvergne D, Dedes G, Letang J M, Parodi K, Quinones C T, Testa E and Rit S. 2015. Monte Carlo comparison of x-ray and proton CT for range calculations of proton therapy beams. *Phys. Med. Biol.* **60:** 7585–7599.

5. Assmann W, Kellnberger S, Reinhardt S, Lehrack S, Edlich A, Thirolf P G, Moser M, Dollinger G et al. 2015. Ionoacoustic characterization of the proton Bragg peak with submillimeter accuracy. *Med. Phys.* **42:** 567–574.

6. Augusto R, Mendonca T, Wenander F, Penescu L, Orecchia R, Parodi K, Ferrari A and Stora T. 2016. New developments of 11C post-accelerated beams for hadron therapy and imaging. *Nucl. Instrum. Meth. Phys. Res. Sec. B* **376:** 374–378.

7. Bar E, Lalonde A, Royle G, Lu H M and Bouchard H. 2017. The potential of dual-energy CT to reduce proton beam range uncertainties. *Med. Phys.* **44:** 2332–2344.

8. Bashkirov V A, Schulte R W, Hurley R F, Johnson R P, Sadrozinski H F W, Zatserklyaniy A, Plautz T and Giacometti V. 2016. Novel scintillation detector design and performance for proton radiography and computed tomography. *Med. Phys.* **43:** 664–674.

9. Bauer J, Unholtz D, Sommerer F, Kurz C, Haberer T, Herfarth K, Welzel T, Combs S E, Debus J and Parodi K. 2013. Implementation and initial clinical experience of offline PET/CT-based verification of scanned carbon ion treatment. *Radiother. Oncol.* **107:** 218–226.

10. Bazalova M and Verhaegen F. 2007. Monte Carlo simulation of a computed tomography x-ray tube. *Phys. Med. Biol.* **52:** 5945–5955.

11. Bazalova M and Verhaegen F. 2009. *PTCOG 48 Conference,* 2009, vol. Series.

12. Bazalova M, Carrier J F, Beaulieu L and Verhaegen F. 2008a. Dual-energy CT-based material extraction for tissue segmentation in Monte Carlo dose calculations. *Phys. Med. Biol.* **53:** 2439–2456.

13. Bazalova M, Carrier J F, Beaulieu L and Verhaegen F. 2008b. Tissue segmentation in Monte Carlo treatment planning: A simulation study using dual-energy CT images. *Radiother. Oncol.* **86:** 93–98.

14. Beaulieu L, Bazalova M, Furstoss C and Verhaegen F. 2009. SU-FF-T-408: Tissue Inhomogeneities in Monte Carlo treatment planning for proton therapy. *Med. Phys.* **36:** 2616.

15. Bennett G W, Archambeau J O, Archambeau B E, Meltzer J I and Wingate C L. 1978. Visualization and transport of positron emission from proton activation in vivo. *Science* **200:** 1151–1153.

16. Bentefour E, Schnuerer R and Lu H M. 2016. Concept of proton radiography using energy resolved dose measurement. *Phys. Med. Biol.* **61:** N386–N393.

17. Berndt B, Landry G, Schwarz F, Tessonnier T, Kamp F, Dedes G, Thieke C et al. 2017. Application of single- and dual-energy CT brain tissue segmentation to PET monitoring of proton therapy.

Phys. Med. Biol. **62:** 2427–2448.

18. Bisogni M G, Attili A, Battistoni G, Belcari N, Camarlinghi N, Cerello P, Coli S et al. 2017. INSIDE in-beam positron emission tomography system for particle range monitoring in hadrontherapy. *J. Med. Imag.* **4:** 011005.

19. Bom V, Joulaeizadeh L and Beekman F. 2012. Real-time prompt gamma monitoring in spot-scanning proton therapy using imaging through a knife-edge-shaped slit. *Phys. Med. Biol.* **57:** 297–308.

20. Booth J T and Zavgorodni S F. 2001. Modelling the dosimetric consequences of organ motion at CT imaging on radiotherapy treatment planning. *Phys. Med. Biol.* **46:** 1369–1377.

21. Bopp C, Colin J, Cussol D, Finck C, Labalme M, Rousseau M and Brasse D. 2013. Proton computed tomography from multiple physics processes. *Phys. Med. Biol.* **58:** 7261–7276.

22. Bourque A E, Carrier J F and Bouchard H. 2014. A stoichiometric calibration method for dual energy computed tomography. *Phys. Med. Biol.* **59:** 2059–2088.

23. Brooks R A. 1977. A quantitative theory of the hounsfield unit and its application to dual energy scanning. *J. Comput. Assist. Tomogr.* **1:** 487–493.

24. Buitenhuis H J T, Diblen F, Brzezinski K W, Brandenburg S and Dendooven P. 2017. Beam-on imaging of short-lived positron emitters during proton therapy. *Phys. Med. Biol.* **62:** 4654–4672.

25. Civinini C, Bruzzi M, Bucciolini M, Carpinelli M, Cirrone G A P, Cuttone G, Lo Presti D et al. 2013. Recent results on the development of a proton computed tomography system. *Nucl. Instrum. Meth. A* **732:** 573–576.

26. Cormack A M. 1963. Representation of a function by its line integrals with some radiological applications. *J. Appl. Phys.* **34:** 2722.

27. Cormack A M and Koehler A M. 1976. Quantitative proton tomography: Preliminary experiments. *Phys. Med. Biol.* **21:** 560–569.

28. Craig T, Battista J and Van Dyk J. 2003. Limitations of a convolution method for modeling geometric uncertainties in radiation therapy. I. The effect of shift invariance. *Med. Phys.* **30:** 2001–2011.

29. Crespo P, Shakirin G, Fiedler F, Enghardt W and Wagner A. 2007. Direct time-of-flight for quantitative, real-time in-beam PET: A concept and feasibility study. *Phys. Med. Biol.* **52:** 6795–6811.

30. Dedes G, De Angelis L, Rit S, Hansen D, Belka C, Bashkirov V, Johnson R P et al. 2017. Application of fluence field modulation to proton computed tomography for proton therapy imaging. *Phys. Med. Biol.* **62:** 6026–6043.

31. Depauw N and Seco J. 2011. Sensitivity study of proton radiography and comparison with kV and MV x-ray imaging using GEANT4 Monte Carlo simulations. *Phys. Med. Biol.* **56:** 2407–2421.

32. Doolan P J, Testa M, Sharp G, Bentefour E H, Royle G and Lu H M. 2015. Patient-specific stopping power calibration for proton therapy planning based on single-detector proton radiography. *Phys. Med. Biol.* **60:** 1901–1917.

33. Engelsman M, Schwarz M and Dong L. 2013. Physics controversies in proton therapy. *Semin. Radiat. Oncol.* **23:** 88–96.

34. Enghardt W, Parodi K, Crespo P, Fiedler F, Pawelke J and Ponisch F. 2004. Dose quantification from in-beam positron emission tomography. *Radiother. Oncol.* 73(Suppl 2): S96–S98.

35. Farace P. 2014. Experimental verification of ion stopping power prediction from dual energy CT data in tissue surrogates. *Phys. Med. Biol.* **59:** 7081–7084.

36. Farace P, Righetto R and Meijers A. 2016. Pencil beam proton radiography using a multilayer ionization chamber. *Phys. Med. Biol.* **61:** 4078–4087.

37. Flohr T G, McCollough C H, Bruder H, Petersilka M, Gruber K, Suss C, Grasruck M et al. 2006. First performance evaluation of a dual-source CT (DSCT) system. *Eur. Radiol.* **16:** 256–268.

38. Frey K, Bauer J, Unholtz D, Kurz C, Kramer M, Bortfeld T and Parodi K. 2014. TPSPET-A TPS-based approach for in vivo dose verification with PET in proton therapy. *Phys. Med. Biol.* **59:** 1–21.

39. Gaa T, Reinhart M, Hartmann B, Jakubek J, Soukup P, Jakel O and Martisikova M. 2017. Visualization of air and metal inhomogeneities in phantoms irradiated by carbon ion beams using prompt secondary ions. *Phys. Med.* **38:** 140–147.

40. Goitein M. 1972. Three-dimensional density reconstruction from a series of two-dimensional projections. *Nucl. Instrum. Meth.* **101:** 509–518.

41. Golnik C, Hueso-Gonzalez F, Muller A, Dendooven P, Enghardt W, Fiedler F, Kormoll T et al. 2014. Range assessment in particle therapy based on prompt gamma-ray timing measurements. *Phys. Med. Biol.* **59:** 5399–5422.

42. Gragoudas E S, Goitein M, Koehler A, Wagner M S, Verhey L, Tepper J, Suit H D, Schneider R J and Johnson K N. 1979. Proton irradiation of malignant melanoma of the ciliary body. *Br. J. Ophthalmol.* **63:** 135–139.

43. Gueth P, Dauvergne D, Freud N, Letang J M, Ray C, Testa E and Sarrut D. 2013. Machine learning-based patient specific prompt-gamma dose monitoring in proton therapy. *Phys. Med. Biol.* **58:** 4563–4577.

44. Han D, Siebers J V and Williamson J F. 2016. A linear, separable two-parameter model for dual energy CT imaging of proton stopping power computation. *Med. Phys.* **43:** 600.

45. Handrack J, Tessonnier T, Chen W, Debus J, Bauer J and Parodi K. 2017. Sensitivity of post treatment positron-emission-tomography/computed-tomography to detect inter-fractional range variations in scanned ion beam therapy. *Acta Oncol.* 56(11): 1451–1458.

46. Hansen D C, Bassler N, Sorensen T S and Seco J. 2014. The image quality of ion computed tomography at clinical imaging dose levels. *Med. Phys.* **41:** 111908.

47. Hansen D C, Seco J, Sorensen T S, Petersen J B B, Wildberger J E, Verhaegen F and Landry G. 2015. A simulation study on proton computed tomography (CT) stopping power accuracy using dual energy CT scans as benchmark. *Acta Oncol.* **54:** 1638–1642.

48. Hansen D C, Sorensen T S and Rit S. 2016. Fast reconstruction of low dose proton CT by sinogram interpolation. *Phys. Med. Biol.* **61:** 5868–5882.

49. Hanson K M. 1979. Proton computed tomography. *IEEE Trans. Nucl. Sci.* **26:** 1635–1640.

50. Hanson K M, Bradbury J N, Koeppe R A, Macek R J, Machen D R, Morgado R, Paciotti M A, Sandford S A and Steward V W. 1982. Proton computed tomography of human specimens. *Phys. Med. Biol.* **27:** 25–36.

51. Hanson K, Bradbury J, Cannon T, Hutson R, Laubacher D, Macek R, Paciotti M and Taylor C. 1978. The application of protons to computed tomography. *J. Comput. Assist. Tomogr.* **2:** 671–674.

52. Hayakawa Y, Tada J, Arai N, Hosono K, Sato M, Wagai T, Tsuji H and Tsujii H. 1995. Acoustic pulse generated in a patient during treatment by pulsed proton radiation beam. *Radiat. Oncol. Investig.* **3:** 42–45.

53. Hounsfield G N. 1973. Computerized transverse axial scanning (tomography). 1. Description of system. *Br. J. Radiol.* **46:** 1016–1022.

54. Hudobivnik N, Schwarz F, Johnson T, Agolli L, Dedes G, Tessonnier T, Verhaegen F et al. 2016. Comparison of proton therapy treatment planning for head tumors with a pencil beam algorithm on dual and single energy CT images. *Med. Phys.* **43:** 495.

55. Hueso-Gonzalez F, Enghardt W, Fiedler F, Golnik C, Janssens G, Petzoldt J, Prieels D et al. 2015. First test of the prompt gamma ray timing method with heterogeneous targets at a clinical proton therapy facility. *Phys. Med. Biol.* **60:** 6247–6272.

56. Hueso-Gonzalez F, Golnik C, Berthel M, Dreyer A, Enghardt W, Fiedler F, Heidel K et al. 2014. Test of Compton camera components for prompt gamma imaging at the ELBE bremsstrahlung beam. *J. Instrum.* **9:** P05002.

57. Hünemohr N, Krauss B, Dinkel J, Gillmann C, Ackermann B, Jakel O and Greilich S. 2013. Ion range estimation by using dual energy computed tomography. *Z. Med. Phys.* **23:** 300–313.

58. Hunemohr N, Krauss B, Tremmel C, Ackermann B, Jakel O and Greilich S. 2014a. Experimental verification of ion stopping power prediction from dual energy CT data in tissue surrogates. *Phys. Med. Biol.* **59:** 83–96.

59. Hunemohr N, Niebuhr N and Greilich S. 2014b. Reply to Comment on Experimental verification of ion stopping power prediction from dual energy CT data in tissue surrogates. *Phys. Med. Biol.* **59:** 7085–7087.

60. Hunemohr N, Paganetti H, Greilich S, Jakel O and Seco J. 2014c. Tissue decomposition from dual energy CT data for MC based dose calculation in particle therapy. *Med. Phys.* **41:** 061714.

61. Ito A and Koyamaito H. 1987. Proton computed-tomography applied to small biomedical samples. *Biol. Trace Elem. Res.* **13:** 423.

62. Johnson R P, Bashkirov V, DeWitt L, Giacometti V, Hurley R F, Piersimoni P, Plautz T E et al. 2016.

A Fast experimental scanner for proton CT: Technical performance and first experience with phantom scans. *IEEE Trans. Nucl. Sci.* **63:** 52–60.

63. Johnson R P, Bashkirov V, Giacometti V, Hurley R F, Piersimoni P, Plautz T E, Sadrozinski H F W et al. 2014. Results from a pre-clinical head scanner for proton CT. *2014 IEEE Nuclear Science Symposium and Medical Imaging Conference (Nss/Mic)*.

64. Jones K, Sehgal C and Avery S. 2015a. MO-F-CAMPUS-J-**01**: Acoustic range verification of proton beams: Simulation of heterogeneity and clinical proton pulses. *Med. Phys.* **42:** 3582.

65. Jones K C, Seghal C M and Avery S. 2016. How proton pulse characteristics influence protoacoustic determination of proton-beam range: Simulation studies. *Phys. Med. Biol.* **61:** 2213–2242.

66. Jones K C, Stappen F V, Bawiec C R, Janssens G, Lewin P A, Prieels D, Solberg T D, Sehgal C M and Avery S. 2015b. Experimental observation of acoustic emissions generated by a pulsed proton beam from a hospital-based clinical cyclotron. *Med. Phys.* **42:** 7090–7097.

67. Jongen Y and Stichelbaut F. 2003. Verification of the proton beam position in the patient by the detection of prompt gamma-rays emission. *Presentation at the 39th Particle Therapy Co-Operative Group (PTCOG)*.

68. Kellnberger S, Assmann W, Lehrack S, Reinhardt S, Thirolf P, Queiros D, Sergiadis G, Dollinger G, Parodi K and Ntziachristos V. 2016. Ionoacoustic tomography of the proton Bragg peak in combination with ultrasound and optoacoustic imaging. *Sci. Rep.* **6:** 29305.

69. Knopf A C and Lomax A. 2013. In vivo proton range verification: A review. *Phys. Med. Biol.* **58:** R131–R160.

70. Koehler A M. 1968. Proton radiography. *Science* **160:** 303–304.

71. Kormoll T, Fiedler F, Schone S, Wustemann J, Zuber K and Enghardt W. 2011. A compton imager for in-vivo dosimetry of proton beams-A design study. *Nucl. Instrum. Meth. A* **626:** 114–119.

72. Kraan A C. 2015. Range verification methods in particle therapy: underlying physics and Monte Carlo modelling. *Front. Oncol.* **5:** 150.

73. Krah N, Testa M, Brons S, Jakel O, Parodi K, Voss B and Rinaldi I. 2015. An advanced image processing method to improve the spatial resolution of ion radiographies. *Phys. Med. Biol.* **60:** 8525–8547.

74. Krimmer J, Angellier G, Balleyguier L, Dauvergne D, Freud N, Herault J, Letang J M et al. 2017. A cost-effective monitoring technique in particle therapy via uncollimated prompt gamma peak integration. *Appl. Phys. Lett.* **110:** 154102.

75. Kurz C, Bauer J, Unholtz D, Richter D, Herfarth K, Debus J and Parodi K. 2016. Initial clinical evaluation of PET-based ion beam therapy monitoring under consideration of organ motion. *Med. Phys.* **43:** 975–82.

76. Kurz C, Dedes G, Resch A, Reiner M, Ganswindt U, Nijhuis R, Thieke C, Belka C, Parodi K and Landry G. 2015. Comparing cone-beam CT intensity correction methods for dose recalculation in adaptive intensity-modulated photon and proton therapy for head and neck cancer. *Acta Oncol.* **54:** 1651–1657.

77. Lalonde A and Bouchard H. 2016. A general method to derive tissue parameters for Monte Carlo dose calculation with multi-energy CT. *Phys. Med. Biol.* **61:** 8044.

78. Landry G and Hua C. 2018, in press. Current state and future applications of radiological image guidance for particle therapy. *Med. Phys.* doi: https://doi.org/10.1002/mp.12744.

79. Landry G, Granton P V, Reniers B, Ollers M C, Beaulieu L, Wildberger J E and Verhaegen F. 2011. Simulation study on potential accuracy gains from dual energy CT tissue segmentation for low-energy brachytherapy Monte Carlo dose calculations. *Phys. Med. Biol.* **56:** 6257–6278.

80. Landry G, Nijhuis R, Dedes G, Handrack J, Thieke C, Janssens G, Orban de Xivry J et al. 2015. Investigating CT to CBCT image registration for head and neck proton therapy as a tool for daily dose recalculation. *Med. Phys.* **42:** 1354–1366.

81. Landry G, Parodi K, Wildberger J E and Verhaegen F. 2013. Deriving concentrations of oxygen and carbon in human tissues using single- and dual-energy CT for ion therapy applications. *Phys. Med. Biol.* **58:** 5029–5048.

82. Lehrack S, Assmann W, Bertrand D, Henrotin S, Herault J, Heymans V, Vander Stappen F, Thirolf P G, Vidal M and Van de Walle J. 2017. Submillimeter ionoacoustic range determination for

protons in water at a clinical synchrocyclotron. *Phys. Med. Biol.* **62:** L20.

83. Lin H H, Chang H T, Chao T C and Chuang K S. 2017. A comparison of two prompt gamma imaging techniques with collimator-based cameras for range verification in proton therapy. *Radiat. Phys. Chem.* **137:** 144–150.

84. Llacer J, Chatterjee A, Alpen E L, Saunders W, Andreae S and Jackson H C. 1984. Imaging by injection of accelerated radioactive particle beams. *IEEE Trans. Med. Imaging* 3: 80–90.

85. Llosa G, Barrio J, Cabello J, Crespo A, Lacasta C, Rafecas M, Callier S, de la Taille C and Raux L. 2012. Detector characterization and first coincidence tests of a Compton telescope based on LaBr3 crystals and SiPMs. *Nucl. Instrum. Meth. A* **695:** 105–108.

86. Llosa G, Cabello J, Callier S, Gillam J E, Lacasta C, Rafecas M, Raux L et al. 2013. First compton telescope prototype based on continuous LaBr3-SiPM detectors. *Nucl. Instrum. Meth. A* **718:** 130–133.

87. Marafini M, Attili A, Battistoni G, Belcari N and Bisogni M G. 2015. Innovative solutions for in-beam dosimetry in hadrontherapy. *Acta Phys. Pol.* **127:** 1465–1467.

88. McCarter S D and Beckham W A. 2000. Evaluation of the validity of a convolution method for incorporating tumour movement and set-up variations into the radiotherapy treatment planning system. *Phys. Med. Biol.* **45:** 923–931.

89. McCleskey M, Kaye W, Mackin D S, Beddar S, He Z and Polf J C. 2015. Evaluation of a multistage CdZnTe Compton camera for prompt gamma imaging for proton therapy. *Nucl. Instrum. Meth. A* **785:** 163–169.

90. Meyer S, Gianoli C, Magallanes L, Kopp B, Tessonnier T, Landry G, Dedes G, Voss B and Parodi K. 2017. Comparative Monte Carlo study on the performance of integration-and list-mode detector configurations for carbon ion computed tomography. *Phys. Med. Biol.* **62:** 1096–1112.

91. Mijnheer B, Olaciregui-Ruiz I, Rozendaal R, Sonke J, Spreeuw H, Tielenburg R, van Herk M, Vijlbrief R and Mans A. 2013. 3D EPID-based in vivo dosimetry for IMRT and VMAT. *7th International Conference on 3d Radiation Dosimetry (Ic3ddose)*, Vol. **444**, Sydney, Australia.

92. Min C H, Kim C H, Youn M Y and Kim J W. 2006. Prompt gamma measurements for locating the dose falloff region in the proton therapy. *Appl. Phys. Lett.* **89:** 183517.

93. Miyatake A, Nishio T and Ogino T. 2011. Development of activity pencil beam algorithm using measured distribution data of positron emitter nuclei generated by proton irradiation of targets containing (12)C, (16)O, and (40)Ca nuclei in preparation of clinical application. *Med. Phys.* **38:** 5818–5829.

94. Mohammadi A, Yoshida E, Tashima H, Nishikido F, Inaniwa T, Kitagawa A and Yamaya T. 2017. Production of an ^{15}O beam using a stable oxygen ion beam for in-beam PET imaging. *Nucl. Instrum. Meth. A* **849:** 76–82.

95. Mohler C, Wohlfahrt P, Richter C and Greilich S. 2016. Range prediction for tissue mixtures based on dual-energy CT. *Phys. Med. Biol.* **61:** N268–N275.

96. Moteabbed M, Espana S and Paganetti H. 2011. Monte Carlo patient study on the comparison of prompt gamma and PET imaging for range verification in proton therapy. *Phys. Med. Biol.* **56:** 1063–1082.

97. Nischwitz S P, Bauer J, Welzel T, Rief H, Jakel O, Haberer T, Frey K, Debus J, Parodi K, Combs S E and Rieken S. 2015. Clinical implementation and range evaluation of in vivo PET dosimetry for particle irradiation in patients with primary glioma. *Radiother. Oncol.* **115:** 179–185.

98. Nishio T, Miyatake A, Ogino T, Nakagawa K, Saijo N and Esumi H. 2010. The development and clinical use of a beam on-line pet system mounted on a rotating gantry port in proton therapy. *Int. J. Radiat. Oncol. Biol. Phys.* **76:** 277–286.

99. Paganetti H. 2012. Range uncertainties in proton therapy and the role of Monte Carlo simulations. *Phys. Med. Biol.* **57:** R99–R117.

100. Park Y K, Sharp G C, Phillips J and Winey B A. 2015. Proton dose calculation on scatter-corrected CBCT image: Feasibility study for adaptive proton therapy. *Med. Phys.* **42:** 4449–4459.

101. Parodi K. 2015. Vision 20/20: Positron emission tomography in radiation therapy planning, delivery, and monitoring. *Med. Phys.* **42:** 7153–7168.

102. Parodi K. 2016. Unconventional imaging in ion beam therapy: Status and perspectives. *Acta Phys. Pol.* **47:** 447–452.

103. Parodi K, Ferrari A, Sommerer F and Paganetti H. 2007a. Clinical CT-based calculations of dose and positron emitter distributions in proton therapy using the FLUKA Monte Carlo code. *Phys. Med. Biol.* **52:** 3369–3387.

104. Parodi K, Paganetti H, Shih H A, Michaud S, Loeffler J S, DeLaney T F, Liebsch N J et al. 2007b. Patient study of in vivo verification of beam delivery and range, using positron emission tomography and computed tomography imaging after proton therapy. *Int. J. Radiat. Oncol. Biol. Phys.* **68:** 920–934.

105. Patch S K, Covo M K, Jackson A, Qadadha Y M, Campbell K S, Albright R A, Bloemhard P et al. 2016. Thermoacoustic range verification using a clinical ultrasound array provides perfectly co-registered overlay of the Bragg peak onto an ultrasound image. *Phys. Med. Biol.* **61:** 5621–5638.

106. Pawelke J, Byars L, Enghardt W, Fromm W D, Geissel H, Hasch B G, Lauckner K, Manfrass P, Schardt D and Sobiella M. 1996. The investigation of different cameras for in-beam PET imaging. *Phys. Med. Biol.* **41:** 279–296.

107. Peterson S W, Robertson D and Polf J. 2010. Optimizing a three-stage Compton camera for measuring prompt gamma rays emitted during proton radiotherapy. *Phys. Med. Biol.* **55:** 6841–6856.

108. Pinto M, Dauvergne D, Freud N, Krimmer J, Letang J M, Ray C, Roellinghoff F and Testa E. 2014. Design optimisation of a TOF-based collimated camera prototype for online hadrontherapy monitoring. *Phys. Med. Biol.* **59:** 7653–7674.

109. Plautz T E, Bashkirov V, Giacometti V, Hurley R F, Johnson R P, Piersimoni P, Sadrozinski H F W, Schulte R W and Zatserklyaniy A. 2016. An evaluation of spatial resolution of a prototype proton CT scanner. *Med. Phys.* **43:** 6291–6300.

110. Polf J C and Parodi K. 2015. Imaging particle beams for cancer treatment. *Phys. Today* **68:** 28–33.

111. Polf J C, Avery S, Mackin D S and Beddar S. 2015. Imaging of prompt gamma rays emitted during delivery of clinical proton beams with a Compton camera: Feasibility studies for range verification. *Phys. Med. Biol.* **60:** 7085–7099.

112. Polf J C, Panthi R, Mackin D S, McCleskey M, Saastamoinen A, Roeder B T and Beddar S. 2013. Measurement of characteristic prompt gamma rays emitted from oxygen and carbon in tissue-equivalent samples during proton beam irradiation. *Phys. Med. Biol.* **58:** 5821–5831.

113. Polf J C, Peterson S, Ciangaru G, Gillin M and Beddar S. 2009. Prompt gamma-ray emission from biological tissues during proton irradiation: A preliminary study. *Phys. Med. Biol.* **54:** 731–743.

114. Poludniowski G, Allinson N M and Evans P M. 2014b. Proton computed tomography reconstruction using a backprojection-then-filtering approach. *Phys. Med. Biol.* **59:** 7905–7918.

115. Poludniowski G, Allinson N M, Anaxagoras T, Esposito M, Green S, Manolopoulos S, Nieto-Camero J, Parker D J, Price T and Evans P M. 2014a. Proton-counting radiography for proton therapy: A proof of principle using CMOS APS technology. *Phys. Med. Biol.* **59:** 2569–2581.

116. Ponisch F, Parodi K, Hasch B G and Enghardt W. 2004. The modelling of positron emitter production and PET imaging during carbon ion therapy. *Phys. Med. Biol.* **49:** 5217–5232.

117. Quinones C T, Letang J M and Rit S. 2016. Filtered back-projection reconstruction for attenuation proton CT along most likely paths. *Phys. Med. Biol.* **61:** 3258–3278.

118. Richard M H, Dahoumane M, Dauvergne D, Dedes G, De Rydt M, Freud N, Letang J M et al. 2011. Design study of the absorber detector of a compton camera for on-line control in ion beam therapy. *IEEE Nucl. Sci. Conf. R* 3496–3500. http://ieeexplore.ieee.org/document/6152642/.

119. Richter C, Pausch G, Barczyk S, Priegnitz M, Keitz I, Thiele J, Smeets J et al. 2016. First clinical application of a prompt gamma based in vivo proton range verification system. *Radiother. Oncol.* **118:** 232–237.

120. Rinaldi I, Brons S, Gordon J, Panse R, Voss B, Jakel O and Parodi K. 2013. Experimental characterization of a prototype detector system for carbon ion radiography and tomography. *Phys. Med. Biol.* **58:** 413–427.

121. Rinaldi I, Brons S, Jakel O, Voss B and Parodi K. 2014. Experimental investigations on carbon ion scanning radiography using a range telescope. *Phys. Med. Biol.* **59:** 3041–3057.

122. Rit S, Dedes G, Freud N, Sarrut D and Letang J M. 2013. Filtered backprojection proton CT reconstruction along most likely paths. *Med. Phys.* **40:** 031103.

123. Roellinghoff F, Richard M H, Chevallier M, Constanzo J, Dauvergne D, Freud N, Henriquet P et al.

2011. Design of a compton camera for 3D prompt-gamma imaging during ion beam therapy. *Nucl. Instrum. Meth. A* **648:** S20–S23.

124. Sadrozinski H F W, Geoghegan T, Harvey E, Johnson R P, Plautz T E, Zatserklyaniy A, Bashkirov V et al. 2016. Operation of the preclinical head scanner for proton CT. *Nucl. Instrum. Meth. A* **831:** 394–399.

125. Sadrozinski H F W, Johnson R P, Macafee S, Plumb A, Steinberg D, Zatserklyaniy A, Bashkirov V A, Hurley R F and Schulte R W. 2013. Development of a head scanner for proton CT. *Nucl. Instrum. Meth. A* **699:** 205–210.

126. Saraya Y, Izumikawa T, Goto J, Kawasaki T and Kimura T. 2014. Study of spatial resolution of proton computed tomography using a silicon strip detector. *Nucl. Instrum. Meth. A* **735:** 485–489.

127. Schneider U and Pedroni E. 1995. Proton radiography as a tool for quality-control in proton therapy. *Med. Phys.* **22:** 353–363.

128. Schneider U, Besserer J, Pemler P, Dellert M, Moosburger M, Pedroni E and Kaser-Hotz B. 2004. First proton radiography of an animal patient. *Med. Phys.* **31:** 1046–1051.

129. Seco J and Depauw N. 2011. Proof of principle study of the use of a CMOS active pixel sensor for proton radiography. *Med. Phys.* **38:** 622–623.

130. Shinoda H, Kanai T and Kohno T. 2006. Application of heavy-ion CT. *Phys. Med. Biol.* **51:** 4073–4081.

131. Sipala V, Brianzi M, Bruzzi M, Bucciolini M, Cirrone G A P, Civinini C, Cuttone G et al. 2011. PRIMA: An apparatus for medical application. *Nucl. Instrum. Meth. A* **658:** 73–77.

132. Smeets J, Roellinghoff F, Prieels D, Stichelbaut F, Benilov A, Busca P, Fiorini C et al. 2012. Prompt gamma imaging with a slit camera for real-time range control in proton therapy. *Phys. Med. Biol.* **57:** 3371–3405.

133. Sommer F G, Tobias C A, Benton E V, Woodruff K H, Henke R P, Holly W and Genant H K. 1978. Heavy-ion radiography: Density resolution and specimen radiography. *Invest. Radiol.* **13:** 163–170.

134. Sportelli G, Belcari N, Camarlinghi N, Cirrone G A, Cuttone G, Ferretti S, Kraan A et al. 2014. First full-beam PET acquisitions in proton therapy with a modular dual-head dedicated system. *Phys. Med. Biol.* **59:** 43–60.

135. Taasti V T, Petersen J B, Muren L P, Thygesen J and Hansen D C. 2016. A robust empirical parametrization of proton stopping power using dual energy CT. *Med. Phys.* **43:** 5547.

136. Takada Y, Kondo K, Marume T, Nagayoshi K, Okada I and Takikawa K. 1988. Proton computed-tomography with a 250 Mev pulsed-beam. *Nucl. Instrum. Meth. A* **273:** 410–422.

137. Tashima H, Yoshida E, Inadama N, Nishikido F, Nakajima Y, Wakizaka H, Shinaji T et al. 2016. Development of a small single-ring OpenPET prototype with a novel transformable architecture. *Phys. Med. Biol.* **61:** 1795–1809.

138. Taya T, Kataoka J, Kishimoto A, Iwamoto Y, Koide A, Nishio T, Kabuki S and Inaniwa T. 2016. First demonstration of real-time gamma imaging by using a handheld Compton camera for particle therapy. *Nucl. Instrum. Meth. A* **831:** 355–361.

139. Telsemeyer J, Jaakel O and Martisikova M. 2012. Quantitative carbon ion beam radiography and tomography with a flat-panel detector. *Phys. Med. Biol.* **57:** 7957–7971.

140. Testa E, Bajard M, Chevallier M, Dauvergne D, Le Foulher F, Freud N, Letang J M, Poizat J C, Ray C and Testa M. 2008. Monitoring the bragg peak location of 73 MeV/u carbon ions by means of prompt gamma-ray measurements. *Appl. Phys. Lett.* **93:** 093506.

141. Testa M, Min C H, Verburg J M, Schumann J, Lu H M and Paganetti H. 2014. Range verification of passively scattered proton beams based on prompt gamma time patterns. *Phys. Med. Biol.* **59:** 4181–4195.

142. Testa M, Verburg J M, Rose M, Min C H, Tang S K, Bentefour E, Paganetti H and Lu H M. 2013. Proton radiography and proton computed tomography based on time-resolved dose measurements. *Phys. Med. Biol.* **58:** 8215–8233.

143. Thing R S, Bernchou U, Mainegra-Hing E, Hansen O and Brink C. 2016. Hounsfield unit recovery in clinical cone beam CT images of the thorax acquired for image guided radiation therapy. *Phys. Med. Biol.* **61:** 5781–5802.

144. Thirolf P G, Aldawood S, Bohmer M, Bortfeldt J, Castelhano I, Dedes G, Fiedler F et al. 2016. A Compton camera prototype for prompt gamma medical imaging. *12th International*

Conference on Nucleus-Nucleus Collisions 2015 **117:** 05005.

145. Thirolf P G, Lang C, Aldawood S, Von der Kolff H G V, Maier L, Schaart D R and Parodi K. 2014. Development of a compton camera for online range monitoring of laser-accelerated proton beams via prompt-gamma detection. *EPJ Web Conf.* **66:** 11036.

146. Tobias C A, Benton E V, Capp M P, Chatterjee A, Cruty M R and Henke R P. 1977. Particle radiography and autoactivation. *Int. J. Radiat. Oncol. Biol. Phys.* **3:** 35–44.

147. Torikoshi M, Tsunoo T, Ohno Y, Endo M, Natsuhori M, Kakizaki T, Ito N, Uesugi K and Yagi N. 2005. Features of dual-energy X-ray computed tomography. *Nucl. Instrum. Methods Phys. Res. A* **548:** 99–105.

148. Torikoshi M, Tsunoo T, Sasaki M, Endo M, Noda Y, Ohno Y, Kohno T, Hyodo K, Uesugi K and Yagi N. 2003. Electron density measurement with dual-energy x-ray CT using synchrotron radiation. *Phys. Med. Biol.* **48:** 673–685.

149. van Herk M, Remeijer P and Lebesque J V. 2002. Inclusion of geometric uncertainties in treatment plan evaluation. *Int. J. Radiat. Oncol. Biol. Phys.* **52:** 1407–1422.

150. Verburg J M and Seco J. 2014. Proton range verification through prompt gamma-ray spectroscopy. *Phys. Med. Biol.* **59:** 7089–7106.

151. Verburg J M, Riley K, Bortfeld T and Seco J. 2013. Energy- and time-resolved detection of prompt gamma-rays for proton range verification. *Phys. Med. Biol.* **58:** L37–L49.

152. Verellen D, De Ridder M, Linthout N, Tournel K, Soete G and Storme G. 2007. Innovations in image-guided radiotherapy. *Nat. Rev. Cancer* **7:** 949–960.

153. Verhey L J, Goitein M, McNulty P, Munzenrider J E and Suit H D. 1982. Precise positioning of patients for radiation therapy. *Int. J. Radiat. Oncol. Biol. Phys.* **8:** 289–294.

154. Vynckier S, Derreumaux S, Richard F, Bol A, Michel C and Wambersie A. 1993. Is it possible to verify directly a proton-treatment plan using positron emission tomography? *Radiother. Oncol.* **26:** 275–277.

155. Wang P, Cammin J, Bisello F, Solberg T D, McDonough J E, Zhu T C, Menichelli D and Teo B K K. 2016. Proton computed tomography using a 1D silicon diode array. *Med. Phys.* **43:** 5758–5766.

156. Wohlfahrt P, Möhler C, Enghardt W, Greilich S and Richter C. 2017a. OC-0150: Dual-energy CT-based proton treatment planning to assess patient-specific range uncertainties. *Radiother. Oncol.* **123:** S73–S75.

157. Wohlfahrt P, Möhler C, Hietschold V, Menkel S, Greilich S, Krause M, Baumann M, Enghardt W and Richter C. 2017b. Clinical implementation of dual-energy CT for proton treatment planning on pseudo-monoenergetic CT scans. *Int. J. Radiat. Oncol. Biol. Phys.* **97:** 427–434.

158. Woodard H Q and White D R. 1986. The composition of body tissues. *Br. J. Radiol.* **59:** 1209–1218.

159. Xie Y, Bentefour E H, Janssens G, Smeets J, Vander Stappen F, Hotoiu L, Yin L et al. 2017. Prompt gamma imaging for in vivo range verification of pencil beam scanning proton therapy. *Int. J. Radiat. Oncol. Biol. Phys.* **99:** 210–218.

160. Xie Y, Yin L, Ainsley C, McDonough J, Solberg T, Lin A and Teo B. 2016. TU-FG-BRB-01: Dual energy CT proton stopping power ratio calibration and validation with animal tissues. *Med. Phys.* **43:** 3756.

161. Yang M, Virshup G, Clayton J, Zhu X R, Mohan R and Dong L. 2010. Theoretical variance analysis of single- and dual-energy computed tomography methods for calculating proton stopping power ratios of biological tissues. *Phys. Med. Biol.* **55:** 1343–1362.

162. Yang M, Zhu X R, Park P C, Titt U, Mohan R, Virshup G, Clayton J E and Dong L. 2012. Comprehensive analysis of proton range uncertainties related to patient stopping-power-ratio estimation using the stoichiometric calibration. *Phys. Med. Biol.* **57:** 4095–4115.

163. Zhu J and Penfold S N. 2016. Dosimetric comparison of stopping power calibration with dual-energy CT and single-energy CT in proton therapy treatment planning. *Med. Phys.* **43:** 2845–2854.

164. Zhu X, Espana S, Daartz J, Liebsch N, Ouyang J, Paganetti H, Bortfeld T R and El Fakhri G. 2011. Monitoring proton radiation therapy with in-room PET imaging. *Phys. Med. Biol.* **56:** 4041–4057.

165. Zygmanski P, Gall K P, Rabin M S Z and Rosenthal S J. 2000. The measurement of proton stopping power using proton-cone-beam computed tomography. *Phys. Med. Biol.* **45:** 511–528.

第 7 章

为什么要使用粒子治疗而不是光子治疗及如何将决策整合到多模式管理中

Joachim Widder, Richard Pötter

本章纲要

比较光子与粒子(质子或重离子)的深度剂量分布,可以得出任何粒子与光子相比的明显优势。这是粒子治疗相对于光子治疗具有无可辩驳的理论优势的本质。那么为什么仍有关于粒子治疗临床优势的争论,以及为什么当今多学科肿瘤学中推荐粒子与光子治疗(Ruysscher等,2012;Mitin 和 Zietman,2014)?

光子还是粒子?

决定使用粒子而不是光子进行治疗,更像是采用手术方式 A(例如,视频辅助内镜手术)和方式 B(例如,开放手术),而不是给药 A 不给药 B。通常,在治疗特定疾病时对不同药物的比较针对的是不同的致病途径。当使用药物 A 而不是药物 B 治疗疾病时,这可能并不意味着不同的不良反应。然而,最重要的是,这意味着针对病理学的活性剂机制,导致期望效果的作用机制可能会显著不同。例如,在治疗某些恶性肿瘤的过程中,将细胞毒性化疗与阻断特定肿瘤生长因子的抗体进行比较时包含着大量的未知因素,这些未知因素只能在点对点比较中进行分析,而这反过来最好作为双盲随机临床试验来进行,以尽可能减小偏差(Howick 等,2009年)。相比之下,改变手术方式不太可能获得更好的肿瘤特异性结果,因为在改变手术方式时完全去除肿瘤组织的本质并没有改变。最近外科技术的最新进展(如腹腔镜、胸腔镜、机器人辅助手术)的主要目的是通过减少手术创伤来减少手术相关损伤,从而降低正常组织并发症的概率（NTCP）（Howington 等，2013）。作为一种副产品，通过使用机器人将手术器械引导至其目标以提高自由度，不受手的限制或其三维方向的延伸（内镜视频辅助方法）的影响，理论上可以获得更高的肿瘤完全切除率。但尽管如此，考虑到 90%~95% 或更高的完全切除率在统计学上难以改善，且因为优效性通常是边缘化的，与传统手术相比，任何新手术方法展示出更好的等效性或非劣效性，从而更多地被期望用于优效性试验。由于将某些复杂的技术用于治疗目的总是意味着应用相应的技术，这意味着使用机器进行处理将或多或少地依赖于操作员（Fleshman 等，2015；Stevenson 等，2015）。这意味着，只要将该技术应用于治疗目的的基本原则（即减少毒性）没有失效，最终取得的次优结果将成为改进该技术的强大动力（Strong 和 Soper，2015）。

这当然适用于任何粒子治疗，因其已被使用了 10 年，但该技术可能不是最佳的（特别是被动散射，无机载软组织成像，没有使用机架的射野灵活性）。因此，对"质子治疗"或"碳离子治疗"均缺乏深入认识；在将这两种治疗与光子治疗进行比较之前，需要了解更多的技术细节，例如，图像引导、强度调制和射束灵活性（Widder 等，2015）。这对使用任何卫生技术获取或增加证据的方法学来说都具有重要影响（McCulloch 等，2009）。首先，通常技术是在使用时开发的，因此它有不同的版本。改进可能以微小的逐渐变化发生，很少以量子跃迁发生。其次，当使用卫生技术的目的是提高精确度或准确性（或两者兼而有之）时，一般来说，这意味着治疗干预造成的附带损伤将随着这一目标实现而成比例地减少。微创手术和器官保留手术在当代外科学都是至关重要的，是典型的例子。粒子治疗非常适合这一领域，其主要目的是通过减少对恶性肿瘤周围组织的剂量来减少辐射毒性。因此，

采用粒子治疗，特别是质子治疗，在必须证明其在辐射毒性效应方面的优势，或其在肿瘤治疗方面的非劣效性或等效性时，会遇到与手术类似的辐射问题。然而，与外科手术形成鲜明对比的是，放疗的不良反应在很大程度上取决于剂量和剂量分布、关键组织和器官的剂量-体积参数。这些参数是可量化的，反过来又有助于建模。放射治疗后的毒性结果是剂量-体积参数的函数，这些参数或多或少受到临床、遗传、分子或其他患者和肿瘤相关因素的调节。治疗性放射治疗的任何剂量计划都必须在给予肿瘤致死剂量与肿瘤周围未受影响器官和组织的剂量限制、剂量约束和剂量目标之间进行调整，以便尽可能地降低毒性。

在日常放射肿瘤学实践中，对不良辐射效应的可预测性被认为是足够确定的，即使肿瘤控制率低于通常被视为标准治疗的剂量，也可以在几种情况下提高肿瘤剂量的绝对禁忌证。此外，在随机对照试验中，当肿瘤给药剂量增加时，有许多有害的和与预期相反的结果，也就是说，试验的总体结果更差（Minsky 等，2002；Bradley 等，2015）。对这些观察结果最可能的解释是，由于关键组织中的高剂量及毒性增加，部分是隐藏的，不容易追踪到不同的器官或组织。因此，推进这一领域的发展需要对肿瘤控制、生存率以及治疗的不良影响等结果进行细致的分析，作为关键器官和组织剂量-体积参数的函数。当代的治疗计划（包括光子的容积旋转调强，或近距离调强治疗和粒子的使用扫描束的多野优化的强度调制）为剂量分配提供了远比基于辐射证据合理约束多得多的毒性自由度。换句话说，关于最佳剂量分布的知识还存在相当大的差距，特别是当多个器官的剂量-体积参数相互权衡时。鉴于粒子治疗产生的剂量分布与光子治疗大不相同，这一物理事实提供了一个获得更多洞察的特殊机会，而不仅仅是在将

正常组织效应模型仅限于光子疗法时可能获得的。

4 种主要适应证

因此，在以优化粒子治疗适应证为主要目标的框架内进行治疗时，粒子治疗的适应证主要分为四种。

1. 基于 NTCP 模型的适应证：基于预测个体患者某些临床相关放射治疗不良事件的较低风险，制订粒子治疗适应证；即通过应用 NTCP 模型来降低毒性（Langendijk 等，2013；Widder 等，2015）。

2. 基于剂量–体积直方图的适应证：即使在没有经过验证的 NTCP 模型的情况下，根据每个放射肿瘤学家都非常希望保留器官的原则，在只有使用粒子治疗才能实现这一点的情况下，基于对关键器官剂量大幅度减少的需求，制订粒子治疗的适应证（van de Sande 等，2016）。此外，当预防继发性肿瘤成为适应证时，显著降低正常组织剂量–体积参数的推论同样适用。继发于放射治疗的肿瘤具有一种特殊而严重的辐射毒性，其潜伏期比大多数其他不良反应的潜伏期更长。因此，当预防继发性肿瘤成为粒子治疗的适应证时，初次放射治疗的年轻化将始终是一个强有力的因素。与基于 NTCP 模型的适应证相似，对基于最终剂量–体积直方图（DVH）的适应证的判断只能通过对个体患者基础上采用比较计划来证实，或者随着经验的增长，基于预测剂量增加（尚无毒性增加）的模型，使用粒子代替光子，仅基于基线肿瘤扩展和患者解剖，或与光子计划参考数据相结合。

3. 标准适应证：制订粒子治疗适应证，由于疾病和（或）临床情况被视为粒子治疗的经典标准适应证，例如，儿童质子治疗、颅底肿瘤或眼部黑色素瘤（Mitin 和 Zietman，2014）和碳离子治疗，例如，头颈区不能手术的肉瘤和腺样囊性癌（Kamada 等，2015）。记录光子和粒子计划的剂量–体积参数是前两类适应证的关键，以验证、改进甚至新建尚未可用的 NTCP 模型，而分类为标准的粒子治疗适应证并不严格要求比较光子–粒子治疗计划。尽管如此，他们也可能从计划的比较研究中受益，这可能会进一步澄清标准适应证的定义，解决该队列中是否会有一些患者不会或仅仅从粒子治疗中获得少量益处的问题（Ruysscher 等，2012）。

4. 通过测试 TCP/NTCP 的关系比较光子–粒子治疗：通常情况下，质子给予 1Gy 与光子给予 1.1Gy 具有相同的生物学效应，而对于碳离子而言，这个值要高出 2~3 倍（Paganetti，2014；Ebner 和 Kamada，2016）。然而，当使用粒子——特别是较重的粒子如碳离子时——与非肿瘤组织相比，肿瘤每剂量单位的生物效应可能不同。因此，第四种也是最有趣的一种适应证来自临床研究，它们研究的是(重)粒子与光子相比对肿瘤与正常组织生物学效应的不同治疗比率。在这里，生物学驱动的不同组织的辐射效应概念将形成治疗软组织肉瘤等患者的理论基础。在这些研究中，对检验所做的假设建立在粒子与光子在相同剂量单位上产生不同的生物效应，从而产生更有利的 TCP/NTCP 关系。本文研究的现象包括但不限于不同粒子的不同氧增强比，或不同正常组织或肿瘤组织中生物效应沿束流路径的线性能量传递（LET）以及分数大小（Suit 等，2010）。目前临床上关于沿束流路径的不同生物效应假说的适用性证据几乎没有，因此，在此假设下得出的任何适应证都必须进行重新分级试验（Mitin 和 Zietman，2014）（表 7.1）。

缺乏证据的原因

20 世纪 60 年代初，质子首次用于放射治

表 7.1 适应证类别

适应证类别	肿瘤控制概率（TCP）	并发症概率（NTCP）
基于 NTCP 模型	同样的肿瘤剂量	因正常组织（NT）剂量较少而较少
基于 DVH	所需肿瘤剂量可行	即使在没有经过验证的 NTCP 模型的情况下，由于关键器官的大剂量减少而减少
标准	所需的肿瘤剂量（仅）适用于粒子	即使尚未明确并发症较少，NT 剂量也可以接受
粒子–光子对比研究	由于肿瘤组织中适宜的（较高的）RBE，每肿瘤剂量单位可能更高	由于 NT 中有利（较低）的 RBE[a]，每 NT 剂量单位可能较低

RBE，相对生物学效应。

疗，大约 20 年后，美国、欧洲、日本和俄罗斯的一些医疗机构开始治疗精心挑选的患者。在传统的光子放疗中引入基于三维图像的剂量计划和计算之前，选择了技术上适合质子治疗的肿瘤。对转移倾向相对较低的局部高度侵袭性肿瘤患者进行治疗，例如，颅底脊索瘤和软骨肉瘤，或眼部黑色素瘤，即使对于肿瘤太大而无法进行近距离接触治疗的患者，也能够以较高的局部控制率进行保眼治疗（Potter 等，1997）。假设 TCP/NTCP 的比值有利，类似的推理首先用于中子，然后用于碳离子（Kamada 等，2015），特别是用于"抗辐射"肿瘤，例如，无法手术的肉瘤。在这些患者中，实现了对位于关键器官附近的肿瘤给予非常高的生物有效剂量的剂量分布，这在当时用光子技术是不可能实现的。这些肿瘤没有表现出呼吸运动，并且通常在解剖学上毗邻不动的骨结构，使得基于正交 X 线的位置验证具有高精度。此外，患有这些罕见恶性肿瘤的患者被纳入粒子治疗计划，因为他们愿意被转诊到通常远离家园、有时甚至在不同大陆的极少数治疗机构。由于过度的选择偏差，这使得质子或碳离子治疗与光子治疗的结果几乎不可能进行任何比较。因此，在这一时期，几乎没有证据表明粒子优于光子，而中子放疗出现了一些有希望的迹象（Laramore 等，1993a，1993b）。直到 21 世纪初，全世界质子设施的数量才迅速增加。但是，质子治疗以及使用重离子治疗仍然是

一种非常稀缺的资源，需要对患者进行高度的选择，而这种选择通常不是基于在个别病例中显示出的剂量学优势。

人们一致认为，质子（或重离子）的剂量分布能够减少靶体积以外的剂量（同时最终增加靶体积内的肿瘤效应），这就是为什么离子可能比光子更适合放射治疗的原因。为什么这一点没有得到足够的重视来实践证明，取而代之的在相当薄弱的证据基础上不断地宣布其优越性呢？离子束治疗仍然缺乏证据的原因很多。

质子治疗已经被证实是，而且在可预见的未来，仍将是一种极其稀缺的资源（Bakelman 等，2014）。与此同时，它仍被认为是一种比光子治疗法更好的放疗技术：有时甚至放射肿瘤学家也经常建议和交流，质子可以在肿瘤周围组织完全不受影响的情况下，为肿瘤提供更高的剂量。这一基本上未经证实的说法——实际上提供的大多数质子治疗并没有给予比光子治疗更高剂量的肿瘤治疗，加上资源的缺乏，至少部分解释了为什么在技术上选择最有可能从粒子中受益的患者进行比较研究或研究仍然具有挑战性。可能有些患者，有时得到医生的支持，他们只是"想要"质子，并准备为此买单。质子设备的管理者也可能主要关心的是创造收入。此外，粒子设备制造商没有任何动机去测试他们的产品。恰恰相反，与标准光子治疗相比，销售粒子设备并提供相应的治疗并不需要证明其优越的

价值。因此,从生产者的角度来看,声称而非展示其优越性在经济上更为合理 (Zietman 等,2010)。可以说这是一个相当大的障碍,无法定义质子治疗的适应证,因其显然会为患者带来更好的结果。如果在将新药与当前最佳标准进行比较的试验中,药物注册和分发没有显示出益处,那么制药行业将不会赞助任何一项临床试验。另一个极端是,一些放射肿瘤学家甚至建议不要考虑对任何患者进行粒子治疗,因为他们似乎知道在缺乏证据的情况下,尽管离子治疗具有剂量学优势,但与光子治疗相比,它不会表现出任何临床相关的优势。

在多学科肿瘤委员会的决策中加入粒子

这种缺乏证据的环境加上反对证据生成的相关利益,对于如何将粒子治疗纳入肿瘤委员会的审议和讨论具有重要影响。如果在肿瘤委员会没有明确的方法框架和明确目标来考虑粒子治疗,几乎可以肯定的是,参与人员的主观倾向将决定推荐的过程,以及由此进行粒子治疗的队列组成。

只要没有明确的证据表明任何肿瘤在临床上采用粒子治疗比光子治疗更有效,考虑粒子治疗对于特定的患者来说就归结为一个问题,即粒子的剂量分布是否可能对患者产生有利的结果;换句话说,在给定肿瘤剂量下,粒子可达到的剂量分布在关键正常组织、器官或器官的部分是否会有相应的不同。在肿瘤委员会合理选择患者进行粒子治疗的要素应取决于治疗的可预测效果,就像在肿瘤委员会上合理推荐的任何其他治疗一样。对于给定的肿瘤治疗,以及对于给定的癌症治疗的任何建议都取决于两个因素:与任何其他肿瘤定向治疗相比,对于粒子治疗的建议,在这里没有什么特别之处。然而,

考虑到放射治疗, 以及在决定粒子与光子治疗时,建议应基于各自治疗方式的预期剂量分布。在给定的肿瘤剂量下 (这反过来意味着一定的肿瘤控制概率),患者因接受粒子治疗而遭受不良反应的风险将随着相关正常组织剂量的变化而降低。因此,这可以也应该通过计算机光子粒子治疗计划的比较来证明。对于碳离子放射治疗来说,这种情况更具挑战性,因为假设通过使用重粒子来改善肿瘤控制,从而提高治疗比率 (TCP/NTCP)。在这里,局部控制必须是主要终点(对不良反应进行仔细监测),并且不可避免地将结果与局部控制进行有效比较。

肿瘤委员会有时可能难以估计关键器官的剂量减少量,并且通常无法以足够的精确度量化不良反应的风险降低量。

实用折中：诊断成像计划

比较不同模式之间剂量分布的一个实际解决方案,可能是在诊断成像方面对光子与粒子进行比较研究计划,因为基于这种比较的评估甚至比经验丰富的光子和粒子辐射肿瘤学家的最佳猜测更接近实际治疗情况。然而,很明显,这样的比较计划只是再次接近实际的治疗情况,但它有一个巨大的优势,即当患者可能实际上在没有收到粒子治疗的建议时,将不必进行治疗准备和计划 CT 或 MRI 以进行粒子治疗。针对这些情况,开发特定肿瘤位置的预选模型将非常有用。由于许多因素,对诊断成像的计划将在一定程度上使粒子的剂量分布优于实际可实现的剂量分布,这些因素包括缺乏任何运动管理,成像时患者的诊断定位与治疗定位相反,诊断成像时缺乏双能 CT 扫描,缺乏定位辅助设备和治疗床,最终的造影剂会干扰剂量和其他较小或较大的差异,从而导致实际可实现的治疗计划的位置依赖性偏离。此外,这些给定的差异可能会对粒子计划产生不同于光子计划的影

响，而光子计划反过来可能通过计划预评估模型进行预测。然而，就可行性而言，对诊断成像的治疗设计计划进行计算机对比可能是最优的方法——主要由于可行性——选择可能最终受益于粒子治疗的患者，与仅仅通过观察肿瘤板上的图像来决定适应证相比，这将提供更可靠的预期益处。

标准化的必要性

在对粒子治疗的潜在优势进行合理评估之前，应该尽可能地使肿瘤和临床靶区体积的定义以及特定肿瘤部位的危及器官的轮廓勾画标准化以及自动化。此外，使用给定科室实际可实现的不确定性设置（分别为光子的计划体积外放，以及质子和离子的稳健性设置）生成治疗计划，反过来又取决于许多因素，例如，机器参数和用于治疗指导的相应成像。标准化和自动化不仅是为了实现更客观的光子–粒子治疗计划比较，而且出于可行性和效率的原因，也是非常可取的，因为这种计划比较工作会给治疗计划部门带来相当大的额外负担。

▨ 要求:骨干

应建立详细的数据库，其中包括肿瘤、患者和治疗参数及特征的多因素基线和结果评估(Niezink 等,2015)。这类数据库应对任何类型的数据开放，包括肿瘤和正常组织的分子生物学；通常，必须包括来自光子和粒子治疗的完整剂量数据(Kessel 等,2012;Combs 等,2013)。患者、医生或卫生保健专业人员对疾病负担和治疗相关毒性的评估，以及肿瘤控制、复发和生存数据以及相关的成像数据，应成为评估粒子治疗效益所需预测模型的开发和验证基础。特别是与毒物相关的数据需要严格通过前瞻性研究获取，因为回顾性评分不可避免地带有偏差，严

重降低了数据的可靠性。全剂量–体积参数需要定期从粒子治疗患者中检索，同时也需要从计划比较以及（理想情况下）具备接受光子治疗适应证的相似患者中检索。结果测量和 NTCP 模型需要不断更新和重新校准，以保持或提高其准确性。

谁来决定粒子治疗?

由于粒子治疗而非光子治疗的决定是关于放射治疗技术和科学技术的决定，它显然只能由放射肿瘤学家做出，就像决定手术方式或选择某种抗肿瘤药物应该分别由肿瘤外科医生和医学肿瘤专家来决定一样。有时，患者自己做决定去质子中心进行治疗。此外，非放射肿瘤学家（外科医生、肿瘤内科医生甚至非肿瘤学专家）可能会在肿瘤委员会上向患者推荐质子或甚至碳离子治疗，甚至绕过多学科的讨论。这种做法不应鼓励，因其不能合理反映患者的自主决定，而是让患者根据可能不平衡的信息做出决定。可以理解的是，需要放疗的患者会接受这样一种建议，即通过向肿瘤提供更高剂量的治疗，同时改善对健康组织的保护，从而提高治疗效果，而且他们不太可能为这种说法要求证据。

扩大的人群

因此，有资格接受粒子治疗的人群中应该有可能从这种治疗中获益的患者。只要没有明确的迹象表明任何肿瘤实体或分子特征对粒子而不是光子更敏感，潜在的益处只能通过剂量学优势来确定：肿瘤控制对正常组织并发症的概率更高(TCP/NTCP)(Suit 等,2010)。这种方法非常类似于分子靶向治疗，为了有效，需要针对肿瘤或免疫细胞的分子特征。如果给没有表现出关键（分子）特征的患者服用，则分子靶向药剂通常是无效的。可以预见的是，当给缺乏关键剂量学和(或)生物学特征的患者使用粒子治疗

是无效的。这种材料的收集对常规治疗和最终的临床研究比较都是必要的。在常规治疗中，收集患者、肿瘤和治疗数据，以便使用它们来验证和更新预测正常组织并发症和不同维度结果的模型。即使是在比较性临床研究中，也需要将光子治疗和粒子治疗之间的剂量学计算上的差异作为一个纳入标准，没有这一标准，这项研究有意义的结果将是非常不可能的（Widder 等，2015）。已有临床证据证明绕过剂量学扩大研究人群会产生有害影响：对于局部晚期非小细胞肺癌，光子与质子的 II 期前瞻性随机试验对于毒性和肿瘤控制结果都是阴性的（Liao 等，2018）。这完全可以用光子和质子之间完全没有剂量学差异来解释。结果毫不奇怪，治疗组之间在任何方面都没有结果差异。前列腺癌被动散射质子治疗与 IMRT 治疗的回顾性调查结果也为阴性，患者的资格也没有基于任何剂量可预测的优势（Sheets 等，2012）。

结论

总之，将粒子治疗纳入多学科治疗决策中应遵循普遍接受的循证医学原则：就像使用一种新药或一种新的外科技术不需要在多学科肿瘤委员会进行不同的推理一样，粒子治疗也不需要。一种治疗对另一种治疗方案的任何合理建议都是基于预测有利结果的模型，例如，就临床相关结果而言，治疗 A 与治疗 B 的有利危险比。肿瘤控制和临床相关毒性是关键的结果指标。这一原则保留了为粒子治疗提出合理建议的有效性。

参考文献

1. Bekelman, J E, D A Asch, Z Tochner, J Friedberg, D J Vaughn, E Rash, K Raksowski, and S M Hahn. 2014. Principles and reality of proton therapy treatment allocation. *International Journal of Radiation Oncology, Biology, Physics* 89 (3): 499–508. doi:10.1016/j.ijrobp.2014.03.023.
2. Bradley, J D, R Paulus, R Komaki, G Masters, G Blumenschein, S Schild, J Bogart et al. 2015. Standard-dose versus high-dose conformal radiotherapy with concurrent and consolidation carboplatin plus paclitaxel with or without cetuximab for patients with stage IIIA or IIIB non-small-cell lung cancer (RTOG 0617): A randomised, two-by-two factorial P. *The Lancet Oncology* 16 (2): 187–199. doi:10.1016/S1470-2045(14)71207-0.
3. Combs, S E., M Djosanjh, R Potter, R Orrechia, T Haberer, M Durante, P Fossati et al. 2013. Towards clinical evidence in particle therapy: ENLIGHT, PARTNER, ULICE and beyond. *Journal of Radiation Research* 54 (suppl 1): i6–i12. doi:10.1093/jrr/rrt039.
4. Ebner, D K, and T Kamada. 2016. The emerging role of carbon-ion radiotherapy. *Frontiers in Oncology* 6: 140. doi:10.3389/fonc.2016.00140.
5. Fleshman, J, M Branda, D J Sargent, A M Boller, V George, M Abbas, W R Peters et al. 2015. Effect of laparoscopic-assisted resection versus open resection of stage II or III rectal cancer on pathologic outcomes: The ACOSOG Z6051 randomized clinical trial. *JAMA* 314 (13): 1346–1355. doi:10.1001/jama.2015.10529.
6. Howick, J, P Glasziou, and J K Aronson. 2009. The evolution of evidence hierarchies: What can bradford hill's 'guidelines for causation' contribute? *Journal of the Royal Society of Medicine* 102 (5): 186–194. doi:10.1258/jrsm.2009.090020.
7. Howington, J A, M G Blum, A C Chang, A A Balekian, and S C Murthy. 2013. Treatment of stage I and II non-small cell lung cancer: Diagnosis and management of lung cancer, 3rd ed: American college of chest physicians evidence-based clinical practice guidelines. *Chest* 143 (suppl 5): e278S–e313S. doi:10.1378/chest.12-2359.
8. Kamada, T, H Tsujii, E A Blakely, J Debus, W De Neve, M Durante, O Jäkel et al. 2015. Carbon ion radiotherapy in Japan: An assessment of 20 years of clinical experience. *The Lancet Oncology* 16 (2): e93–e100. doi:10.1016/S1470-2045(14)70412-7.

9. Kessel, K A, N Bougatf, C Bohn, D Habermehl, D Oetzel, R Bendl, U Engelmann et al. 2012. Connection of European particle therapy centers and generation of a common particle database system within the European ULICE-framework. *Radiation Oncology* 7 (1): 115. doi:10.1186/1748-717X-7-115.

10. Langendijk, J A, P Lambin, D De Ruysscher, J Widder, M Bos, and M Verheij. 2013. Selection of patients for radiotherapy with protons aiming at reduction of side effects: The model-based approach. *Radiotherapy and Oncology*. doi:10.1016/j.radonc.2013.05.007.

11. Laramore, G E, J M Krall, F J Thomas, K J Russell, M H Maor, F R Hendrickson, K L Martz, T W Griffin, and L W Davis. 1993a. Fast neutron radiotherapy for locally advanced prostate cancer. Final report of radiation therapy oncology group randomized clinical trial. *American Journal of Clinical Oncology* 16 (2): 164–167.

12. Laramore, G E, J M Krall, T W Griffin, W Duncan, M P Richter, K R Saroja, M H Maor, and L W Davis. 1993b. Neutron versus photon irradiation for unresectable salivary gland tumors: Final report of an RTOG-MRC randomized clinical trial. Radiation therapy oncology group. Medical research council. *International Journal of Radiation Oncology, Biology, Physics* 27 (2): 235–240.

13. Liao, Z, J Jack Lee, R Komaki, D R Gomez, M S O'Reilly, F V Fossella, G R Blumenschein, et al. 2018. Bayesian adaptive randomization trial of passive scattering proton therapy and intensity-modulated photon radiotherapy for locally advanced non-small-cell lung cancer. *Journal of Clinical Oncology*. doi:10.1200/JCO.2017.74.0720.

14. McCulloch, P, D G Altman, W B Campbell, D R Flum, P Glasziou, J C Marshall, J Nicholl et al. 2009. No surgical innovation without evaluation: The IDEAL recommendations. *The Lancet* 374 (9695): 1105–1112. doi:10.1016/S0140-6736(09)61116-8.

15. Minsky, B D, T F Pajak, R J Ginsberg, T M Pisansky, J Martenson, R Komaki, G Okawara, S A Rosenthal, and D P Kelsen. 2002. INT 0123 (Radiation Therapy Oncology Group 94-05) Phase III trial of combined-modality therapy for esophageal cancer: High-dose versus standard-dose radiation therapy. *Journal of Clinical Oncology: Official Journal of the American Society of Clinical Oncology* 20 (5): 1167–1174.

16. Mitin, T, and A L Zietman. 2014. Promise and pitfalls of heavy-particle therapy. *Journal of Clinical Oncology: Official Journal of the American Society of Clinical Oncology* 32 (26): 2855–2863. doi:10.1200/JCO.2014.55.1945.

17. Niezink, A G H, N J Dollekamp, H J Elzinga, D Borger, E J H Boer, J F Ubbels, M Woltman-van Lersel et al. 2015. An instrument dedicated for modelling of pulmonary radiotherapy. *Radiotherapy and Oncology*. doi:10.1016/j.radonc.2015.03.020.

18. Paganetti, H. 2014. Relative biological effectiveness (RBE) values for proton beam therapy. Variations as a function of biological endpoint, dose, and linear energy transfer. *Physics in Medicine and Biology* 59 (22): R419–R472. doi:10.1088/0031-9155/59/22/R419.

19. Potter, R, K Janssen, F J Prott, J Widder, U Haverkamp, H Busse, and R P Muller. 1997. Ruthenium-106 eye plaque brachytherapy in the conservative treatment of uveal melanoma: Evaluation of 175 patients treated with 150 Gy from 1981–1989. *Frontiers of Radiation Therapy and Oncology*. http://gateway.webofknowledge.com/gateway/Gateway.cgi?GWVersion=2&SrcAuth=ORCID&SrcApp=OrcidOrg&DestLinkType=FullRecord&DestApp=MEDLINE&KeyUT=MEDLINE:9205894&KeyUID=MEDLINE:9205894.

20. Ruysscher, D De, M M Lodge, B Jones, M Brada, A Munro, T Jefferson, and M Pijls-Johannesma. 2012. Charged particles in radiotherapy: A 5-year update of a systematic review. *Radiotherapy and Oncology: Journal of the European Society for Therapeutic Radiology and Oncology* 103 (1): 5–7. doi:10.1016/j.radonc.2012.01.003.

21. Sheets, N C, G H Goldin, A M Meyer, Y Wu, Y Chang, T Sturmer, J A Holmes et al. 2012. Intensity-modulated radiation therapy, proton therapy, or conformal radiation therapy and morbidity and disease control in localized prostate cancer. *JAMA* 307 (15): 1611–1620. doi:10.1001/jama.2012.460.

22. Stevenson, A R L, M J Solomon, J W Lumley, P Hewett, A D Clouston, V J Gebski, L Davies, K Wilson, W Hague, and J Simes. 2015. Effect of laparoscopic-assisted resection versus open resection on pathological outcomes in rectal cancer. *JAMA* 314 (13): 1356. doi:10.1001/jama.2015.12009.

23. Strong, S A., and N J. Soper. 2015. Minimally invasive approaches to rectal cancer and diverticulitis. *JAMA* 314 (13): 1343. doi:10.1001/jama.2015.11454.

24. Suit, H, T DeLaney, S Goldberg, H Paganetti, B Clasie, L Gerweck, A Niemierko et al. 2010. Proton versus carbon ion beams in the definitive radiation treatment of cancer patients. *Radiotherapy and Oncology* 95 (1): 3–22. doi:10.1016/j.radonc.2010.01.015.

25. van de Sande, M AE, C L Creutzberg, S van de Water, A W Sharfo, and M S Hoogeman. 2016. Which cervical and endometrial cancer patients will benefit most from intensity-modulated proton therapy? *Radiotherapy and Oncology* 120 (3): 397–403. doi:10.1016/j.radonc.2016.06.016.

26. Widder, J, A van der Schaaf, P Lambin, C A Marijnen, J P Pignol, C R Rasch, B J Slotman, M Verheij, and J A Langendijk. 2015. The quest for evidence for proton therapy: Model-based approach and precision medicine. *International Journal of Radiation Oncology, Biology, Physics.* doi:S0360-3016(15)26569-8.

27. Zietman, A, M Goitein, and J E Tepper. 2010. Technology evolution: Is it survival of the fittest? *Journal of Clinical Oncology: Official Journal of the American Society of Clinical Oncology* 28 (27): 4275–4279. doi:10.1200/JCO.2010.29.4645.

第 **8** 章

多学科协同网络在推进肿瘤治疗中的作用

Manjit Dosanjh, Jacques Bernier

欧洲轻离子强子治疗网络 (ENLIGHT) 于 2002 年 2 月在欧洲核子研究组织 (CERN) 举行了首次会议。来自辐射生物学、肿瘤学、物理学和工程学等不同学科的约 70 名专家参加了首次会议[1]。当时,"多学科性"还不是一个流行词,ENLIGHT 是该领域的真正先驱[2]。

在粒子治疗方面有经验和兴趣的临床医生、物理学家、生物学家和工程师第一次聚集在该网络的保护伞下。在欧盟委员会的支持下,ENLIGHT 自身还运营着另外 4 个欧盟资助的项目——ULICE、PARTNER、ENVISION 和 ENTERVISION[3-6]。事实上,该网络已成为一个开放的协作工具,成为所有相关行业的共同多学科平台。自成立以来,ENLIGHT 依靠其成员的各种技能,能够识别和应对技术挑战,培训年轻的研究人员,支持创新并募集资金。

为包括强子治疗在内的放射治疗研究人员和专家创建一个多学科、跨国平台的想法诞生于 2001 年, 当质子–离子医疗器械研究 (PIMMS) 在 MedAustron 会议上提出时,建立提供多种辐射模式专业中心的整个想法正在欧洲兴起[7]。当时,欧洲放射治疗与肿瘤学会 (ESTRO) 也开始意识到考虑其他放射治疗方式的重要性;与此同时,欧洲核子研究中心 (CERN)

的乌戈·阿玛尔迪 (Ugo Amaldi) 正在推动该组织更多地参与强子治疗和加速器在医学物理学方面的应用进展。事实上,ENLIGHT 的创立是一些有远见人士的努力成果,他们看到了协作和知识共享的力量。

该网络支持的最具启发性的举措之一是组织专门融合科学背景和专业知识的会议,目的是创造一种新的合作和分享文化。第一次这样的会议是 2010 年在欧洲核子研究中心举行的欧洲健康物理学 (PHE) 会议,该中心是基础物理学的殿堂。虽然表面上看,大型加速器和巨型探测器似乎与医学所需的尖端工具没有太多共同之处,但物理学对生命科学的应用并不陌生。诊断仪器中使用了几种检测技术,物理实验室中诞生了辐射和强子治疗。利用质子治疗肿瘤的想法最早是由物理学家罗伯特·威尔逊于 1946 年提出的,他后来成为芝加哥附近的费米国家加速器实验室 (费米实验室,Fermilab) 的创始人和第一任主任[8]。第一批患者于 20 世纪 50 年代在核物理研究设备中通过非专用加速器进行治疗。最初,临床应用仅局限于身体的几个部位,因为加速器的能量不足以让质子深入组织内部。

20 世纪 70 年代末, 随着加速器技术的进步,加上医学成像和计算机技术的发展,使得质子治疗成为常规医学应用的可行选择。然而,直到 20 世纪 90 年代初,质子设备才在临床环境中建立起来,第一台是在美国加利福尼亚州的洛玛琳达(Loma Linda)。截至 2016 年底,全球有近 70 个中心投入运营,另有 63 个中心正在建设或处于规划阶段(图 8.1)。其中大部分是质子中心,美国 25 个(仅质子),欧洲 19 个(3 个双中心),日本 15 个(4 个碳和 1 个双中心),中国 3 个(1 个碳和 1 个双中心),世界其他地区 4 个。在全球范围内,粒子治疗,尤其是质子治疗有着巨大的发展势头。目前正在建设新的中心有 63 个,因此到 2021 年,将有 130 个中心在近 30 个不同的国家运作。我们可以自豪地说,通过让科学家和医生计划共同和同步的行动,ENLIGHT 的努力无疑帮助强子治疗和高科技医学获得了动力。

由 ENLIGHT 支持的第一次聚会和会议聚焦于内在的物理过程,这些物理过程使强子治疗成为治疗肿瘤的一种有希望的方法,而传统的放疗技术无法轻易治疗肿瘤,因为它们要么具有抗辐射性,要么位于非常靠近危及器官的位置。他们还讨论了放射生物学、加速器、放射性同位素生产、探测器和信息技术的使用。这些种子在那里迅速扩展,并为网络制定了更宏伟的目标。在几年的时间里,PHE 会议已经与纯医学的"放射肿瘤学转化研究国际会议"(ICTR)联合起来,成为跨学科 ICTR-PHE 会议,自 2012 年以来每两年举行一次。ICTR 有 10 年的历史,已建立了协同网络,它为新创建的大熔炉注入了新的力量。就像 ENLIGHT,ICTR-PHE 从一开始就是一个多学科会议,因为它不仅吸引了粒子物理学、强子治疗、放射治疗方面的专家,而且还吸引了核医学、免疫治疗等方面的专家。单靠 PHE 只能处理探测器和检测体内特定粒子影响的技术等主题。另一方面,ICTR 已经开展了转化研究,但仅限于 X 线范围。这两者共同创造了一个新的融合。多年来,物理学家学会了调整他们的工作方向,以更好地满足医生的需求,医疗环境也学会了来自基础科学实验室的方法论和方法。分享和讨论最新的研究结果,并应对挑战和可能的发展,以指明在欧洲范围内诊断和治疗的进一步研究中具有最优先考虑的课题,这对会议成员来说只是一件平常的业务。一

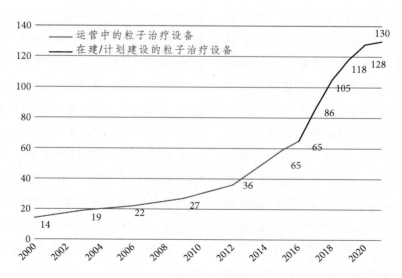

图 8.1 2016 年底在全球运营、在建和规划阶段的强子治疗设备。[From https://www.ptcog.ch/index.php/facilities-in-operation; https://www.ptcog.ch/index.php/facilities-under-construction. Particle therapy Co-Operative Group (PTCOG)]

种新的思维、工作和协作方式诞生了,放射化学家、核医学医生、生物学家、软件开发人员、加速器专家、放射肿瘤学家、探测器和医学物理学家被要求提出创新建议,以进一步推动肿瘤管理的综合方法。由肿瘤对放射治疗的生物响应驱动的自适应放疗、化疗和生物辐射等药物-辐射相互作用的临床应用,通过放疗对宿主免疫系统的调节以及强子治疗的精确模拟工具是从这些"弥合差距"策略中获得的最重要的治疗优化创新之一。

今天,曾经是开拓性的愿景已经成为证据:包括肿瘤以及其他复杂疾病表明,最好的治疗只能是许多不同领域的专家合作的结果。EN-LIGHT 展示了定期和有组织的交换数据、信息和最佳实践的优势。我们对肿瘤了解越多,就越意识到它不是一种单一的疾病,而是多种不同的健康问题,它们以不同的方式发展并有不同的行为。如果我们想要与之抗争,我们必须将所有的努力投入到开发一种个性化的方法上,而不是寻找拯救全人类的唯一"圣杯"。在个性化治疗中,我们正在寻找能够以非常有针对性的方式治疗特定问题的单一特征。当我们今天观察癌细胞时,我们寻找特定的突变,以了解所期待的放射敏感性;我们在许多专家的帮助下评估了整体情况;我们考虑了文献中大量研究和贡献的信息。

在强子治疗的科学辩论中,个性化治疗占据了中心地位(图 8.2)。技术并非停滞不前:发展对降低成本至关重要;为每个特定病例提供量身定制的治疗;并在束流照射方面达到必要的复杂程度,以治疗复杂的病例,例如,运动器官的肿瘤内部或其临近区域。在这种情况下,成像是关键。如今,很明显,最佳成像工具必须结合不同的成像模式,例如,PET 和瞬发光子。当然,PET 是剂量成像的主要工具,但在强子治疗的束流实时监测中,一个众所周知的问题是必须为束流喷嘴留出空间:部分环形 PET 扫描仪不能提供全角度采样,因此在重建图像中引入伪影。飞行时间(TOF)技术通常用于改进图像重建过程。贾吉勒正电子发射断层扫描仪(J-PET)是一种创新性的概念,它可以检测塑料闪烁体中的背对背光子,并应用压缩传感理论来

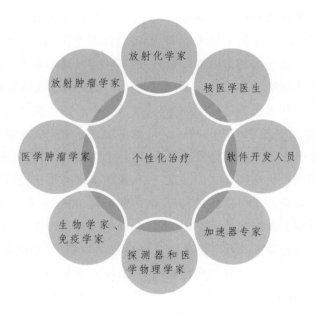

图 8.2　个性化治疗的协作方法。

获得更好的信号归一化，从而提高 TOF 分辨率。美国正在研发的新型"探险者(EXPLORER)"全身 PET 有望在目前的情况下带来 6 倍的改善。这台功能强大的机器有望让临床医生能够以更高的空间分辨率重建图像，检测出较小的病变和低级别疾病，并为动力学建模提供更好的统计数据。"探险者"还将使辐射剂量预期减少 40 倍，这将使更多的患者能够在更早的阶段以低得多的风险得到准确诊断。

30 年前，我们没有意识到所有这些发展都是可能的。我们没有技术和仪器；我们不知道如何看待细胞行为和进化。分子生物学还没有诞生；CT 扫描仪甚至都不是一个梦；PET 和 MRI 还不存在。例如，为了评估肿瘤细胞的抗辐射性，我们可以直接轰击取自肿瘤的细胞样本，并计算放射治疗后存活的细胞分数。今天，我们发现所有这些都是非常原始和不准确的。如果我们回顾历史，我们会意识到细胞和分子生物学实现了量子飞跃，这促使放射生物学取得了意想不到的迅速进展。我们已经提高了分子肿瘤对离子和光子照射反应的理解，以及对离子引起复杂的、不易修复的 DNA 损伤的生物学结果的理解。了解强子治疗影响的细胞信号传导机制将有助于提高治疗效果。一个特别棘手的问题是质子和碳离子相对于光子的相对生物学效应(RBE)。需要在标准化剂量学和实验室条件下对不同离子进行更广泛和系统的放射生物学研究，以解决这一问题以及其他未解决的问题。

如果我们今天看粒子治疗，我们会发现下一步将是碳和其他离子的广泛应用。它们甚至相比质子有一些明显的优势，既可以满足对侵袭性很强肿瘤的局部控制，又能降低急性或晚期毒性，从而提高肿瘤治疗期间和预后的生活质量。自从强子治疗诞生以来，全球已有超过 16 万名患者接受了强子治疗，其中约有 2 万名患者接受了碳离子治疗。

这种快速发展的一个关键因素是培训，因为粒子治疗中心需要训练有素的工作人员，但在这个迅速扩大的领域很少有专家。ENLIGHT 也在这一领域展示了它的远见，因为培训年轻一代从一开始就是该网络的主要目标之一。此外，从 2016 年开始，ENLIGHT 年会还增加了定期培训课程。

强子治疗在设计临床试验时面临着两难境地。事实上，从临床角度来看，强子治疗患者数量的不断增加将允许进行随机试验——即系统的临床研究，在这些研究中，患者采用比较方法进行治疗，以确定哪一种是最有效的治疗方案。

然而，某些考虑因素增加了临床试验环境的复杂性：不仅需要将标准光子放疗与质子，还需要与碳离子进行比较，强子治疗对主要适应证的积极结果。还有一个不容忽视的事实是，大多数接触强子治疗中心的患者充分了解这项技术后，不会接受常规放疗治疗。然而，临床试验正在取得进展。2015 年，在克拉科夫举行的 ENLIGHT 会议上，欧洲的两个双离子(质子和碳)中心——德国海德堡的 HIT 和位于意大利帕维亚的 CNAO 中心首次展示了在其设备上进行的患者数量和剂量分布研究[9-11]。这些数据主要是在单个机构内进行的队列研究中收集的，结果往往强调需要更大的统计数据和统一的数据库。奥地利维也纳纽斯塔特的 MedAustron 强子治疗中心正在提供接受碳离子治疗的患者的更多数据。临床试验也是欧洲以外的国家关注的一个主要焦点：在美国，已经建立了几项随机和非随机试验来比较质子和光子，并研究生存率的改善(对于胶质母细胞瘤、非小细胞肺癌、肝细胞癌和食管癌)或不良反应的减少(低级别胶质瘤、口咽癌、鼻咽癌、前列腺癌和乳腺癌术后放疗)。美国国家癌症研究所资助了一项比较传统放射治疗和碳离子治疗胰腺癌的试验。

ENLIGHT 成立 15 年后，我们可以为取得的成就感到自豪，但我们不能停止不前，享受我们努力的结果[12]。目前的情况要求各个学科越来越多的包容性，以帮助患者获得最佳治疗结果。最近增加的一门领域是免疫学。我们还不知道对人类免疫系统的深入了解会给我们带来什么，但我们已经看到，这正在成为我们抗击癌症时必须考虑的一个关键因素。事实上，辐射与宿主免疫系统的相互作用现在是许多研究的中心。此外，人们越来越关注各种形式的免疫治疗与放射治疗的联系，以提高对癌细胞的杀伤力。在这一领域，目前的转化研究正在调查免疫检查点阻断策略和过继性免疫治疗联合放疗的效果。我们还需要让所有专业人员参与开发新技术，让他们专注于临床领域真正需要的东西。我们需要密切关注专家们在实验室中所取得的所有进展，并迅速将其带给患者。我们需要提高效率；我们需要为各个学科创造交流最佳实践的新方式，并愿意分享他们在各自研究环境中所学到的知识。

未来仍然面临一些挑战，包括获得资金和成功地协调数据，这是在各个社区共享和最佳做法的关键。

医学成像具有关键作用，因为它允许医生对靶区肿瘤部位提供有效剂量，同时最大限度地减少对健康组织的不良反应；必须在治疗前、治疗后和治疗期间尽可能使用各种成像工具，如 PET、MRI 和 CT——单独或联合使用，评估肿瘤的体积和位置。移动的器官，如肺，对医学成像来说是一项具有挑战性的任务，因为在治疗过程中必须监测肿瘤的位置。例如，MRI 与直线加速器的集成可以提供与治疗同步的图像引导，从而减少患者暴露在 CT 扫描的额外电离辐射下。

就卫生经济学而言，强子治疗的循证理论至关重要，特别是在考虑平衡绝对成本与这种治疗方式的治疗指数的必要性时。在大多数国家的医疗改革时期，新技术的循证论证确实是支持其实用性和功效的必要因素。这一点，再加上强子治疗不能统一成为所有肿瘤最可持续的选择，需要精确识别那些最有可能从强子治疗中获益的患者和恶性肿瘤亚组。

在所有形式的放射治疗中，新出现的主题是医疗数据的收集、转移和共享，以及实施大数据分析工具来检查这些数据。这些工具对于实施决策支持系统至关重要，可以针对每位患者量身定制治疗方案。医疗保健领域，特别是放射治疗领域的信息流不仅在数据量方面，而且在涉及的数据类型的多样性方面，都是压倒性的。事实上，专家需要分析患者和肿瘤数据，以及复杂的物理剂量阵列，并将其与同样具有遗传决定因素的临床结果相关联。

ENLIGHT 将自己定位为"THE"网络，所有这些都可以在这里真正形成和发展。我们可以依靠了解最前沿技术和最新突破的世界专家。多年来，ENLIGHT 社区展现出了非凡的自我改造能力，同时保持了其多学科性、整合性、开放性和对后代的关注[12]。所有相关社区都必须制订一份新的优先事项清单，这将使他们能够以最有效的方式应对诸如强子治疗等前沿学科的最新挑战。合作、跨学科也增加了转化研究是可以遵循的模式，使这些模式有效是关键。

参考文献

1. http://cern.ch/enlight, viewed December 2017.
2. M. Dosanjh, April 2002. http://cerncourier.com/cws/article/cern/28632.
3. http://cern.ch/envision, viewed December 2017.
4. http://cern.ch/partner, viewed December 2017.
5. http://cern.ch/entervision, viewed December 2017.
6. http://cern.ch/ULICE, viewed December 2017.
7. Badano L, Benedikt M, Bryant PJ, Crescenti M, Holy P, Knaus P, Maier A, Pullia M, and Rossi S. 1999. Proton-ion medical machine study (PIMMS)—Part I: CERN/PS 99-010 DI, Geneva, Switzerland, March 1999 and with additional authors; G. Borri G, and S. Reimoser S, and contributors F. Grammatica F, M. Pavlovic M, and L. Weisser L., 2000. Part II: CERN/PS 00-007 DR, Geneva, Switzerland, July 2000. A CD with drawings and other data including software is available on request, Yellow Report number CERN 2000–2006.
8. Wilson RR. Radiological use of fast protons. *Radiology* (1946) 47(5):487–491. doi:10.1148/47.5.487.
9. Debus J, Gross KD, and Pavlovic M (Eds.). 1998. *Proposal for a Dedicated Ion Beam Facility for Cancer Therapy* (Darmstadt, Germany: GSI).
10. Durante M, Orecchia R, Loeffler JS. Charged-particle therapy in cancer: Clinical uses and future perspectives. *Nat Rev Clin Oncol* (2017) 14:483–495.
11. ENLIGHT Annual Meeting 2015, Kraków, Poland: http://indico.cern.ch/event/392790/.
12. Dosanjh M and Cirilli M. Networking against cancer, CERN Courier. http://cerncourier.com/cws/article/cern/63701, January 15, 2016.

第 9 章

粒子治疗肉瘤适应证患者的长期疗效和预后因素

Beate Timmermann, Stephanie E. Combs

本章纲要

引言

肉瘤包括一组罕见且异质的实体恶性肿瘤,起源于软组织(84%)或骨骼(14%)[1]。多学科治疗通常与危及器官相邻的肉瘤具有挑战性,并且根据各自的部位、组织病理学和分期而有很大的不同。尽管在过去的几十年中实现了外科技术的提升, 但是如果不冒严重损伤的风险,完全切除通常是不可能的。在这些病例中,外科手术是理想的补充或被高精确放射治疗所替代。然而,肿瘤附近的敏感结构可能会限制肉瘤中有效局部治疗所需的足够剂量。在这种情况下,质子和其他带电粒子(如碳离子)由于其物理和放射生物学特性而受到越来越多的关

注。与标准光子技术和 IMRT 相比,质子和其他带电粒子具有限制照射体积和改善正常组织保护的优点。然而,粒子放射治疗肉瘤的临床益处的证据仍然有限, 尤其是对于长期疗效和预后因素。尽管如此,小群体的早期数据显示了良好的可行性和较高的有效性。对于横纹肌肉瘤(RMS)和尤因肉瘤,质子束治疗(PBT)的数据主要可用,而碳离子放射治疗(CIRT)主要用于骨肉瘤、脊索瘤(CH)和软骨肉瘤(CS)。

横纹肌肉瘤

流行病学

横纹肌肉瘤(RMS)是最常见的儿童软组

织肉瘤，占所有儿童肿瘤的 3.1%，发生率为 4.8/100 万[2,3]。在儿童 RMS 中，最常见的部位是头部和颈部，大多数在髓鞘旁的位置。儿童群体的 5 年总生存率(OS)已从 1975—1979 年的 49% 提高到 2003—2009 年的 64%[3]。成人 RMS 较少见，占成人软组织肉瘤的 2%~5%[4]。这一人群的经验有限，数据主要来自回顾性病例系列[5,6]。与儿童群体相比，成人 RMS 患者的预后较差，5 年生存率为 31%~44%[5,7–9]。

风险分级

RMS 患者的风险分级基于许多因素，如术后肿瘤的残留程度，并考虑区域淋巴结受累、肿瘤大小、侵袭性、淋巴结状态和原发肿瘤部位。这些因素被纳入儿童肿瘤组织(COG)风险分级系统(低、中、高风险)。疾病部位本身也被证明是生存和疾病控制的一个强有力预测因子。眼眶 RMS 的儿童患者具有良好的 10 年总体生存率(OS)和无病生存率(EFS)，分别为 87% 和 77%[10]，但邻近髓质部位的肿瘤预后较差，10 年 OS 和 EFS 分别为 66.1% 和 62.6%[11]。除了年龄较小外，肿瘤较大和组织学(胚胎性除外)，尤其是颅内扩展与在这个不利部位的预后较差有关[11–14]。

治疗

化疗是根据风险分级进行的。局部控制 (LC)通常通过手术联合放射治疗或无放射治疗单纯手术来实现。手术切除的目标是在保留器官和功能组织的同时完全切除肿瘤。然而，手术方法在很大程度上取决于肿瘤部位和完全手术的可行性。在髓鞘旁部位，LC 通常由 CTx（化疗）和单独放射治疗来管理[15]。

根据组间 RMS 研究(IRS)的建议，所有 Ⅱ~Ⅳ 组 RMS 患者将接受放射治疗。放射治疗的剂量、持续性和时间取决于临床分组和疾病部位[16]。

放射治疗已被证明是 RMS 综合治疗的重要组成部分[17,18]。特别是在髓鞘旁 RMS 中，分析强调了进行放射治疗的必要性。据报道，有放射治疗 (68.5% 和 66%)和无初始放射治疗(40.8% 和 25.1%) 的儿童患者 10 年 OS 和 EFS 存在显著的差异[11]。质子治疗(PBT)被认为是高度适形的，剂量学研究已经证实，与传统的基于光子的常规放射治疗和 IMRT 相比，PBT 可能在髓鞘旁[19,20]、眼眶[20,21]和泌尿生殖系统[20,22]可能具有相当大的剂量学优势。然而，关于 PBT 后长期结果的临床比较数据在儿童 RMS 中仍然很少，在成人群体中也不存在。

长期疗效和预后因素

局部 RMS 或转移性胚胎 RMS 的质子束治疗 (PBT) 的 5 年 OS、LC 和 EFS 分别为 78%、81% 和 69%[23]。髓鞘旁 RMS 的预后明显较低，5 年 OS、LC、EFS、PFS(无进展生存率)和 FFS(无失败生存率) 分别为 64%~73%，67.5%~77%、60%、12% 和 59%[23–26]。PBT 之后对预后因素的分析支持这些数据。与其他部位相比，副髓鞘部位是经历局部失败的重要风险因素[24]。此外，髓鞘旁 RMS 的颅内扩展似乎能强有力地预测局部失败，其危险比(HR)为 3.78(P=0.009)[24]。

COG 风险组(高风险组与低风险组/中等风险组)，HR 为 4.86(P=0.09)，IRS 分期(≥3)，HR 为 7.01(P=0.003)，能较好地预测 LC[24]。与 5 年 EFS、OS 和 LC 分别为 61%(P=0.04)、70%(P=0.04)和 77%(P=0.20)的中风险患者相比，低风险组的 5 年 EFS、OS 和 LC 更高(93%、100% 和 93%)[23]。与采用常规放射治疗的 COG 试验相比，使用 PBT 治疗的中危患者的这些结果更差，包括更大的中危患者队列，报道的 FFS 为 68%~73%，OS 为 79%[13]。

患者的年龄也影响肿瘤的控制。与<2 岁或>10 岁的患者(64%)相比，2~10 岁患者的 LC

(88%)有改善的趋势($P=0.07$)[23]。此外,原发肿瘤直径>5cm 会对 OS($P=0.14$)[23]和局部失败($P=3.13$,$P=0.04$)[24]产生不利影响。PFS 的另一个重要积极预测因子是新辅助 CTx 开始与 PT(13 周时治疗完) 开始之间的较短时间间隔,PFS 为57%,而非 89%($P=0.04$)。特别是对于具有颅内进展的高危人群, 这些数据表明应该避免放射治疗的延迟[24,25]。

晚期毒性

根据治疗部位的不同,放射治疗可导致不良事件,如身体生长缓慢、神经内分泌功能障碍或视力障碍[27,28]。PBT 治疗的儿童 RMS 群体中晚期毒性的发生率是有希望的。与接受 IMRT治疗的头颈部 RMS 的长期毒性数据 (范围为32%~47%)[29-31]相比, 儿童队列中任何级别的晚期毒性(18%~35%)[23,24]是有优势的。在几项针对MS 的 PBT 研究中,7%[23]、18%[24]和 8%[25]的患者出现晚期更高级别的毒性。这些晚期后遗症主要表现为内分泌异常、面部发育不全和干眼症[23],以及白内障、听力障碍[23-25]。到目前为止, 仅报道了 1 例辐射诱发的继发性恶性肿瘤[24]。

脊索瘤和软骨肉瘤

流行病学

脊索瘤(CH)作为原发性骨肿瘤,起源于脊索的残余。它发生在轴向骨骼内,2/3 在末端(骶骨和斜坡), 1/3 在脊柱[32]。软骨肉瘤(CS)是一种异质性的恶性软骨形成性骨肿瘤, 是继骨肉瘤之后的第二大原发性肉瘤[33]。

风险分级

肿瘤体积和年龄是重要的预后因素[34,35]。美国肿瘤联合委员会(AJCC)骨肉瘤系统是治疗CH 和 CS 的常用分期系统[36,37],其基于肿瘤的大小、分级、存在和转移的部位。Ⅰ期骨肉瘤是低级别,Ⅱ级骨肉瘤是高级别。Ⅲ期患者表现为局部骨的同步性肿瘤。Ⅳ期分为在肺转移(A)或非肺转移(B)。

治疗

CH 和 CS 的典型位置通常靠近危及器官,因此很少能实现大体全切除术(GTR)。因此,额外的放射治疗有助于达到更好的 LC 并改善预后[38,39]。由于 CH 和 CS 具有高度的抗辐射性,需要高达 70~74Gy 的剂量才能有效(图 9.1)[40,41]。然而, 靠近肿瘤的敏感器官可能限制足够剂量的照射。只有少数系列光子能够提供长期肿瘤控制所需的高剂量[42]。粒子治疗已被证明具有重要的作用,因为超过 70Gy 的局部剂量对于长期 LC 是必不可少的。粒子束的物理特性以及与具有相关生理功能的敏感器官(如脑干、视交叉或脑神经)紧密相邻的复杂解剖结构,是粒子治疗的核心。

长期结果和预后因素

几个中心报道了他们的光子放射治疗结果, 并显示出相当令人失望的长期 LC,CH 为15%~65%,CS 为 80%~100%[43-50]。质子中心的早期数据显示了优越的结果;因此,目前质子治疗应被视为金标准[51]。美国马萨诸塞州波士顿的早期研究报告,204 例 CH 患者的局部失败率为31%,其中 95%为局部复发[51]。

Noel 等发表的法国数据报道了 67 例 CH患者和 CS 患者采用光子放射治疗和质子补量照射[35],CH 和 CS 的 3 年 LC 分别为 71%和85%。CH 的更新结果证实,2 年和 4 年的 LC 为86%和 54%[34]。在该研究中,剂量限制为 67Gy,这低于仅采用质子治疗的大多数系列剂量。最近的数据仅包括接受质子治疗的患者, 没有光

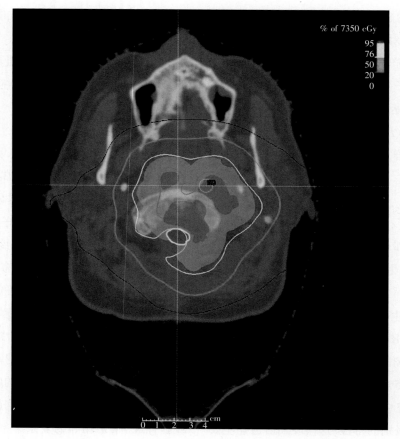

图 9.1　一例保留骨髓的 50 岁斜坡脊索瘤患者，采用调强质子治疗进行同步推量剂量计划。紫色区代表原发肿瘤体积，橙色区代表临床靶体积，红线为 95% 等剂量线，黄线为 76% 等剂量线，浅蓝色线为 50% 等剂量线，深蓝色线为 20% 等剂量线。

子。虽然报道了这种高剂量的总体耐受性，包括不同组织学的肿瘤，但只有少数关于纯 CH 或 CS 可用于长期随访并提供长期证据[52]。

瑞士保罗·谢尔研究所(PSI)公布了他们采用点扫描进行质子治疗后的结果。他们治疗了 151 例(68%)CH 患者和 71 例(32%)CS 患者，中位剂量为(72.5±2.2)Gy RBE。CH 和 CS 患者 7 年的 LC 分别为 71% 和 94%。预后因素是视觉系统和(或)脑干压迫、组织学和肿瘤体积。7 年时 13% 的患者出现严重毒性反应。对毒性(主要是颞叶毒性)的详细分析表明，光子和质子之间的剂量–反应关系没有差异。包含在高剂量区域的主要组织体积可预测不良反应[53,54]，治疗计划

建议指出，不仅最大剂量，特别是体积关系(D_{max} 或 V=1cm³)被认为是最相关的。

最近，海德堡小组报告了 CIRT 后颅底 CH 的长期结果，显示 10 年时 CH 的 LC 高达 54%，CS 的 LC 为 91.5%[55,56]。目前，比较颅底 CH 中质子和碳离子的随机试验正在招募中，以显示哪种粒子类型能带来更好的结果。然而，在这两项研究中均缺少具有现代先进光子技术的治疗组[57,58]。

晚期毒性

质子治疗系列报告显示颅底 CS 的 8 年高级别(>3 级)无毒性生存率(TFS)为 90.8%。虽

然没有统计学意义,但 TFS 受每周治疗分次、年龄和肿瘤体积的影响。已观察到的颅底肿瘤晚期严重毒性反应有听力丧失、小脑或脊髓坏死和视神经病变[40]。在一项针对颅底和脊柱 CH 的质子治疗研究中,9.4%的患者出现晚期后遗症3 级或 4 级毒性反应。3 级晚期毒性主要影响肌肉骨骼和结缔组织。而 4 级晚期毒性包括组织坏死和脑干坏死[59]。

骨肉瘤

流行病学

骨肉瘤主要发生在长骨的干骺端[60,61],是青少年和年轻人中最常见的骨肿瘤[62,63]。与尤因肉瘤一样,骨肉瘤主要发生在 20 岁以下的患者中,其中 10~19 岁的患者约占报告病例的 35%[33]。在所有年龄组中,骨肉瘤的最常见部位为下长骨,尽管骨盆位在较高年龄组中更常见[63]。

风险分级

初始肿瘤大小、肿瘤位置、对化疗的反应,手术缓解和原发转移被认为是骨肉瘤的预后因素[64-66]。与 CH 和 CS 一样,AJCC 分期系统适用于骨肉瘤[67]。

治疗

实现 LC 的金标准是在可行的情况下进行完整的手术[68,69]。应尝试扩大手术的切缘[69]。然而,对于轴向骨骼和骨盆或颅底的病变,广泛的手术是难以实现的。越来越多地采用包括手术和化疗在内的多模式治疗方法[69]。虽然放射治疗主要用于不可切除的骨肉瘤患者或边缘阳性的患者,但研究表明,有某些特征的患者可以在治疗中受益于放射治疗的加入[70,71]。如果考虑对不可切除的骨肉瘤进行放射治疗,由于该实体瘤的放射敏感性较低,必须采用非常高的剂量[68]。因此,质子和碳离子治疗等高度适形的放射治疗技术已成为焦点[69]。

长期结果和预后因素

据报道,PBT 后 5 年 OS、LC 和无病生存率(DFS)分别为 65.5%~67%、68%~72%和 65%[72,73]。LC 的影响因素是分级≥2 级病变和治疗时间的延长。尽管不显著,但颅面部骨肉瘤被发现是局部失败的指标[风险比(HR)=2.6]。然而,原发性或复发性病变的表现并没有对 LC 产生不利影响。此外,放射治疗剂量以及不进行手术与治疗失败没有相互影响[72]。与仅接受活检的患者相比,GTR 或次全切除肿瘤(STR)患者的 5 年 LC、OS 以及 DFS 明显更好。此外,治疗原发肿瘤的患者的生存率明显优于治疗挽救性的患者。然而,解剖部位对 LC 无显著影响[73]。

对于无法切除的脊柱骨肉瘤患者,碳离子照射后的 5 年 LC、OS 和 PFS 分别为 79%、52%和 48%[74]。碳离子照射剂量<64GyE 的患者的复发率明显高于接受≥64Gy 的患者。肿瘤体积≤100cm³ 且垂直肿瘤大小>40mm 的肿瘤相比,肿瘤体积>100cm³ 且垂直肿瘤大小≥40mm 更容易出现局部的复发。不可切除的躯干骨肉瘤经 CIRT 治疗后存活率和肿瘤控制率较低。5 年 OS、疾病特异性生存(DSS)、PFS 和 LC 分别为 33%、34%、23%和 62%[75]。东部肿瘤协作组(ECOG)性能状态为 1,临床靶区体积(CTV)<500cm³,正常的碱性磷酸酶(ALP)和 C 反应蛋白(CRP)水平被检测为积极影响 OS 的重要预后因素。LC 在性能状态为 1 的患者中 CTV 较小(<500cm³ 对> 500cm³)有显著优势。无法切除的头颈部骨肉瘤的 5 年 OS 和 LC 分别为 44.4%和 85.7%[76]。整个队列的结果表明,原发肿瘤体积(GTV)的存活率存在显著差异(>100mL 对<100mL)。与总剂量较低的患者相比,采用 70.4GyE

剂量照射后患者的 LC 显著提升。

晚期毒性

不同部位骨肉瘤 PBT 后晚期较高级别（3级和4级）的毒性为30.1%，患者表现为3级毒性，主要包括疼痛和肢体麻木。晚期4级毒性主要导致眼球摘除。然而，两名患者发生了二次恶性肿瘤（一例急性淋巴细胞白血病，一例继发性鳞状细胞癌）[72]。无法切除的躯干骨肉瘤经 CIRT 后的晚期3级和4级的毒性反应据报道为皮肤/软组织反应，以及永久性神经和骨骼毒性[75]。

尤因肉瘤

流行病学

尤因肉瘤、外周原始神经外胚层肿瘤（PNET）和阿斯金肿瘤都属于尤因肿瘤家族[77]。典型部位为下肢（胫骨18%，股骨20%）、骨盆（26%）、胸壁（16%）和上肢（9%）[33,78]。约40%的

尤因肉瘤出现在 10~19 岁年龄人群[33]。因此，尤因肉瘤发病率最高的阶段为生命的第二个十年[33]。

风险分级

已知初始诊断时的转移、原发部位和年龄[79]，以及肿瘤分期和大小[80]会影响预后。对于局限性尤因肉瘤，较强的预后因素是肿瘤的初始大小或体积，以及对化疗的组织学反应[81]。在转移性尤因肉瘤中，诊断时年龄>14岁、原发肿瘤体积>200mL、存在两个或两个以上骨转移、骨髓转移和其他肺转移是已知的负面预后因素[82]。

治疗

在过去几十年中，包括局部治疗和化疗在内的多模式治疗方案的实施改善了尤因肉瘤患者的预后[81]。当完全手术困难时可采用放射治疗（图9.2）[83]。如果在确定的设置中采用放射治疗，则使用55~60Gy的剂量。对于结合手术的放射治疗，较低的剂量（45~55Gy）似乎更合适[84]。放射治疗的典型部位为骨盆、四肢和脊柱[83]。对

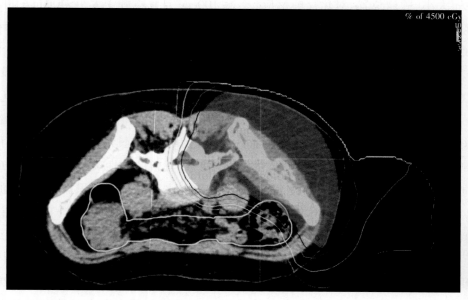

图9.2 27岁患者盆腔尤因肉瘤的质子束治疗计划剂量分布。蓝色区为临床靶区体积，红线为95%等剂量，橙色线为80%等剂量，黄线为50%等剂量，浅蓝色线为30%等剂量。

于盆腔、脊柱和椎旁尤因肉瘤,辅助性放射治疗可能是有益的[85;86]。对尤因肉瘤放射治疗的分析,支持放射治疗作为多模式治疗方法的一部分的重要性。在一项关于尤因脊柱肿瘤治疗方案比较的回顾性系列研究中,单纯手术的 5 年LC 为 50%,单纯放射治疗组为 74%,手术联合放射治疗组为 83%[87]。对于尤因肉瘤的治疗,迄今为止很少采用质子[88]。因此,利用粒子治疗尤因肉瘤长期疗效的证据仍然很少。

长期结果和预后因素

在最近一项关于尤因肉瘤的 PBT 临床试验中,估计 5 年 OS、LC 和无远处转移生存率(DMFS)分别为 83.0%、81.5% 和 76.4%。诊断时的转移状态被发现是 5 年 LC 的一个重要预后因素($P=0.003$)。肿瘤体积>200mL 与 DMFS 降低相关($P=0.03$)[89]。PBT 后的这些结果与针对尤因肉瘤放射治疗的分析结果类似,后者报告转移性肿瘤患者的 3 年 LC 为 61%,无转移的患者为 84%[90]。与小肿瘤(亚分布 HR 为 1.8)相比,肿瘤>200mL 的患者局部复发的风险更高,对于接受常规放射治疗的患者也有报道[91]。

年龄>10 岁是 PBT 后局部($P=0.05$)和远处($P=0.003$)失败和 OS 降低($P=0.05$)的重要预测因素[89]。对于采用 PBT 治疗尤因肉瘤的儿童患者,日本数据显示 5 年 OS 为 56.8%[92],与韦伯等报道[89]相比明显低不少。复发性肿瘤患者的OS 较低,而既往未接受过放射治疗的患者 OS 较高。此外,接受光子放射治疗而不是 PBT 的患者的 OS 较好也有报道。

晚期毒性

据报道,采用 PBT 治疗尤因肉瘤的队列患者的毒性特征似乎是有利的,估计 5 年后高级别无毒生存率为 90.9%[89]。1 级和 2 级晚期毒性主要表现为残留性脱发。观察到更高等级(3级)的影响为脊柱后凸畸形和内分泌功能障碍。未观察到 4 级或 5 级晚期毒性。其他关于 PBT治疗儿童尤因肉瘤的报道中也发现了脊柱侧凸/脊柱后凸。其他轻微反应是肢体长度差异、皮肤反应和毛细血管扩张。在 4 例患者中也观察到继发性血液恶性肿瘤(急性骨髓性白血病和骨髓增生异常综合征)[93]。

总结和结论

尽管仍然缺乏一致的发表数据,目前的结果允许对粒子治疗肉瘤的长期结果和预后因素进行初步解释。当使用与光子治疗群体类似的剂量水平时,PBT 治疗后儿童横纹肌肉瘤的长期生存率和疾病结果是有希望的。然而,由于PBT 在剂量学上的优势,有机会限制与治疗相关的不良反应。众所周知,预后的不良预测因素是 COG 级组较高和 IRS 分期较高。年龄小、肿瘤直径>5cm、脑膜旁原发部位和颅内扩展也与预后较差相关。此外,研究结果表明,高危横纹肌肉瘤组,尤其是颅内肿瘤扩展的患者,应避免延迟放射治疗。对于 CH 和 CS,没有关于 PBT的随机大系列研究。然而,PBT 的所有数据都证实,即使>74Gy 的局部高剂量也可以安全地应用于质子放射治疗;与历史光子数据的直接比较证实了 CH 的剂量–响应关系。关于重离子比质子的任何潜在益处的清晰数据仍有待于未来。对于骨肉瘤,粒子治疗似乎是一种有效且安全的治疗方法,即使局部剂量不断增加。它主要用于似乎无法进行根治性手术切除的部位。粒子治疗后,关于生存率、疾病控制和晚期不良事件的早期数据是有希望的。研究显示,肿瘤大小、照射剂量和切除状态等各种参数对预后有影响。同样,在尤因肉瘤中,质子和较重的带电粒子的使用带来了有希望的存活和疾病疗效,而晚期毒性是可以耐受的。局部和远处控制率受到晚期(>10 年)和转移状态的不利影响，而生存受肿瘤体积、更高分期和既往放射治疗的负面影响。

到目前为止，关于粒子治疗肉瘤性肿瘤的研究主要是回顾性的和非随机的。相对较小的队列研究及其短暂的随访期(通常不超过 5 年)

限制了 PBT 和其他带电粒子的临床证据。然而，尽管高剂量、大体积和关键部位，粒子治疗被证明是有效和可行的。因此，粒子治疗将继续成为难治性肉瘤多学科治疗概念库中的重要工具。未来的大型前瞻性临床试验和国际注册研究将有助于获得更多的证据。

参考文献

1. Stiller, C.A. et al., Descriptive epidemiology of sarcomas in Europe: Report from the RARECARE project. *Eur J Cancer*, 2013. **49**(3): 684–695.
2. Kaatsch, P., and Spix, C. *German Childhood Cancer Registry—Annual Report 2015 (1980–2014)*. Institute of Medical Biostatistics, Epidemiology, and Informatics (IMBEI) at the University Medical Center of the Johannes Gutenberg University Mainz, 2015. Available from: http://www.kinderkrebsregister.de/dkkr-gb/latest-publications/annual-reports/annual-report-201314.html?L=1 (accessed June 11, 2017).
3. Ward, E. et al., Childhood and adolescent cancer statistics, 2014. *CA Cancer J Clin*, 2014. **64**(2): 83–103.
4. Ogilvie, C.M. et al., Treatment of adult rhabdomyosarcoma. *Am J Clin Oncol*, 2010. **33**(2): 128–131.
5. Ferrari, A. et al., Rhabdomyosarcoma in adults. A retrospective analysis of 171 patients treated at a single institution. *Cancer*, 2003. **98**(3): 571–580.
6. Khosla, D. et al., Adult rhabdomyosarcoma: Clinical presentation, treatment, and outcome. *J Cancer Res Ther*, 2015. **11**(4): 830–834.
7. Little, D.J. et al., Adult rhabdomyosarcoma: Outcome following multimodality treatment. *Cancer*, 2002. **95**(2): 377–388.
8. Esnaola, N.F. et al., Response to chemotherapy and predictors of survival in adult rhabdomyosarcoma. *Ann Surg*, 2001. **234**(2): 215–223.
9. Dumont, S.N. et al., Management and outcome of 239 adolescent and adult rhabdomyosarcoma patients. *Cancer Med*, 2013. **2**(4): 553–563.
10. Oberlin, O. et al., Treatment of orbital rhabdomyosarcoma: Survival and late effects of treatment--results of an international workshop. *J Clin Oncol*, 2001. **19**(1): 197–204.
11. Merks, J.H. et al., Parameningeal rhabdomyosarcoma in pediatric age: Results of a pooled analysis from North American and European cooperative groups. *Ann Oncol*, 2014. **25**(1): 231–236.
12. Spalding, A.C. et al., The effect of radiation timing on patients with high-risk features of parameningeal rhabdomyosarcoma: An analysis of IRS-IV and D9803. *Int J Radiat Oncol Biol Phys*, 2013. **87**(3): 512–516.
13. Arndt, C.A. et al., Vincristine, actinomycin, and cyclophosphamide compared with vincristine, actinomycin, and cyclophosphamide alternating with vincristine, topotecan, and cyclophosphamide for intermediate-risk rhabdomyosarcoma: Children's oncology group study D9803. *J Clin Oncol*, 2009. **27**(31): 5182–5188.
14. Yang, J.C. et al., Parameningeal rhabdomyosarcoma: Outcomes and opportunities. *Int J Radiat Oncol Biol Phys*, 2013. **85**(1): e61–e66.
15. Dasgupta, R., J. Fuchs, and D. Rodeberg, Rhabdomyosarcoma. *Semin Pediatr Surg*, 2016. **25**(5): 276–283.
16. Terezakis, S.A., and M.D. Wharam, Radiotherapy for rhabdomyosarcoma: Indications and outcome. *Clin Oncol (R Coll Radiol)*, 2013. **25**(1): 27–35.
17. Hiniker, S.M., and S.S. Donaldson, Recent advances in understanding and managing rhabdomyosarcoma. *F1000Prime Rep*, 2015. **7**: 59.

18. Yang, L., T. Takimoto, and J. Fujimoto, Prognostic model for predicting overall survival in children and adolescents with rhabdomyosarcoma. *BMC Cancer*, 2014. **14**: 654.

19. Kozak, K.R. et al., A dosimetric comparison of proton and intensity-modulated photon radiotherapy for pediatric parameningeal rhabdomyosarcomas. *Int J Radiat Oncol Biol Phys*, 2009. **74**(1): 179–186.

20. Ladra, M.M. et al., A dosimetric comparison of proton and intensity modulated radiation therapy in pediatric rhabdomyosarcoma patients enrolled on a prospective phase II proton study. *Radiother Oncol*, 2014. **113**(1): 77–83.

21. Yock, T. et al., Proton radiotherapy for orbital rhabdomyosarcoma: Clinical outcome and a dosimetric comparison with photons. *Int J Radiat Oncol Biol Phys*, 2005. **63**(4): 1161–1168.

22. Cotter, S.E. et al., Proton radiotherapy for pediatric bladder/prostate rhabdomyosarcoma: Clinical outcomes and dosimetry compared to intensity-modulated radiation therapy. *Int J Radiat Oncol Biol Phys*, 2011. **81**(5): 1367–1373.

23. Ladra, M.M. et al., Preliminary results of a phase II trial of proton radiotherapy for pediatric rhabdomyosarcoma. *J Clin Oncol*, 2014. **32**(33): 3762–3770.

24. Leiser, D. et al., Tumour control and quality of life in children with rhabdomyosarcoma treated with pencil beam scanning proton therapy. *Radiother Oncol*, 2016. **120**: 163–168.

25. Weber, D.C. et al., Pencil beam scanning proton therapy for pediatric parameningeal rhabdomyosarcomas: Clinical outcome of patients treated at the Paul Scherrer Institute. *Pediatr Blood Cancer*, 2016. **63**(10): 1731–1736.

26. Childs, S.K. et al., Proton radiotherapy for parameningeal rhabdomyosarcoma: Clinical outcomes and late effects. *Int J Radiat Oncol Biol Phys*, 2012. **82**(2): 635–642.

27. Paulino, A.C. et al., Long-term effects in children treated with radiotherapy for head and neck rhabdomyosarcoma. *Int J Radiat Oncol Biol Phys*, 2000. **48**(5): 1489–1495.

28. Raney, R.B. et al., Late complications of therapy in 213 children with localized, nonorbital soft-tissue sarcoma of the head and neck: A descriptive report from the Intergroup Rhabdomyosarcoma Studies (IRS)-II and—III. IRS group of the children's cancer group and the pediatric oncology group. *Med Pediatr Oncol*, 1999. **33**(4): 362–371.

29. Curtis, A.E. et al., Local control after intensity-modulated radiotherapy for head-and-neck rhabdomyosarcoma. *Int J Radiat Oncol Biol Phys*, 2009. **73**(1): 173–177.

30. Wolden, S.L. et al., Intensity-modulated radiotherapy for head-and-neck rhabdomyosarcoma. *Int J Radiat Oncol Biol Phys*, 2005. **61**(5): 1432–1438.

31. Combs, S.E. et al., Intensity modulated radiotherapy (IMRT) and fractionated stereotactic radiotherapy (FSRT) for children with head-and-neck-rhabdomyosarcoma. *BMC Cancer*, 2007. **7**: 177.

32. McMaster, M.L. et al., Chordoma: Incidence and survival patterns in the United States, 1973–1995. *Cancer Causes Cont*, 2001. **12**(1): 1–11.

33. Damron, T.A., W.G. Ward, and A. Stewart, Osteosarcoma, chondrosarcoma, and Ewing's sarcoma: National cancer data base report. *Clin Orthop Relat Res*, 2007. **459**: 40–47.

34. Noel, G. et al., Chordomas of the base of the skull and upper cervical spine. One hundred patients irradiated by a 3D conformal technique combining photon and proton beams. *Acta Oncol*, 2005. **44**(7): 700–708.

35. Noel, G. et al., Radiation therapy for chordoma and chondrosarcoma of the skull base and the cervical spine. Prognostic factors and patterns of failure. *Strahlenther Onkol*, 2003. **179**(4): 241–248.

36. Mendenhall, W.M. et al., Skull base chordoma. *Head Neck*, 2005. **27**(2): 159–165.

37. Coca-Pelaz, A. et al., Chondrosarcomas of the head and neck. *Eur Arch Otorhinolaryngol*, 2014. **271**(10): 2601–2609.

38. De Amorim Bernstein, K., and T. DeLaney, Chordomas and chondrosarcomas-The role of radiation therapy. *J Surg Oncol*, 2016. **114**(5): 564–569.

39. Jian, B.J. et al., Adjuvant radiation therapy and chondroid chordoma subtype are associated with a lower tumor recurrence rate of cranial chordoma. *J Neurooncol*, 2010. **98**(1): 101–108.

40. Weber, D.C. et al., Long term outcomes of patients with skull-base low-grade chondrosarcoma and chordoma patients treated with pencil beam scanning proton therapy. *Radiother*

41. Indelicato, D.J. et al., A prospective outcomes study of proton therapy for chordomas and chondrosarcomas of the spine. *Int J Radiat Oncol Biol Phys*, 2016. **95**(1): 297–303.

42. Schulz-Ertner, D. et al., Effectiveness of carbon ion radiotherapy in the treatment of skull-base chordomas. *Int J Radiat Oncol Biol Phys*, 2007. **68**(2): 449–457.

43. Zorlu, F. et al., Conventional external radiotherapy in the management of clivus chordomas with overt residual disease. *Neurol Sci*, 2000. **21**(4): 203–207.

44. Chang, S.D. et al., Stereotactic radiosurgery and hypofractionated stereotactic radiotherapy for residual or recurrent cranial base and cervical chordomas. *Neurosurg Focus*, 2001. **10**(3): E5.

45. Krishnan, S. et al., Radiosurgery for cranial base chordomas and chondrosarcomas. *Neurosurgery*, 2005. **56**(4): 777–784.

46. Koga, T., M. Shin, and N. Saito, Treatment with high marginal dose is mandatory to achieve long-term control of skull base chordomas and chondrosarcomas by means of stereotactic radiosurgery. *J Neurooncol*, 2010. **98**(2): 233–238.

47. Kano, H. et al., Stereotactic radiosurgery for chordoma: A report from the North American gamma knife consortium. *Neurosurgery*, 2011. **68**(2): 379–389.

48. Potluri, S. et al., Residual postoperative tumour volume predicts outcome after high-dose radiotherapy for chordoma and chondrosarcoma of the skull base and spine. *Clin Oncol (R Coll Radiol)*, 2011. **23**(3): 199–208.

49. Hauptman, J.S. et al., Challenges in linear accelerator radiotherapy for chordomas and chondrosarcomas of the skull base: Focus on complications. *Int J Radiat Oncol Biol Phys*, 2012. **83**(2): 542–551.

50. Sahgal, A. et al., Image-guided, intensity-modulated radiation therapy (IG-IMRT) for skull base chordoma and chondrosarcoma: Preliminary outcomes. *Neuro Oncol*, 2015. **17**(6): 889–894.

51. Fagundes, M.A. et al., Radiation therapy for chordomas of the base of skull and cervical spine: Patterns of failure and outcome after relapse. *Int J Radiat Oncol Biol Phys*, 1995. **33**(3): 579–584.

52. Grosshans, D.R. et al., Spot scanning proton therapy for malignancies of the base of skull: Treatment planning, acute toxicities, and preliminary clinical outcomes. *Int J Radiat Oncol Biol Phys*, 2014. **90**(3): 540–546.

53. Schlampp, I. et al., Temporal lobe reactions after radiotherapy with carbon ions: Incidence and estimation of the relative biological effectiveness by the local effect model. *Int J Radiat Oncol Biol Phys*, 2011. **80**(3): 815–823.

54. Pehlivan, B. et al., Temporal lobe toxicity analysis after proton radiation therapy for skull base tumors. *Int J Radiat Oncol Biol Phys*, 2012. **83**(5): 1432–1440.

55. Uhl, M. et al., Highly effective treatment of skull base chordoma with carbon ion irradiation using a raster scan technique in 155 patients: First long-term results. *Cancer*, 2014. **120**(21): 3410–3417.

56. Uhl, M. et al., High control rate in patients with chondrosarcoma of the skull base after carbon ion therapy: First report of long-term results. *Cancer*, 2014. **120**(10): 1579–1585.

57. Nikoghosyan, A.V. et al., Randomised trial of proton versus carbon ion radiation therapy in patients with chordoma of the skull base, clinical phase III study HIT-1-Study. *BMC Cancer*, 2010. **10**: 607.

58. Nikoghosyan, A.V. et al., Randomised trial of proton versus carbon ion radiation therapy in patients with low and intermediate grade chondrosarcoma of the skull base, clinical phase III study. *BMC Cancer*, 2010. **10**: 606.

59. Demizu, Y. et al., Proton beam therapy for bone sarcomas of the skull base and spine: A retrospective nationwide multicenter study in Japan. *Cancer Sci*, 2017. **108**: 972–977.

60. Lahat, G., A. Lazar, and D. Lev, Sarcoma epidemiology and etiology: Potential environmental and genetic factors. *Surg Clin North Am*, 2008. **88**(3): 451–481.

61. Picci, P., Osteosarcoma (osteogenic sarcoma). *Orphanet J Rare Dis*, 2007. **2**: 6.

62. Herzog, C.E., Overview of sarcomas in the adolescent and young adult population. *J Pediatr Hematol Oncol*, 2005. **27**(4): 215–218.

63. Mirabello, L., R.J. Troisi, and S.A. Savage, Osteosarcoma incidence and survival rates from 1973 to 2004: Data from the surveillance, epidemiology, and end results program. *Cancer*,

2009. **115**(7): 1531–1543.

64. Bielack, S.S. et al., Prognostic factors in high-grade osteosarcoma of the extremities or trunk: An analysis of 1,702 patients treated on neoadjuvant cooperative osteosarcoma study group protocols. *J Clin Oncol*, 2002. **20**(3): 776–790.

65. Grimer, R.J. et al., Osteosarcoma over the age of forty. *Eur J Cancer*, 2003. **39**(2): 157–163.

66. Kaste, S.C. et al., Tumor size as a predictor of outcome in pediatric non-metastatic osteosarcoma of the extremity. *Pediatr Blood Cancer*, 2004. **43**(7): 723–728.

67. Kundu, Z.S., Classification, imaging, biopsy and staging of osteosarcoma. *Indian J Orthop*, 2014. **48**(3): 238–246.

68. Bolling, T., J. Hardes, and U. Dirksen, Management of bone tumours in paediatric oncology. *Clin Oncol (R Coll Radiol)*, 2013. **25**(1): 19–26.

69. Bielack, S.S. et al., Advances in the management of osteosarcoma. *F1000Res*, 2016. **5**: 2767.

70. Schwarz, R. et al., The role of radiotherapy in oseosarcoma. *Cancer Treat Res*, 2009. **152**: 147–164.

71. Ozaki, T. et al., Osteosarcoma of the pelvis: Experience of the cooperative osteosarcoma study group. *J Clin Oncol*, 2003. **21**(2): 334–341.

72. Ciernik, I.F. et al., Proton-based radiotherapy for unresectable or incompletely resected osteosarcoma. *Cancer*, 2011. **117**(19): 4522–4530.

73. DeLaney, T.F. et al., Radiotherapy for local control of osteosarcoma. *Int J Radiat Oncol Biol Phys*, 2005. **61**(2): 492–498.

74. Matsumoto, K. et al., Impact of carbon ion radiotherapy for primary spinal sarcoma. *Cancer*, 2013. **119**(19): 3496–3503.

75. Matsunobu, A. et al., Impact of carbon ion radiotherapy for unresectable osteosarcoma of the trunk. *Cancer*, 2012. **118**(18): 4555–4563.

76. Jingu, K. et al., Carbon ion radiation therapy improves the prognosis of unresectable adult bone and soft-tissue sarcoma of the head and neck. *Int J Radiat Oncol Biol Phys*, 2012. **82**(5): 2125–2131.

77. Biswas, B., and S. Bakhshi, Management of Ewing sarcoma family of tumors: Current scenario and unmet need. *World J Orthop*, 2016. **7**(9): 527–538.

78. Ludwig, J.A., Ewing sarcoma: Historical perspectives, current state-of-the-art, and opportunities for targeted therapy in the future. *Curr Opin Oncol*, 2008. **20**(4): 412–418.

79. Cotterill, S.J. et al., Prognostic factors in Ewing's tumor of bone: Analysis of 975 patients from the European intergroup cooperative Ewing's sarcoma study group. *J Clin Oncol*, 2000. **18**(17): 3108–3114.

80. Rodriguez-Galindo, C. et al., Analysis of prognostic factors in ewing sarcoma family of tumors: Review of St. Jude children's research hospital studies. *Cancer*, 2007. **110**(2): 375–384.

81. Gaspar, N. et al., Ewing sarcoma: Current management and future approaches through collaboration. *J Clin Oncol*, 2015. **33**(27): 3036–3046.

82. Ladenstein, R. et al., Primary disseminated multifocal Ewing sarcoma: Results of the Euro-EWING 99 trial. *J Clin Oncol*, 2010. **28**(20): 3284–3291.

83. McGovern, S.L., and A. Mahajan, Progress in radiotherapy for pediatric sarcomas. *Curr Oncol Rep*, 2012. **14**(4): 320–326.

84. Bernstein, M. et al., Ewing's sarcoma family of tumors: Current management. *Oncologist*, 2006. **11**(5): 503–519.

85. Indelicato, D.J. et al., Spinal and paraspinal Ewing tumors. *Int J Radiat Oncol Biol Phys*, 2010. **76**(5): 1463–1471.

86. Casey, D.L. et al., Ewing sarcoma in adults treated with modern radiotherapy techniques. *Radiother Oncol*, 2014. **113**(2): 248–253.

87. Vogin, G. et al., Local control and sequelae in localised Ewing tumours of the spine: A French retrospective study. *Eur J Cancer*, 2013. **49**(6): 1314–1323.

88. Subbiah, V. et al., Ewing's sarcoma: Standard and experimental treatment options. *Curr Treat Options Oncol*, 2009. **10**(1–2): 126–140.

89. Weber, D.C. et al., Pencil beam scanned protons for the treatment of patients with Ewing sarcoma. *Pediatr Blood Cancer*, 2017. **64**: e26688.

90. La, T.H. et al., Radiation therapy for Ewing's sarcoma: Results from Memorial Sloan-Kettering in the modern era. *Int J Radiat Oncol Biol Phys*, 2006. **64**(2): 544–550.

91. Foulon, S. et al., Can postoperative radiotherapy be omitted in localised standard-risk Ewing sarcoma? An observational study of the Euro-E.W.I.N.G group. *Eur J Cancer*, 2016. **61**: 128–136.

92. Mizumoto, M. et al., Proton beam therapy for pediatric malignancies: A retrospective observational multicenter study in Japan. *Cancer Med*, 2016. **5**(7): 1519–1525.

93. Rombi, B. et al., Proton radiotherapy for pediatric Ewing's sarcoma: Initial clinical outcomes. *Int J Radiat Oncol Biol Phys*, 2012. **82**(3): 1142–1148.

第 10 章

儿童患者的质子治疗

Masashi Mizumoto, Yoshiko Oshiro, Hideyuki Sakurai

本章纲要

大多数的儿童非血液系统恶性肿瘤具有较高的放射敏感性,因此,放疗在这些疾病的治疗中发挥着重要作用。然而,与成人相比,儿童的辐射敏感性通常也更高,并且在儿童患者中会出现特征性的放射性毒性。质子治疗(PT)由于能够降低靠近肿瘤的健康组织的辐射剂量,对儿童患者可能有利。

儿童放疗

儿童恶性肿瘤多模式治疗的最新进展提高了生存率,目前近 70% 的患者可以被治愈[1]。然而,越来越多的幸存者仍然面临着与疾病和治疗相关的晚期死亡率风险。根据 Mertens 等的研究[2],对于儿童肿瘤 5 年幸存者来说,30 年的全因累积死亡率为 18.1%(95% CI:17.3~18.9)。在诊断后 5~10 年,复发或病情进展导致的死亡率最高,为每年 0.99%(95% CI:0.93~1.06),但在诊断后 25~29 年死亡率下降至每年 0.10%(95% CI:0.06~0.16)。在 20~24 年的随访中,继发性恶性肿瘤的死亡率大于复发的死亡率,放疗是晚期死亡率的独立危险因素[2]。

放疗引起的继发性恶性肿瘤是儿童患者面临的一个严重问题。没有避免继发性肿瘤的阈值剂量,因此,所有接受放疗的患者都有继发性肿瘤的风险。然而,接受前列腺癌放疗的成人继发性肿瘤的发生率仅为 2.1%,仅比未接受放疗的患者高 0.16%[3]。相比之下,儿童患继发性肿瘤的风险比成人高,因为儿童细胞分裂更为活跃。最近的一项研究表明,儿童反复多次进行 50~60mGy CT 扫描会增加脑肿瘤和白血病的风险[4]。接受 60Gy 放疗的患者患骨肉瘤的风险增加 40 倍[5],而接受胸部放疗的患者患乳腺癌的风险增加 16 倍,患甲状腺癌的风险增加 35 倍[6]。颅脑照射后脑膜瘤和胶质瘤是常见的继发性脑肿瘤,风险增加 3%~20%[7]。

放疗后生长激素缺乏、骨骼和软组织发育迟缓会显著影响生长。骨骼发育迟缓的阈值剂量约为 20Gy[8]。不均匀的椎体照射可导致脊柱侧凸或后凸,全脊柱照射可导致身体矮小。面部骨骼照射可引起面部变形,且可能导致牙齿过早萌出[9]。软组织比骨骼对辐射更敏感,Guyron 等认为软组织的有害剂量低至 400 rads[9]。皮肤的变化早可能发生在辐射后 3~4 年,晚可能发生在辐射后 9~10 年[10]。早期接受放疗的患者可能不了解生长迟缓的原因,可能导致精神上的困扰[11]。包括面部畸形引发的抑郁,长期随访和支持是必要的[11]。

在小儿脑瘤的治疗中,由于获得足够的手术切缘比较困难,放疗起着重要的作用。然而,中枢神经系统(CNS)恶性肿瘤 5 年存活者的累积晚期死亡率较高,为 25.8%(95% CI:23.4%~28.3%),与美国人口相比,这些存活者的死亡风险增加了 13 倍[12]。此外,中枢神经系统肿瘤照射后,智力迟钝是一个严重的问题。颅脑照射后智力的下降受照射剂量、照射体积和照射时年龄的影响[13-17]。据估计,髓母细胞瘤颅脑照射后智商(IQ)每年下降 3.7~4.3 分[15,16]。此外,辐照组织可能出现纤维化和萎缩进展、血流异常[18]。

质子治疗

质子与光子束相比没有放射生物学上的优势,在相同的照射剂量和时间剂量计划下,局部控制的发生率应与光子束的发生率相当。然而,照射肿瘤的剂量不足可能导致局部复发,质子治疗(PT)允许在保护邻近组织的同时增加剂量。调强放疗(IMRT)也被开发用来提高剂量强度和减少对正常组织的剂量。IMRT 使常规光子放疗难以治疗的复杂的肿瘤成为可能。然而,这项技术仍会增加低剂量区域的剂量强度,这导致了继发性肿瘤的显著风险[19]。相比之下,PT 采

用几个射野方向具有理想的剂量分布,因此低剂量区域面积明显小于光子放疗[20-25]。这是降低继发性恶性肿瘤和智力低下风险的主要优势。

比较光子放疗和 PT 剂量分布的许多研究表明,PT 降低了对正常器官的剂量,并降低了继发性肿瘤的风险[26-28]。Miralbell 等发现,与 PT 相比,IMRT 治疗髓旁横纹肌肉瘤和髓母细胞瘤的继发性肿瘤风险分别高出 2 倍和 8~15 倍[26]。在全脑全脊髓照射(CSI)中,常规放疗的继发性肿瘤风险为 3%~20%,而采用 PT 的继发性肿瘤风险可降低到 3.4%[7]。

颅内照射的剂量学比较均表明,PT 具有保护认知功能的优势。Merchant 等报道,PT 有助于保护危及正常组织,如耳蜗和下丘脑等,当这些区域与原发肿瘤不相邻时,并减少低至中剂量区域[29]。在一份关于 60 例脑瘤儿童患者接受 PT 治疗后认知功能的临床结果报告中,Pulsifer 等[30]发现全面智商、语言和非语言智力以及工作记忆在平均 2.5 年的随访期内保持稳定,而光子放疗后 1~2 年认知功能存在明显性下降。

从肿瘤控制的角度来看,因为剂量水平的高度适形性,质子束通过对危及器官的保护可以安全地照射到光子放疗无法治疗的肿瘤上[31,32]。采用 PT 74Gy 的剂量用于治疗下丘脑星形细胞瘤,没有严重毒性,而 54Gy 是采用光子放疗该肿瘤的常用剂量。在 20 世纪 90 年代,在肝移植不太常见的时候,PT 治愈了无法切除的大型肝母细胞瘤。大体积横纹肌肉瘤的患者由于肝不能耐受治疗剂量而接受姑息性光子照射,而采用 PT 治疗可以实现局部控制。

儿童恶性肿瘤质子治疗的临床结果

许多研究表明,与光子放疗相比,PT 可以减少对正常组织的剂量,但由于这种治疗的历

史相对较短,且儿童肿瘤的病例较少,因而有关 PT 治疗儿童肿瘤的临床报道很少。

横纹肌肉瘤

　　PT 治疗横纹肌肉瘤的临床报道较多[31,33-41]。Hug 等在 2000 年首次报道,用质子束治疗了 2 例眼眶横纹肌肉瘤患者,并提出 PT 可以保留晶状体、眶内及眼内的正常结构,同时保持适形的靶剂量覆盖[33]。首个 PT 治疗横纹肌肉瘤的临床前瞻性研究是 Ladra 等[34]进行的一项 Ⅱ 期研究,该研究的 5 年无病生存率和总生存率(OS)分别为 69% 和 78%。这些结果与之前在儿童肿瘤组 (COG)试验中采用光子放疗的结果相似。然而,急性和晚期毒性的发生率分别为 13% 和 7%,显著低于接受 3D 光子放疗组。在迄今为止最大的一次包含 83 例患者 PT 临床研究中,Leiser 等[35]发现 5 年局部控制率为 78%,OS 为 80.6%。5 年

的非眼部晚期毒性只有 3.6%,尽管超过一半的患者有 3 期或 4 期疾病,71% 的患者有颅内病情进展[35]。治疗横纹肌肉瘤需要 40~50Gy 的照射剂量,该剂量超过了骨生长迟缓的阈值。相对于光子放疗而言,PT 可以保护正常组织,但在靶区不能(图 10.1)。因此,靶区的增长迟缓仍然是使用 PT 时值得关注的问题。

视网膜母细胞瘤

　　视网膜母细胞瘤对放疗的敏感性高;因此,采用 40~45Gy/20~25 分次的根治性放疗是首选的治疗方案。然而,继发性肿瘤和生长迟缓是放疗后的严重问题。PT 可通过 1~2 个射野获得良好的剂量分布,从而减少了对眶骨和大脑照射的剂量。因此,对于视神经和眼外入侵的病例,PT 很适合用于眼睛的保护(图 10.2)。Mouw 等发现 49 例视网膜母细胞瘤患者接受 PT 治疗后

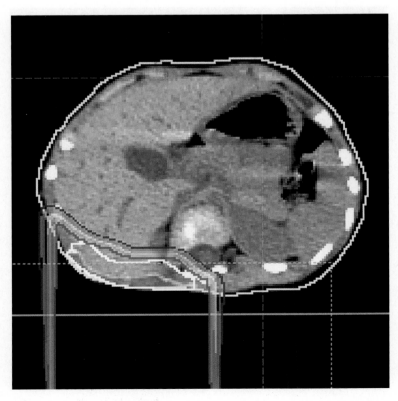

图 10.1　1 岁横纹肌肉瘤患者的剂量分布。质子治疗可以很容易地避免对肝脏和脊髓的照射。

没有出现继发性肿瘤或美容问题[42]。这些发现表明，PT 可能也适用于其他眼眶疾病，如血管瘤。

中枢神经系统肿瘤

1. 胶质瘤：胶质瘤患者的生存取决于病理分级和手术切除程度。当手术完全切除时，低级别胶质瘤 10 年 OS 为 80%~90%[43]，而高级别胶质瘤儿童患者术后光子放疗剂量为 59.4Gy/33分次，5 年 OS 仅为 24%[44]。胶质瘤的 PT 治疗结果报道较少。低级别胶质瘤的治疗剂量为 48.6~54Gy，类似光子放疗。在一项初步研究中，Hauswald 等发现 19 例患者中仅有 1 例出现肿瘤扩增，且低级别胶质瘤患者没有严重的急性毒性反应[45]。Hug 等报道在 3.3 年的随访期内，27 例低级别胶质瘤患者的 OS 为 85%，这些患者大多为不可切除或残留疾病[46]。Greenberger 等发现 32 例低级别胶质瘤患者在平均随访 7.6

年的随访期内，8 年 OS 和无进展生存期（PFS）分别为 100% 和 82.8%[47]，83% 的放射损伤视神经通路风险患者的视力趋于稳定或得到了改善。

2. 髓母细胞瘤：髓母细胞瘤的放疗需要进行全脑全脊髓（CSI）照射。CSI 治疗照射体积大，晚期毒性和继发性肿瘤的风险高于其他照射野。颅内毒性是全脑照射和后颅窝补量照射的一个重要问题，对髓母细胞瘤进行照射后常见智力低下、激素缺乏和耳毒性[48]。PT 对于降低这些晚期毒性的风险特别有用。PT 的照射剂量与光子放疗相似：总剂量为 54.0Gy，其中 CSI 剂量为 18.0~36.0Gy[49-51]。PT 可达到与光子放疗类似的疾病控制，但毒性较小。Eaton 等采用 PT 和光子放疗，发现 6 年无复发率分别为 78.8% 和76.5%，OS 分别为 82.0% 和 87.6%[51]。一项对髓母细胞瘤儿童患者进行 PT 的 Ⅱ 期研究表明，患

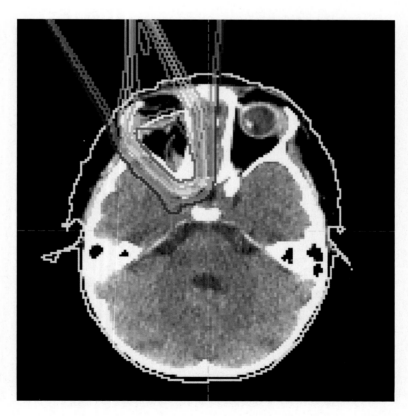

图 10.2　2 岁右眼视网膜母细胞瘤患者的术后质子治疗。质子束刚好在垂体前停止。

者智商每年下降 1.5 分[52],而 Walter 和 Ris 分别发现,在光子放疗 CSI 后,患者智商每年下降分别为 3.7 分和 4.2 分[15,16]。许多剂量体积直方图(DVH)分析也表明,PT 可以降低晚期毒性和继发性肿瘤的风险(图 10.3)[53-57]。

3. 室管膜瘤:早期研究中治疗体积包括预防性 CSI 照射,但疗效尚未确定。因此,临床靶区(CTV)通常被定义为大体肿瘤靶区(GTV,即残余肿瘤或肿瘤床)加上 1.5cm 的边界。最近,Merchant 等以 1.0cm 外扩边界显示了良好的结果(室管膜瘤或间变性室管膜瘤的 7 年局部控制率为 83.7%,OS 为 85.0%)[58],并且正在讨论治疗范围(图 10.4)。Ares 等采用外扩边界为 0.5~1.0cm 的 PT 治疗,获得了 5 年 OS 和局部控制率分别为 84% 和 78%,其中 2 例患者(4%)出现单侧耳聋,1 例患者(2%)出现脑干坏死[59]。

4. 生殖细胞瘤:生殖细胞瘤是最常见的一种生殖细胞肿瘤(GCT),预后良好,10 年 OS 为90%[60,61]。生殖细胞瘤对放疗具有高度的敏感性,放化疗在治疗中也起着重要作用。然而,长期存活显示了晚期治疗的毒性。

目前,肾小管内生殖细胞瘤(ICGT)的标准放疗是全脑室照射(WVI),剂量为 13~17 分次 23.4~30.6Gy,然后进行新辅助化疗[62,63]。通过与用于颅内生殖细胞瘤照射的光子束比较,PT 对于 WVI 也是有利的(图 10.5)[24,64]。22 例 ICGT 患者的早期临床结果显示,局部控制、PFS 和 OS 分别为 100%、95% 和 100%,且采用 PT 可使正常组织得到更多的保护。

5. 颅咽管癌:据报道,采用 50~55Gy 光子放疗后,5 年 PFS 约为 90%。PT 治疗小儿颅咽管瘤的临床结果有少数报道[65-67]。实施剂量为 50.4~59.4Gy,肿瘤得到了良好的控制。Luu 等发现,16 例患者中有 1 例 PT 后局部复发,中位随访时间为 60.2 个月[65]。虽然这些研究的患者样本数量较少,随访时间较短,但结果表明 PT 与

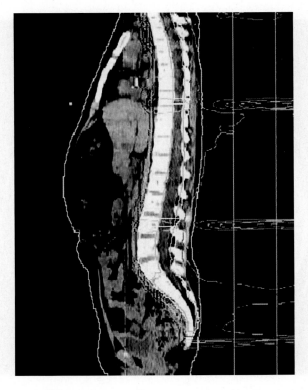

图 10.3　全脊柱照射的剂量分布曲线。椎骨前的所有器官都没有受到剂量照射。

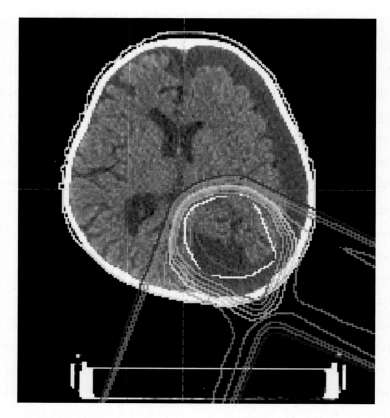

图 10.4　1 岁间变性室管膜瘤患者的术后质子治疗。质子治疗避免了对大部分正常大脑的辐射。

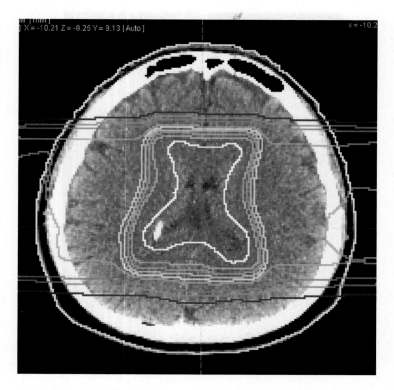

图 10.5　质子治疗全心室照射的剂量分布。质子治疗使得对正常大脑的剂量减少了 50%。

光子放疗具有类似的临床结果。

其他肿瘤

有一些关于 PT 治疗儿童肿瘤的报道,如神经母细胞瘤和尤因肉瘤[68-70]。这些报道基本表明,与光子放疗相比,PT 可以减少对正常组织的剂量。然而,由于患者数量少,随访时间短,在这些研究中很难评价 PT 的优点。

 总结

儿童患者的 PT 仅在少数几个中心提供,患者需要长途跋涉才能到这些医院就诊。这需要父母的支持,且可能会造成重大的体力和经济负担,需要更多的援助。调强 PT 技术比被动扫描技术更为复杂,该技术有望在未来广泛应用于儿童恶性肿瘤,以降低晚期毒性和继发性肿瘤的风险。

参考文献

1. A. Jemal, L.X. Clegg, E. Ward, L.A. Ries, X. Wu, P.M. Jamison, P.A. Wingo, H.L. Howe, R.N. Anderson, B.K. Edwards, Annual report to the nation on the status of cancer, 1975–2001, with a special feature regarding survival, *Cancer*, 101 (2004) 3–27.
2. A.C. Mertens, Q. Liu, J.P. Neglia, K. Wasilewski, W. Leisenring, G.T. Armstrong, L.L. Robison, Y. Yasui, Cause-specific late mortality among 5-year survivors of childhood cancer: The childhood cancer survivor study, *J Natl Cancer Inst*, 100 (2008) 1368–1379.
3. M. Abdel-Wahab, I.M. Reis, K. Hamilton, Second primary cancer after radiotherapy for prostate cancer—A seer analysis of brachytherapy versus external beam radiotherapy, *Int J Radiat Oncol Biol Phys*, 72 (2008) 58–68.
4. M.S. Pearce, J.A. Salotti, M.P. Little, K. McHugh, C. Lee, K.P. Kim, N.L. Howe et al., Radiation exposure from CT scans in childhood and subsequent risk of leukaemia and brain tumours: A retrospective cohort study, *Lancet*, 380 (2012) 499–505.
5. M.A. Tucker, G.J. D'Angio, J.D. Boice Jr., L.C. Strong, F.P. Li, M. Stovall, B.J. Stone et al., Bone sarcomas linked to radiotherapy and chemotherapy in children, *N Engl J Med*, 317 (1987) 588–593.
6. F. de Vathaire, C. Hardiman, A. Shamsaldin, S. Campbell, E. Grimaud, M. Hawkins, M. Raquin et al., Thyroid carcinomas after irradiation for a first cancer during childhood, *Arch Intern Med*, 159 (1999) 2713–2719.
7. P.J. Taddei, D. Mirkovic, J.D. Fontenot, A. Giebeler, Y. Zheng, D. Kornguth, R. Mohan, W.D. Newhauser, Stray radiation dose and second cancer risk for a pediatric patient receiving craniospinal irradiation with proton beams, *Phys Med Biol*, 54 (2009) 2259–2275.
8. S.S. Donaldson, Pediatric patients. Tolerance levels and effects of treatment, *Front Radiat Ther Oncol*, 23 (1989) 390–407.
9. B. Guyuron, A.P. Dagys, I.R. Munro, R.B. Ross, Effect of irradiation on facial growth: A 7–25-year follow-up, *Ann Plast Surg*, 11 (1983) 423–427.
10. D.M. Ju, M. Moss, G.F. Crikelair, Effect of radiation on the development of facial structures in retinoblastoma cases, *Am J Surg*, 106 (1963) 807–815.
11. M. Fromm, P. Littman, R.B. Raney, L. Nelson, S. Handler, G. Diamond, C. Stanley, Late effects after treatment of twenty children with soft tissue sarcomas of the head and neck: Experience at a single institution with a review of the literature, *Cancer*, 57 (1986) 2070–2076.

12. G.T. Armstrong, Q. Liu, Y. Yasui, J.P. Neglia, W. Leisenring, L.L. Robison, A.C. Mertens, Late mortality among 5-year survivors of childhood cancer: A summary from the childhood cancer survivor study, *J Clin Oncol*, 27 (2009) 2328–2338.

13. R. Miralbell, A. Lomax, T. Bortfeld, M. Rouzaud, C. Carrie, Potential role of proton therapy in the treatment of pediatric medulloblastoma/primitive neuroectodermal tumors: Reduction of the supratentorial target volume, *Int J Radiat Oncol Biol Phys*, 38 (1997) 477–484.

14. A.T. Meadows, J. Gordon, D.J. Massari, P. Littman, J. Fergusson, K. Moss, Declines in IQ scores and cognitive dysfunctions in children with acute lymphocytic leukaemia treated with cranial irradiation, *Lancet*, 2 (1981) 1015–1018.

15. M.D. Ris, R. Packer, J. Goldwein, D. Jones-Wallace, J.M. Boyett, Intellectual outcome after reduced-dose radiation therapy plus adjuvant chemotherapy for medulloblastoma: A Children's Cancer Group study, *J Clin Oncol*, 19 (2001) 3470–3476.

16. A.W. Walter, R.K. Mulhern, A. Gajjar, R.L. Heideman, D. Reardon, R.A. Sanford, X. Xiong, L.E. Kun, Survival and neurodevelopmental outcome of young children with medulloblastoma at St Jude Children's Research Hospital, *J Clin Oncol*, 17 (1999) 3720–3728.

17. T.E. Merchant, E.N. Kiehna, C. Li, H. Shukla, S. Sengupta, X. Xiong, A. Gajjar, R.K. Mulhern, Modeling radiation dosimetry to predict cognitive outcomes in pediatric patients with CNS embryonal tumors including medulloblastoma, *Int J Radiat Oncol Biol Phys*, 65 (2006) 210–221.

18. Y. Oshiro, T. Okumura, M. Mizumoto, T. Fukushima, H. Ishikawa, T. Hashimoto, K. Tsuboi, M. Kaneko, H. Sakurai, Proton beam therapy for unresectable hepatoblastoma in children: Survival in one case, *Acta Oncol*, 52 (2013) 600–603.

19. E.J. Hall, Intensity-modulated radiation therapy, protons, and the risk of second cancers, *Int J Radiat Oncol Biol Phys*, 65 (2006) 1–7.

20. S.E. Cotter, D.A. Herrup, A. Friedmann, S.M. Macdonald, R.V. Pieretti, G. Robinson, J. Adams, N.J. Tarbell, T.I. Yock, Proton radiotherapy for pediatric bladder/prostate rhabdomyosarcoma: Clinical outcomes and dosimetry compared to intensity-modulated radiation therapy, *Int J Radiat Oncol Biol Phys*, 81 (2011) 1367–1373.

21. E.B. Hug, M. Nevinny-Stickel, M. Fuss, D.W. Miller, R.A. Schaefer, J.D. Slater, Conformal proton radiation treatment for retroperitoneal neuroblastoma: Introduction of a novel technique, *Med Pediatr Oncol*, 37 (2001) 36–41.

22. K.R. Kozak, J. Adams, S.J. Krejcarek, N.J. Tarbell, T.I. Yock, A dosimetric comparison of proton and intensity-modulated photon radiotherapy for pediatric parameningeal rhabdomyosarcomas, *Int J Radiat Oncol Biol Phys*, 74 (2009) 179–186.

23. N.S. Boehling, D.R. Grosshans, J.B. Bluett, M.T. Palmer, X. Song, R.A. Amos, N. Sahoo, J.J. Meyer, A. Mahajan, S.Y. Woo, Dosimetric comparison of three-dimensional conformal proton radiotherapy, intensity-modulated proton therapy, and intensity-modulated radiotherapy for treatment of pediatric craniopharyngiomas, *Int J Radiat Oncol Biol Phys*, 82 (2012) 643–652.

24. S.M. MacDonald, A. Trofimov, S. Safai, J. Adams, B. Fullerton, D. Ebb, N.J. Tarbell, T.I. Yock, Proton radiotherapy for pediatric central nervous system germ cell tumors: early clinical outcomes, *Int J Radiat Oncol Biol Phys*, 79 (2011) 121–129.

25. S.M. MacDonald, S. Safai, A. Trofimov, J. Wolfgang, B. Fullerton, B.Y. Yeap, T. Bortfeld, N.J. Tarbell, T. Yock, Proton radiotherapy for childhood ependymoma: Initial clinical outcomes and dose comparisons, *Int J Radiat Oncol Biol Phys*, 71 (2008) 979–986.

26. R. Miralbell, A. Lomax, L. Cella, U. Schneider, Potential reduction of the incidence of radiation-induced second cancers by using proton beams in the treatment of pediatric tumors, *Int J Radiat Oncol Biol Phys*, 54 (2002) 824–829.

27. M. Hillbrand, D. Georg, H. Gadner, R. Potter, K. Dieckmann, Abdominal cancer during early childhood: A dosimetric comparison of proton beams to standard and advanced photon radiotherapy, *Radiother Oncol*, 89 (2008) 141–149.

28. B.S. Athar, H. Paganetti, Comparison of second cancer risk due to out-of-field doses from 6-MV IMRT and proton therapy based on 6 pediatric patient treatment plans, *Radiother Oncol*, 98 (2011) 87–92.

29. T.E. Merchant, C.H. Hua, H. Shukla, X. Ying, S. Nill, U. Oelfke, Proton versus photon radiotherapy for common pediatric brain tumors: Comparison of models of dose characteristics and their relationship to cognitive function, *Pediatr Blood Cancer*, 51 (2008) 110–117.

30. M.B. Pulsifer, R.V. Sethi, K.A. Kuhlthau, S.M. MacDonald, N.J. Tarbell, T.I. Yock, Early cognitive outcomes following proton radiation in pediatric patients with brain and central nervous system tumors, *Int J Radiat Oncol Biol Phys*, 93 (2015) 400–407.

31. D. Takizawa, Y. Oshiro, M. Mizumoto, H. Fukushima, T. Fukushima, H. Sakurai, Proton beam therapy for a patient with large rhabdomyosarcoma of the body trunk, *Ital J Pediatr*, 41 (2015) 90.

32. M. Fuss, E.B. Hug, R.A. Schaefer, M. Nevinny-Stickel, D.W. Miller, J.M. Slater, J.D. Slater, Proton radiation therapy (PRT) for pediatric optic pathway gliomas: Comparison with 3D planned conventional photons and a standard photon technique, *Int J Radiat Oncol Biol Phys*, 45 (1999) 1117–1126.

33. E.B. Hug, J. Adams, M. Fitzek, A. De Vries, J.E. Munzenrider, Fractionated, three-dimensional, planning-assisted proton-radiation therapy for orbital rhabdomyosarcoma: A novel technique, *Int J Radiat Oncol Biol Phys*, 47 (2000) 979–984.

34. M.M. Ladra, J.D. Szymonifka, A. Mahajan, A.M. Friedmann, B. Yong Yeap, C.P. Goebel, S.M. MacDonald et al., Preliminary results of a phase II trial of proton radiotherapy for pediatric rhabdomyosarcoma, *J Clin Oncol*, 32 (2014) 3762–3770.

35. D. Leiser, G. Calaminus, R. Malyapa, B. Bojaxhiu, F. Albertini, U. Kliebsch, L. Mikroutsikos et al., Tumour control and quality of life in children with rhabdomyosarcoma treated with pencil beam scanning proton therapy, *Radiother Oncol*, 120 (2016) 163–168.

36. T. Yock, R. Schneider, A. Friedmann, J. Adams, B. Fullerton, N. Tarbell, Proton radiotherapy for orbital rhabdomyosarcoma: Clinical outcome and a dosimetric comparison with photons, *Int J Radiat Oncol Biol Phys*, 63 (2005) 1161–1168.

37. D. Forstner, M. Borg, B. Saxon, Orbital rhabdomyosarcoma: Multidisciplinary treatment experience, *Australas Radiol*, 50 (2006) 41–45.

38. B. Timmermann, A. Schuck, F. Niggli, M. Weiss, A. Lomax, G. Goitein, "Spot-scanning" proton therapy for rhabdomyosarcomas of early childhood: First experiences at PSI, *Strahlenther Onkol*, 182 (2006) 653–659.

39. S.K. Childs, K.R. Kozak, A.M. Friedmann, B.Y. Yeap, J. Adams, S.M. MacDonald, N.J. Liebsch, N.J. Tarbell, T.I. Yock, Proton radiotherapy for parameningeal rhabdomyosarcoma: Clinical outcomes and late effects, *Int J Radiat Oncol Biol Phys*, 82 (2012) 635–642.

40. H. Fukushima, T. Fukushima, A. Sakai, R. Suzuki, C. Kobayashi, Y. Oshiro, M. Mizumoto et al., Tailor-made treatment combined with proton beam therapy for children with genitourinary/pelvic rhabdomyosarcoma, *Rep Pract Oncol Radiother*, 20 (2015) 217–222.

41. D.C. Weber, C. Ares, F. Albertini, M. Frei-Welte, F.K. Niggli, R. Schneider, A.J. Lomax, Pencil beam scanning proton therapy for pediatric parameningeal rhabdomyosarcomas: Clinical outcome of patients treated at the Paul Scherrer Institute, *Pediatr Blood Cancer*, 63 (2016) 1731–1736.

42. K.W. Mouw, R.V. Sethi, B.Y. Yeap, S.M. MacDonald, Y.L. Chen, N.J. Tarbell, T.I. Yock et al., Proton radiation therapy for the treatment of retinoblastoma, *Int J Radiat Oncol Biol Phys*, 90 (2014) 863–869.

43. T.E. Merchant, L.E. Kun, S. Wu, X. Xiong, R.A. Sanford, F.A. Boop, Phase II trial of conformal radiation therapy for pediatric low-grade glioma, *J Clin Oncol*, 27 (2009) 3598–3604.

44. T.J. MacDonald, E.B. Arenson, J. Ater, R. Sposto, H.E. Bevan, J. Bruner, M. Deutsch et al., Phase II study of high-dose chemotherapy before radiation in children with newly diagnosed high-grade astrocytoma: Final analysis of Children's Cancer Group study 9933, *Cancer*, 104 (2005) 2862–2871.

45. H. Hauswald, S. Rieken, S. Ecker, K.A. Kessel, K. Herfarth, J. Debus, S.E. Combs, First experiences in treatment of low-grade glioma grade I and II with proton therapy, *Radiat Oncol*, 7 (2012) 189.

46. E.B. Hug, M.W. Muenter, J.O. Archambeau, A. DeVries, B. Liwnicz, L.N. Loredo, R.I. Grove, J.D. Slater, Conformal proton radiation therapy for pediatric low-grade astrocytomas, *Strahlenther Onkol*, 178 (2002) 10–17.

47. B.A. Greenberger, M.B. Pulsifer, D.H. Ebb, S.M. MacDonald, R.M. Jones, W.E. Butler, M.S. Huang et al., Clinical outcomes and late endocrine, neurocognitive, and visual profiles of proton radiation for pediatric low-grade gliomas, *Int J Radiat Oncol Biol Phys*, 89 (2014) 1060–1068.

48. J. Grill, C. Sainte-Rose, A. Jouvet, J.C. Gentet, O. Lejars, D. Frappaz, F. Doz et al., Treatment of medulloblastoma with postoperative chemotherapy alone: An SFOP prospective trial in young children, *Lancet Oncol*, 6 (2005) 573–580.

49. R.V. Sethi, D. Giantsoudi, M. Raiford, I. Malhi, A. Niemierko, O. Rapalino, P. Caruso et al., Patterns of failure after proton therapy in medulloblastomaL: Linear energy transfer distributions and relative biological effectiveness associations for relapses, *Int J Radiat Oncol Biol Phys*, 88 (2014) 655–663.

50. R.B. Jimenez, R. Sethi, N. Depauw, M.B. Pulsifer, J. Adams, S.M. McBride, D. Ebb et al., Proton radiation therapy for pediatric medulloblastoma and supratentorial primitive neuro-ectodermal tumors: Outcomes for very young children treated with upfront chemotherapy, *Int J Radiat Oncol Biol Phys*, 87 (2013) 120–126.

51. B.R. Eaton, N. Esiashvili, S. Kim, E.A. Weyman, L.T. Thornton, C. Mazewski, T. MacDonald et al., Clinical outcomes among children with standard-risk medulloblastoma treated with proton and photon radiation therapy: A comparison of disease control and overall survival, *Int J Radiat Oncol Biol Phys*, 94 (2016) 133–138.

52. T.I. Yock, B.Y. Yeap, D.H. Ebb, E. Weyman, B.R. Eaton, N.A. Sherry, R.M. Jones et al., Long-term toxic effects of proton radiotherapy for paediatric medulloblastoma: A phase 2 single-arm study, *Lancet Oncol*, 17 (2016) 287–298.

53. R. Zhang, R.M. Howell, P.J. Taddei, A. Giebeler, A. Mahajan, W.D. Newhauser, A comparative study on the risks of radiogenic second cancers and cardiac mortality in a set of pediatric medulloblastoma patients treated with photon or proton craniospinal irradiation, *Radiother Oncol*, 113 (2014) 84–88.

54. R.M. Howell, A. Giebeler, W. Koontz-Raisig, A. Mahajan, C.J. Etzel, A.M. D'Amelio, K.L. Homann, W.D. Newhauser, Comparison of therapeutic dosimetric data from passively scattered proton and photon craniospinal irradiations for medulloblastoma, *Radiat Oncol*, 7 (2012) 116.

55. W.H. St. Clair, J.A. Adams, M. Bues, B.C. Fullerton, S. La Shell, H.M. Kooy, J.S. Loeffler, N.J. Tarbell, Advantage of protons compared to conventional X-ray or IMRT in the treatment of a pediatric patient with medulloblastoma, *Int J Radiat Oncol Biol Phys*, 58 (2004) 727–734.

56. M. Yoon, D.H. Shin, J. Kim, J.W. Kim, D.W. Kim, S.Y. Park, S.B. Lee et al., Craniospinal irradiation techniques: A dosimetric comparison of proton beams with standard and advanced photon radiotherapy, *Int J Radiat Oncol Biol Phys*, 81 (2011) 637–646.

57. R. Zhang, R.M. Howell, A. Giebeler, P.J. Taddei, A. Mahajan, W.D. Newhauser, Comparison of risk of radiogenic second cancer following photon and proton craniospinal irradiation for a pediatric medulloblastoma patient, *Phys Med Biol*, 58 (2013) 807–823.

58. T.E. Merchant, C. Li, X. Xiong, L.E. Kun, F.A. Boop, R.A. Sanford, Conformal radiotherapy after surgery for paediatric ependymoma: A prospective study, *Lancet Oncol*, 10 (2009) 258–266.

59. C. Ares, F. Albertini, M. Frei-Welte, A. Bolsi, M.A. Grotzer, G. Goitein, D.C. Weber, Pencil beam scanning proton therapy for pediatric intracranial ependymoma, *J Neurooncol*, 128 (2016) 137–145.

60. J.W. Kim, W.C. Kim, J.H. Cho, D.S. Kim, K.W. Shim, C.J. Lyu, S.C. Won, C.O. Suh, A multimodal approach including craniospinal irradiation improves the treatment outcome of high-risk intracranial nongerminomatous germ cell tumors, *Int J Radiat Oncol Biol Phys*, 84 (2012) 625–631.

61. M. Matsutani, G. Japanese Pediatric Brain Tumor Study, Combined chemotherapy and radiation therapy for CNS germ cell tumors—The Japanese experience, *J Neurooncol*, 54 (2001) 311–316.

62. G. Calaminus, R. Kortmann, J. Worch, J.C. Nicholson, C. Alapetite, M.L. Garre, C. Patte, U. Ricardi, F. Saran, D. Frappaz, SIOP CNS GCT 96: Final report of outcome of a prospective, multinational nonrandomised trial for children and adults with intracranial germinoma, comparing craniospinal irradiation alone with chemotherapy followed by focal primary site irradiation for patients with localized disease, *Neuro-oncology*, 15 (2013) 788–796.

63. C. Alapetite, H. Brisse, C. Patte, M.A. Raquin, G. Gaboriaud, C. Carrie, J.L. Habrand et al., Pattern of relapse and outcome of non-metastatic germinoma patients treated with chemotherapy and limited field radiation: The SFOP experience, *Neuro-oncology*, 12 (2010) 1318–1325.

64. J. Park, Y. Park, S.U. Lee, T. Kim, Y.K. Choi, J.Y. Kim, Differential dosimetric benefit of proton beam therapy over intensity modulated radiotherapy for a variety of targets in patients with intracranial germ cell tumors, *Radiat Oncol*, 10 (2015) 135.

65. Q.T. Luu, L.N. Loredo, J.O. Archambeau, L.T. Yonemoto, J.M. Slater, J.D. Slater, Fractionated proton radiation treatment for pediatric craniopharyngioma: Preliminary report, *Cancer J*, 12 (2006) 155–159.

66. K.M. Winkfield, C. Linsenmeier, T.I. Yock, P.E. Grant, B.Y. Yeap, W.E. Butler, N.J. Tarbell, Surveillance of craniopharyngioma cyst growth in children treated with proton radiotherapy, *Int J Radiat Oncol Biol Phys*, 73 (2009) 716–721.

67. A.J. Bishop, B. Greenfield, A. Mahajan, A.C. Paulino, M.F. Okcu, P.K. Allen, M. Chintagumpala et al., Proton beam therapy versus conformal photon radiation therapy for childhood craniopharyngioma: Multi-institutional analysis of outcomes, cyst dynamics, and toxicity, *Int J Radiat Oncol Biol Phys*, 90 (2014) 354–361.

68. J.T. Lucas Jr., M.M. Ladra, S.M. MacDonald, P.M. Busse, A.M. Friedmann, D.H. Ebb, K.J. Marcus, N.J. Tarbell, T.I. Yock, Proton therapy for pediatric and adolescent esthesioneuroblastoma, *Pediatr Blood Cancer*, 62 (2015) 1523–1528.

69. Y. Oshiro, M. Mizumoto, T. Okumura, S. Sugahara, T. Fukushima, H. Ishikawa, T. Nakao et al., Clinical results of proton beam therapy for advanced neuroblastoma, *Radiat Oncol*, 8 (2013) 142.

70. B. Rombi, T.F. DeLaney, S.M. MacDonald, M.S. Huang, D.H. Ebb, N.J. Liebsch, K.A. Raskin et al., Proton radiotherapy for pediatric Ewing's sarcoma: Initial clinical outcomes, *Int J Radiat Oncol Biol Phys*, 82 (2012) 1142–1148.

第 11 章

质子治疗降低晚期头颈部肿瘤患者正常组织并发症的发生率

Jacques Balosso, Valentin Calugaru, Abdulhamid Chaikh, Juliette Thariat

本章纲要

▨ 引言

质子治疗晚期头颈部肿瘤的获益如何?

头颈部鳞状细胞癌(HNSCC)可能比其他肿瘤类型更多,其带来了利益-风险平衡的问题。事实上,这些肿瘤是可以用放疗治愈的,但在一个功能极其复杂的解剖环境中采用非常高的剂量,早期或晚期毒性会对生活质量(QOL)产生破坏性的影响。为了尽可能提高疗效指数,需要考虑粒子治疗,它比光子放疗提供了更大的剂量学差异。然而,高发病率的 HNSCC(占肿瘤3%~5%)患者通常生活条件差且质子治疗(PT)中心的可用性低。这就意味着,直到最近 PT 才被应用于治疗非 HNSCC 的头颈部(H&N)肿瘤。这些都是头颅底部的囊性癌、脊索瘤或肉瘤、鼻

咽癌复发性未分化肿瘤(UCNT)或鼻腔肿瘤,通过 PT 治疗后已获得经验,通常用于光子放疗的补量(Boost)照射[1]。这一初步经验揭示了不良反应的可能严重程度,从失明到口干症,以及严重而持久的吞咽困难。由于对颅底肿瘤的高剂量治疗,在单独 PT 系列治疗中也有严重毒性的报道[1]。

因此,直到最近,PT 才被认为是 HNSCC 的一种可选治疗手段。2011 年,关于 HNSCC 质子治疗的发表文献仍然很少:在一项荟萃分析中,Ramaekers[2]等报道了 86 项合适的研究,其中仅有 7 项涉及 PT,5 项涉及碳离子治疗74 项涉及光子治疗研究。该文献指出了正常组织并发症概率(NTCP)风险评估的可变性。这种可变性可能与所用模型的多样性有关。然而,PT 能够降低大多数这些肿瘤的毒性,并且 PT 仅改善了鼻腔肿瘤的局部控制。在他们的荟萃分析中,临床研究和生物模拟研究预示了未来的 PT 治疗发

展,例如,降低了 HNSCC 治疗的毒性,这可能进一步转化为更好的患者生活质量并降低这些毒性所引起的成本。某些毒性反应的延迟性,PT 潜在获益的剂量学证据,以及极端情况多样性,使得很难(如果不是不可能的话)定义一组均质的患者;对于这些患者,PT 肯定会获得显著的获益,但这可以通过随机前瞻性试验加以证明。PT 的高成本增加了这一困难。因此,近年来,人们提出了通过对治疗进行个体化建模来解决这一问题的原则,以及根据 NTCP 和成本-获益得出的结果[3-5]。

如何建立质子治疗降低头颈部鳞状细胞癌正常组织并发症发生率的过程?

光子和质子治疗之间稳健而可靠的不同剂量分布是基础数据。在放射肿瘤学中,任何剂量的减少都带来了器官毒性降低的希望,换言之,就是 NTCP 降低的希望。然而,NTCP 的降低并不能直接转化为患者的真正获益。这取决于减轻毒性的真正临床影响。例如,简单的皮肤硬化症并不如吞咽困难或神经损伤那么重要。因此,针对影响 QOL 的毒性,选择相关的和准确的 NTCP 模型是至关重要的。然而,我们还不能在 NTCP 和 QOL 之间建立直接的定量和连续的关系。以 QOL 加权的总生存率称为 QALY。相对于补充成本,QALY 将定义 PT 的效用或成本-获益,并且可为患者治疗选择提供有用的医疗决策指导。

截至 2013 年,Ramaekers 等[3]阐述了这种建模方法。在马尔可夫模型的基础上,他们展示了如何通过 NTCP 的差异估计来比较 IMPT 与 IM-RT。对于给定类型的毒性,NTCP 通过对 QOL 问卷(本例中为 EQ5D)进行校准,可能会带来 QALY 的评估,从而带来治疗有效性的医疗经济计算。这一论证是在合理的毒性(等级≥2 级)水平下进行的,因此处于当前治疗的毒性降

低目标水平。根据给定的估计个体获益水平(严重毒性降低 10%,△NTCP≥10%),选择患者进行 PT 治疗的过程构成了一种具有成本-获益的方法:“IMPT 如果有效,则是个体水平上的最佳权衡。”因此,该过程的一个关键要素是精确预测 NTCP 绝对值的能力。

目前可用于正常组织并发症发生率计算和比较的方法

NTCP 模型是一个数学方程,其输入值来源于患者体内的临时或有效剂量分布;输出是给定正常组织并发症的发生率,特定于具有已知剂量和组织相关参数的器官。这类模型自 20 世纪 80 年代以来一直在发展,历史上是单变量的(仅考虑单个组织的辐射剂量),主要根据 3D CRT 经验和高级别(>2 级)毒性进行调整。这些经典的 NTCP 模型需要根据最近的剂量计算算法、放射肿瘤学技术、危及器官(OAR)的放射生物学、适应的毒性类型和水平进行重新调整(由于剂量-体积建议,一些预测的并发症不再可能发生)。NTCP 模型的主要缺点是种类繁多、部分模型的复杂性,以及在越来越多的患者和治疗特点影响 NTCP 时其单变量结构[6]。这些经典的 NTCP 模型通常嵌入治疗计划系统(TPS)中,但是,根据前面的警告,对于不知情的用户来说其用处是有限的,即较大的不确定性应限制其作为比率的使用,以△NTCP 差异表示用于治疗比较,而不是绝对值。

为了克服上述缺点,最近开发了许多基于多变量逻辑回归核心方程 11.1 的特殊 NTCP 模型,并提供了非常有价值的临床数据。

$$DMF = \frac{1}{1+e^{-s}} \qquad s = \beta_0 + \sum_{i=1}^{n} \beta_i \cdot x_i \qquad (11.1)$$

其中,DMF 代表剂量多因素模型,以及一组 n 个预后变量 x_i,其加权因子定义为回归系

数 $\beta_i(0<\beta_i<1)$，β_0 是 β_i 的初始值。因子 β_i 可以通过引导程序模拟和 Spearman 相关性检验进行估计。

这个简单的模型可以利用多个变量，如剂量（不同组织都与相同的功能有关，如吞咽）、年龄、化疗的使用等计算出光子和质子的 NTCP 准确绝对值。事实上，自 2005 年以来，深入的前瞻性研究已经能够重新定义 NTCP 预测模型，特别是针对 HNSCC 患者的严重毒性。这些毒性在功能上被定义为能够与 QOL 建立关系。这些工作列举如下。

Rancati 等[7]首次建立了喉部照射后晚期水肿的 NTCP 参数，光子治疗中喉被认为是一种 OAR 器官。这项前瞻性研究于 2002—2006 年对 48 例患者采用 Lyman EUD 和 Logit EUD 模型计算 2~3 级毒性，TD_{50} 值分别为 (47.3 ± 2.1)Gy 和 (46.7 ± 2.1)Gy。喉表现为 $\alpha/\beta=3$ 的并行器官。

Houweling 等[6]对腮腺进行了最大规模前瞻性双中心研究，包括 347 例患者（来自荷兰乌得勒支–克罗宁根和美国密歇根安娜堡）。患者接受 3D CRT 或 IMRT 治疗。治疗 1 年后，毒性被定义为二元性，其初始唾液流量<25%，与不良事件的 3 级常见术语标准（CTCAE）相对应，而不是更多。比较了 6 种不同的 NTCP 模型。在常用的 NTCP 模型之间没有发现显著性差异[7]。该模型显示了腮腺作为平行器官 TD_{50} 为 39Gy。采用最简单的平均剂量模型被列为最佳模型。α/β 值可能很高，因为没有明确观察到分次模式的影响。

Eisbruch 等[8]在 73 例患者中建立了咽部收缩肌和声门上区的剂量与吞咽障碍之间的关系。透视分析是最敏感的方法（患者无法感知），然后是患者的生活质量标准，而医生的评估没有信息。采用 NTCP LKB 模型，对于 $\alpha/\beta=3$ 的晚期效应而言最相关的剂量学标准是平均剂量。放射线检查研究中 TD_{25} 为 56Gy（EQD2），被推荐为优化目标。在这项研究中，根据用于评估吞咽困难的具体方法，NTCP 是不同的。这突出了对吞咽困难评估标准化方法的需要。

Lindblom 等[9]研究了 124 例患者，随机分为同时性补量照射组和序贯性补量照射组，总剂量为 68Gy。3~4 级患者的牙关紧闭症定义为 35mm 或更小的牙间开放距离（1~4 级）。采用传统单变量 NTCP 方法，与 3~4 级牙关紧闭症最佳相关性是同侧肌肉结构的平均剂量，特别是咬肌的平均剂量。QOL 3~4 级和牙间距离测量（<35mm）的 DT_{50} 分别为 72.3Gy 和 57.2Gy。

Beetz 等[10]和 Christianen 等[11]采用多参数逻辑回归模型 1 研究了唾液腺紊乱（自 1997 年以来荷兰 3D CRT 治疗了 167 例 HNSCC 患者）和吞咽困难（354 例多中心患者）。研究者搜索了除了剂量之外的参数，如年龄、病史、化疗等。基于包括平均剂量在内的强多元变量统计相关性，结果给出了 s（即公式 11.1 中的 s 值）的高度分化的特异性表达式。

这些模型都是以计划的剂量为基础，但没有一个模型适用于 OAR 实际被照射和接受的剂量。在这些模型中，除了在估计值周围的置信区间外，没有考虑靶区轮廓、治疗计划和治疗照射的不确定性。

迄今为止，这些工作的结果和结论仅限于光子治疗，主要是 3D CRT 技术，很少有 IMRT。因此，出现了一个基本问题，即现有模型是否适用于质子治疗。Blanchard 等[4]成功解决了这个基本问题。在接受 PT 治疗的人群中，用于头颈部肿瘤患者的光子衍生 NTCP 模型的外部有效性显示，模型性能略有下降；在受试者工作特征（ROC）曲线测试中，曲线下面积（AUC）值下降约 10%。然而，大多数模型保持 AUC≥0.7，显示了 PT 的稳健性和有效性。这些结果是将 NTCP 应用于 HNSCC 患者 PT 治疗的必要且有价值的第一步。因此，这允许荷兰集团所提倡的基于模型的方法,前提是对预测模型进行持续改进。这一点尤其重要,因为在 Branchard 等研究中没有考虑 PT 实施照射和 RBE 的不确定性。

生物试验模拟两种治疗计划比较的实例

在 ICPO(法国奥赛的居里研究所)治疗的一例晚期鼻咽 HNSCC 病例中,将螺旋断层放疗与双散射 PT 进行了比较。使用两种不同的 NTCP 模型即 EUD(比率=R_{EUD})和 LKB[12](比率=R_{NTCP})模型,通过不同 OAR 的毒性计算出 ΔNTCP。对于剂量-体积直方图(DVH)和 CT 影像中低剂量,剂量学提升是明显的。然而,正如

ΔNTCP 图表(图 11.1)所示,在这个临床场景中有一个非常大的中心靶区,它并没有将其转化为减少所有 OAR 器官的 NTCP。这种病例应该进行非常高级的优化,以最大限度地提高从 PT 中的获益。一些 OAR(如视力通路)进入肿瘤靶区体积中引起了 RBE 对 NTCP 计算影响的关键问题。到目前为止,RBE 还没有被考虑到 NTCP 模型中,但它现在值得关注[13]。

与此一致,Jakobi 等[14]实施了计算机生物模拟试验的剂量递增 IMRT 和 IMPT 研究。他们发现预期的 TCP 和 NTCP 的改变发生得很好,这表明建议光子 NTCP 模型对 PT 具有适用性:TCP 有相同的提升,两者(光子和质子)的毒性

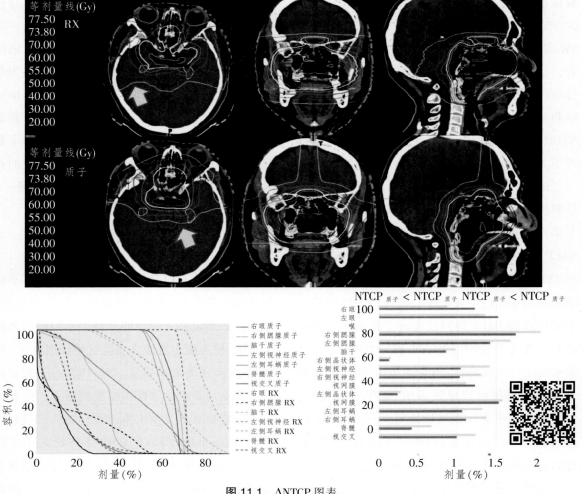

图 11.1　ΔNTCP 图表。

有所增加，但对 PT 的毒性只是轻微增加。这项初步研究也没有考虑 RBE。这并没有表明，IMPT 比 IMRT 增加剂量的风险更小，也没有导致成本−获益的分析。

头颈部鳞状细胞癌患者正常组织并发症发生率的生物模拟检测

Van der Laan 等[15]在基于光子放疗的吞咽功能障碍方面进行了有价值的工作，建立了生物模拟试验模型。他们的工作是在 ROCOCO 平台上进行的：25 例 HNSCC IMRT 计划针对唾液腺（SW）的保护进行优化，技术层面（3 个和 7 个射野）采用 IMRT 和 IMPT 两种技术。IMPT 可使 OAR 的平均剂量从−3Gy 降低到−20Gy，这意味着标准 IMRT 和 IMRT−SW 组之间 NTCP 可减少 9%，标准 IMRT 和非常先进的 IMPT（7 野和 SW）组之间 NTCP 可减少 17%。为选择 PT 的患者，这些工作提供了肿瘤靶区 NTCP 减少的先验估计。结果似乎是一致的，且相当可靠。校准后的 QOL 和 QALY 也可以进行评估。这为采用 NTCP 作为生物引导放射治疗（BGRT）的 PT 打开了大门。

Jakobi 等[16]采用 IMPT 作为光子放疗的补量照射或单独 IMPT 照射，生物模拟计算比较了多个 NTCP 终点。他们使用了已有的光子 NTCP 模型[11,15]。决策阈值△NTCP 为 10%。在不到 15% 的病例中采用 PT 补量照射计划的严重毒性达到或超过了该水平，而在约 50% 的病例中采用单独 IMPT 达到或超过了该水平。有趣的是，作为补量照射的一小部分 IMPT 并没有带来的毒性大幅降低，但它的负担更轻，而对超过 50% 的病例而言单独采用 IMPT 是有用的，但经济负担更重。在这种情况下，有必要对 PT 进行医学经济的评估，以确定 Verma 等[17]所描述的这两种治疗技术的相对应用性。

虽然似乎掌握了比较程序，事实仍然是对

每个案例的个别分析的任务是耗时的。Jakobi 等[18]承担了这项工作负荷，探索了根据肿瘤部位减少 NTCP 的可能性。他们发现，口咽癌治疗对 SW 保护更为敏感，基于 NTCP 选择患者进行 PT 似乎是有用的。然而，除了演变为没有后遗症的急性反应外，下咽癌并未从 NTCP 的比较中得到很大的好处。因此，在实施 PT 时，比较分析可能仅限于口咽癌。

与此不同的是，马斯特里赫特小组目前所采用的众所周知方法，它提倡在线比较光子与质子治疗，以系统地选择 PT 患者[5]。该研究小组对 HNSCC 患者进行了真正的概念验证。他们超越了△NTCP 计算的初始步骤，也由其他人完成并得到了很好的证明。他们计算了在 80kε/质量调整寿命年（QALY）阈值下的增量成本效益比（ICER）。这仅保留了 21 例患者中的 8 例，一年内多次累计减少≥15%，也就是说，与单独的 BGRT 评估相比，损耗为 62%。最后，只有 38% 的病例会直接针对 PT。这次测试使用了 RO-COCO 平台的校准医疗文件，现在必须对普通工作流程的医疗记录进行调整。这就提出了数据传输、从 NTCP 光子模型到 PT 模型转换的局限性，以及各个步骤的质量保证等所有问题。

■ 阈值定义的讨论

通过计算不同的可接受治疗方法计算不同的并发症发生率，我们必然需要一个决策过程。因此，必须定义一种预期受益大小的阈值来做出决策，投入更多资源来获得这种预期收益。目前，还没有这方面的建议。到目前为止，报道的工作都是计算机生物模拟试验的研究，这些研究不需要社会接受的决策过程，只是一个假设。因此，Langendijk 等[19]在 2013 年的论文中采用了毒性降低 10% 的假设。然而，这一假设被视为与之前由 Jakobi 等[18]在 2015 年的工作中提出类似的一个阈值。最后，在 Cheng 等原创论文中使用了这一阈值，并对其进行了一些精细化的解释，参见荷兰卫生系统的共识文件[5]。

如果我们试图从放射肿瘤学的良好实践中提取一般性的建议，例如，QUANTEC 合作[19]记录最详细的风险水平级别，可以说，在放射肿瘤学中关于严重的晚期反应，通常接受 3 种级别的风险：危及生命的风险为 0%，如脑干和脊髓；严重致残风险为 5%，如肠梗阻，实质性破坏；以及危险性较小或甚至更高的风险为 10%，如呼吸不适、肠道出血、皮肤硬化等。

因此，Cheng 等报告的荷兰提案[5]似乎是合理的。它指出，如果≥2 级毒性有>10%的预测降低率，则可以假设具有临床获益。为了将这种方法扩展到更全面的评估中，更接近 QOL，引入了并发症状况的概念。它被定义为对于患者而言，所有的毒性概率降低超过 5%；在这种情况下，临床获益设定为总减少≥15%。

然而，这些医学定义必须符合现实，转化为成本-获益估算，并以每增加一个 QALY 可接受的成本作为依据。这可能需要对所考虑的临床获益阈值进行补充性的、视国情不同而做出调整[5]。

结论和展望

本章报告的工作表明，基于 NTCP 计算和比较的生物学引导放射治疗（BGRT）是可行的。传统的 NTCP 模型趋于简化。平均剂量通常是剂量数据中最相关的量。因此，对于合适的器官，可以使用 Dmean 代替 DVH。另一方面，新的 NTCP 模型可以结合多个参数并引入非剂量学因素，如年龄、基本功能紊乱、合并症、治疗相关因素等，所有这些都可能在一定程度上导致毒性。在这种情况下，NTCP 模型绝对是至关重要的，这使得它们的质量和准确性尽可能必要。

欧洲正在做出相当大的努力，实现在线/实时采用 NTCP 计算，以便为符合 PT 条件的每位患者生成定制的成本-获益估算。这仍然需要大量的工作量和遵守国家卫生标准，正如在荷兰所做的那样[20]。

NTCP 模型有助于循证医学实践的模型转变。虽然 Leeman[21]对具有丰富不同肿瘤部位图像的 HNSCC PT 与光子放疗进行了彻底的描述性比较，且评论了前瞻性临床试验的快速出现，但忽略了 NTCP 模型。他报告说，2010 年有 7 项试验正在进行，2015 年有 11 项试验，2017 年有 16 项。最后，虽然 NTCP 建模仍然非常专业，并由少数团队掌握，但是传统前瞻性试验的背景工作正在进行。这是对基于模型的方法的绝对补充，并且在应用于 HNSCC 的 PT 领域中是相当先进的。临床研究将有助于证明模型预测的准确性和效用计算的真实性。在未来，它们的随机性可能会越来越少，并可能会更接近药物营销的第Ⅳ阶段概念。可以合理地假设，在未来几年内质子在 HNSCC 患者中的应用将通过稳健和互补的方法得到明确的记载，包括 NTCP 模型和明确的决策过程。

参考文献

1. Chan AW, Liebsch NJ. Proton radiation therapy for head and neck cancer. *J Surg Oncol.* 2008;97(8):697–700.
2. Ramaekers BLT, Pijls-Johannesma M, Joore MA, van den Ende P, Langendijk JA, Lambin P, Kessels AGH, Grutters JPC. Systematic review and meta-analysis of radiotherapy in various head and neck cancers: Comparing photons, carbon-ions and protons. *Cancer Treat Rev.* 2011;37:185–201.
3. Ramaekers BL, Grutters JP, Pijls-Johannesma M, Lambin P, Joore MA, Langendijk JA. Protons in head-and-neck cancer: Bridging the gap of evidence. *Int J Radiat Oncol Biol Phys.* 2013;85(5):1282–1288.
4. Blanchard P, Wong AJ, Gunn GB, Garden AS, Mohamed AS, Rosenthal DI, Crutison J et al. Toward a model-based patient selection strategy for proton therapy: External validation of photon-derived normal tissue complication probability models in a head and neck proton therapy cohort. *Radiother Oncol.* 2016;121(3):381–386.
5. Cheng Q, Roelofs E, Ramaekers BLT, Eekers D, van Soest J, Lustberg T, Hendriks T et al. Development and evaluation of an online three-level proton versus photon decision support prototype for head and neck cancer—Comparison of dose, toxicity and cost-effectiveness. *Radiother Oncol.* 2016. doi:10.1016/j.radonc.2015.12.029.
6. Houweling AC, Philippens ME, Dijkema T, Roesink JM, Terhaard CH, Schilstra C, Ten Haken RK, Eisbruch A, Raaijmakers CP. A comparison of dose-response models for the parotid gland in a large group of head-and-neck cancer patients. *Int J Radiat Oncol Biol Phys.* 2010;76(4):1259–1265.
7. Rancati T, Fiorino C, Sanguineti G. NTCP modeling of subacute/late laryngeal edema scored by fiberoptic examination. *Int J Radiat Oncol Biol Phys.* 2009;75(3):915–923.
8. Eisbruch A, Kim HM, Feng FY, Lyden TH, Haxer MJ, Feng M, Worden FP et al. Chemo-IMRT of oropharyngeal cancer aiming to reduce dysphagia: Swallowing organs late complication probabilities and dosimetric correlates. *Int J Radiat Oncol Biol Phys.* 2011;81(3):e93–e99.
9. Lindblom U, Gärskog O, Kjellén E, Laurell G, Levring Jäghagen E, Wahlberg P, Zackrisson B, Nilsson P. Radiation-induced trismus in the ARTSCAN head and neck trial. *Acta Oncol.* 2014;53(5):620–627.
10. Beetz I, Schilstra C, Burlage FR, Koken PW, Doornaert P, Bijl HP, Chouvalova O et al. Development of NTCP models for head and neck cancer patients treated with three-dimensional conformal radiotherapy for xerostomia and sticky saliva: The role of dosimetric and clinical factors. *Radiother Oncol.* 2012;105:86–93.
11. Christianen ME, Schilstra C, Beetz I, Muijs CT, Chouvalova O, Burlage FR, Doornaert P et al. Predictive modelling for swallowing dysfunction after primary (chemo)radiation: Results of a prospective observational study. *Radiother Oncol.* 2012;105(1):107–114.
12. Burman C, Kutcher GJ, Emami B, Goitein M. Fitting of normal tissue tolerance data to an analytic function. *Int J Radiat Oncol Biol Phys.* 1991;21:123–135.
13. Jones B. Why RBE must be a variable and not a constant in proton therapy. *Br J Radiol.* 2016;89(1063):20160116.
14. Jakobi A, Lühr A, Stützer K, Bandurska-Luque A, Löck S, Krause M, Baumann M, Perrin R, Richter C. Increase in tumor control and normal tissue complication probabilities in advanced head-and-neck cancer for dose-escalated intensity-modulated photon and proton therapy. *Front Oncol.* 2015;5:256.
15. Van der Laan HP, van de Water TA, van Herpt HE, Christianen MEMC, Bijl HP, Korevaar EW, Rasch CR et al. The potential of intensity-modulated proton radiotherapy to reduce swallowing dysfunction in the treatment of head and neck cancer: A planning comparative study. *Acta Oncol.* 2013;52(3):561–569.
16. Jakobi A, Stützer K, Bandurska-Luque A, Löck S, Haase R, Wack LJ, Mönnich D et al. NTCP reduction for advanced head and neck cancer patients using proton therapy for complete or

sequential boost treatment versus photon therapy. *Acta Oncol.* 2015;54(9):1658–1664.

17. Verma V, Mishra MV, Mehta MP. A systematic review of the cost and cost-effectiveness studies of proton radiotherapy. *Cancer.* 2016;122(10):1483–1501.

18. Jakobi A, Bandurska-Luque A, Stützer K, Haase R, Löck S, Wack LJ, Mönnich D et al. Identification of patient benefit from proton therapy for advanced head and neck cancer patients based on individual and subgroup normal tissue complication probability analysis. *Int J Radiat Oncol Biol Phys.* 2015;92(5):1165–1174.

19. Marks LB, Ten Haken RK, Martel MK. Guest editor's introduction to QUANTEC: A users guide. *Int J Radiat Oncol Biol Phys.* 2010;76(S3):S1–S160.

20. Langendijk JA, Lambin P, De Ruysscher D, Widder J, Bos M, Verheij M. Selection of patients for radiotherapy with protons aiming at reduction of side effects: The model-based approach. *Radiother Oncol.* 2013;107:267–273.

21. Leeman JE, Romesser PB, Zhou Y, McBride S, Riaz N, Sherman E, Cohen MA, Cahlon O, Lee N. Proton therapy for head and neck cancer: Expanding the therapeutic window. *Lancet Oncol.* 2017. doi:10.1016/S1470-2045(17)30179-1.

第 12 章

基于模型方法选择质子治疗患者并验证其附加值

Johannes A. Langendijk, John H. Maduro, Anne P.G. Crijns, Christina T. Muijs

本章纲要

引言

质子相比光子有利的束流特性可以从两个方面转化成临床获益。首先,质子可用于提升肿瘤靶区的剂量, 同时使有限的或没有超过限量的剂量沉积至正常组织中, 目的是在不增加辐射所致不良反应的情况下改善局部区域的肿瘤控制。然而,靶区剂量提升超出标准剂量对局部区域控制的影响尚不清楚。此外,急性和晚期辐射引起的不良反应方面的影响仍有待确定,因为对靶区内或附近正常组织的剂量也可能增加到超过标准的水平。为了临床验证使用质子剂量递增的效果,随机对照试验(RCT)仍然是最理想的设计。

其次,质子主要用于降低正常组织的剂量,而给予靶区的剂量相等, 主要目的是获得类似的局部控制率条件下预防辐射所致的不良反应。为此目的,采用质子很大程度上是基于大量的临床前和临床数据, 即正常组织受到的高剂量会导致更多的组织损伤,并最终导致临床上明显的辐射诱发不良反应的发生率更高。为了验证质子治疗的这种应用,RCT 将难以执行,并且可能产生一些方法学问题。然而,替代的循证研究设计,如基于模型的方法,也是可能的,甚至可能比经典的 RCT 更受欢迎。验证质子治疗在保护正常组织方面的优势尤其重要, 因为根据荷兰卫生委员会关于质子治疗水平束扫描报告,质子治疗预计主要用于保护正常组织,从而防止辐射引起的不良反应或继发性肿瘤的发生

(85%的病例)。

本章将讨论以辐射诱导的不良反应为主要终点时,在比较辐射技术时 RCT 的一些问题和陷阱。此外,还将讨论基于模型的方法的不同方面,该方法为 RCT 的另一种循证方法。

随机对照试验的考虑

目前,一些比较光子与质子的随机对照试验正在进行中,但到目前为止,没有任何随机对照试验正式发表在同行评审的医学期刊上[2,3]。这主要是由于实际问题(如各国执行足够强大 RCT 的能力有限,质子治疗缺乏费用支撑)和伦理问题(一旦剂量分布差异较大时被认为缺乏平衡)[4,5]。

除了这些问题之外,在临床研究的设计中还应考虑一些方法学问题,例如,确定新放疗技术的附加值主要是为了降低辐射所引起的不良反应的发生率和严重性。这里的一个主要问题是不存在标准的放疗技术,如标准的 IMRT 或标准的 IMPT。首先,随着时间的推移,放疗技术因为由小至大的调整逐渐进化发展。例如,我们的前瞻性头颈部肿瘤数据登记项目显示,在接受 IMRT 治疗的患者中最重要的 OAR 所受剂量逐渐减少,这是由于临床上引入了一些改进方法,如图像引导、多目标优化、NTCP 引导治疗优化以及最新自适应放疗(图 12.1)[6-8]。因此,毒性率也下降了,正如 Christianen 等研究表明,减少吞咽组织器官的剂量,即所谓的吞咽保留 IMRT 技术,确实可以在治疗完成后降低吞咽困难的发生率[9]。一些辐射引起的毒性需要治疗多年以后才发生。因此,从研究开始和最终结果公布所需的时间可能为 10~15 年。特别是,如果研究中的一项或两项技术都有重大改进,那么这些结果在发表时就存在着不被接受的重大风险,因为这些结果基于被认为过时的放疗技术。

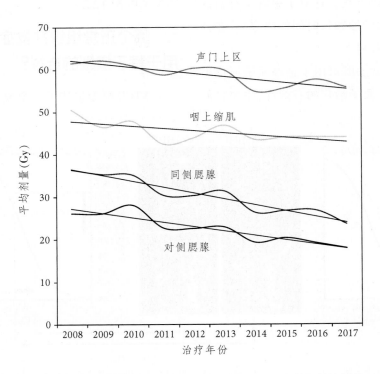

图 12.1　光子调强放疗头颈部肿瘤患者中导致口干和吞咽困难的 4 个重要器官的平均剂量。由于后续多种治疗技术的进步,结果显示了随着时间的推移口干和吞咽困难得到了逐渐改善。

RCT 的另一个问题是质子治疗中心之间存在重大差异，这在质子治疗临床试验资质认证的研究中得到了说明[10]。IMRT 治疗技术已发现存在类似的差异[11-12]。中心之间的异质性可能由许多因素导致，如质子治疗设备、人员专业知识、靶区和 OAR 的勾画、治疗计划系统、治疗计划技术、各中心特定的工作流程、定位技术、运动控制策略以及机器、特定患者的质量保证过程的差异。在这方面，由于既不存在标准 IMRT 也不存在标准 IMPT 技术，因此很难比较这些异质技术。当 RCT 的结果转化为常规临床实践时，这个问题变得越来越重要。最终的目标是为患者提供最佳的技术，但是，如果在决策过程中没有考虑质子和光子在治疗中心性能上的异质性，那么如何正确地进行个体患者的治疗技术选择？甚至有可能将患者转诊到离家远的另一个中心接受质子治疗，而转诊中心的光子治疗会产生更好的疗效。在这里，基于模型的方法可能会提供一种解决方案，这对于患者是有益的（减少了不必要的转诊和长时间的离家），在社会效益方面更为有利。

基于模型的方法既可用于选择质子治疗患者，也可用于验证质子治疗的有效性，主要目的是通过等效的局部区域控制减少不良反应[1]。

基于模型的选择

基于模型的选择的动机是基于这样一个原则：与当前标准光子放疗技术相比，应用一种更复杂、更昂贵、可利用性有限的技术将保留给那些预期从质子中获益最多的患者。当旨在通过类似局部区域控制将辐射诱发的不良反应风险降至最低时，如果满足两个一般条件，则满足此原则：① 质子对正常组织的剂量低于光子（△dose）；② 该降低的剂量 △dose 转化为临床相关的降低正常组织并发症发生率（△NTCP)[1,13]。在个体患者中测试这两个主要条件，可利用基于模型的选择程序包括 3 个步骤：① 选择适合基于模型选择的 NTCP 模型；② 光子与质子计划比较以评估剂量的差异（△dose），以及 ③ 利用所选 NTCP 模型将剂量差异（△dose）转换成 △NTCP(图 12.2)。

哪个正常组织并发症发生率模型可用于基于模型的选择？

NTCP 模型描述了一个或多个 OAR 中剂量

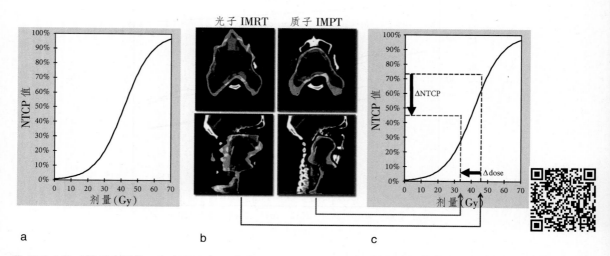

图 12.2　基于模型选择的 3 个步骤示意图，(a)NTCP 模型选择，(b)光子 IMRT 和质子 IMPT 之间治疗计划的比较，以评估剂量的差异（△dose），(c)将治疗计划比较的结果整合到 NTCP 模型以评估 △NTCP。

分布与给定辐射诱发不良反应的风险之间的关系。可靠的基于模型的选择需要 NTCP 模型，能够最准确地预测不良反应的风险，因此应满足几个质量标准。在荷兰，NTCP 模型的质量标准定义如下：

● NTCP 模型最好在前瞻性队列研究中建立，因为对许多辐射诱发不良反应的回顾性评估更可能导致对不良反应发生率和严重程度的低估。其他研究设计，如回顾性队列研究和（或）嵌套病例对照研究，在前瞻性评估难以执行的情况下是可以接受的，例如，潜伏期很长和（或）发生率很低的不良反应，如乳腺癌放疗和继发性肿瘤诱导后心脏毒性。

● NTCP 模型最好是多变量的，因为许多辐射诱发不良反应的风险不仅取决于一个剂量体积参数，而且取决于其他预测因素，如多剂量体积参数、化疗或基线功能的增加[14-18]。此外，剂量体积参数对不良反应风险的影响可能会受到其他因素（混杂或效应调制）的影响，这需要进行校正。

● 应提供有关模型性能的信息；也就是说，应该清楚该模型对辐射诱发不良反应的预测有多好。最相关的模型性能指标是识别和校准。识别指的是 NTCP 模型能够区分将产生特定不良反应的患者与不会产生特定不良反应的患者，

通常报道的是 AUC 或 C 统计量[19]。校准是指预测风险（NTCP）和观察到的不良反应发生率之间的对应程度。模型校准的重要终点是校准截距和斜率以及霍斯默-莱梅肖检验，检验预测（NTCP 值）和观察率不同的假设。

● 为了防止模型乐观，即高估了模型中预测因素的影响，通过适当的统计技术，如自举法和（或）交叉验证，执行内部验证程序。

● 在一个或多个独立的患者队列中对 NTCP 模型进行外部验证，以测试不同人群的通用性。

● 关于如何计算个体患者的 NTCP 值的信息是可用的（例如，方程式或列线图）。

基于这些质量标准，荷兰质子治疗平台[Landelijk 平台质子治疗（LPPT）]定义了 NTCP 模型的证据水平建议（表 12.1），以便基于模型的选择选择最合适的 NTCP 模型。

计划比较

如果相关的剂量体积参数低于光子获得的参数，质子才会导致较少的辐射诱发的不良反应。由于个体患者的原发肿瘤位置和局部和（或）区域进展不同，即使原发肿瘤部位、肿瘤分期和处方剂量相似，OAR 中的相应剂量分布以及质子在△dose 和△NTCP 方面的获益可能仍

表 12.1 NTCP 模型的证据水平

分级	描述
La 级	在另一个中心采用新技术（质子）的独立数据集中 NTCP 模型的外部验证
Lb 级	在另一个中心采用相同技术（光子）或同一中心采用新技术质子的独立数据集中 NTCP 模型的外部验证
Lc 级	基于荟萃分析的 NTCP 模型
2a 级	独立数据集中 NTCP 模型的外部验证，非随机分为两组：一组用于 NTCP 模型开发，另一组用于模型性能的评估（外部验证）
2b 级	独立数据集中 NTCP 模型的外部验证，随机分为两组：一组用于 NTCP 模型开发，一组用于评估模型的性能（外部验证）
3 级	只有内部验证的 NTCP 模型
4a 级	多变量 NTCP 模型，无须内部和外部验证
4b 级	单变量 NTCP 模型

然存在相当大的差异。因此,正确选择质子治疗患者的一个重要步骤是, 在每例患者中直接比较最佳光子计划和最佳质子计划(图 12.2)。需要强调的是,只有在临床靶体积(CTV)、CTV 覆盖的总处方剂量和剂量约束相似时,才能保证光子和质子之间的公平比较。此外,用于计划优化的 OAR 剂量体积参数约束应类似,并应该遵循所选 NTCP 模型的方程,也称为基于模型或 NTCP 指导的计划优化[6,20]。最终,计划比较提供了光子和质子计划的靶区和 OAR 中剂量分布信息,并在减去后提供有关△dose 的信息。通过这种方式,可生成△dose 打印图(图 12.3)。

正常组织并发症发生率降低的评估

基于模型的选择的第三步也是最后一步,是通过利用光子和质子计划的剂量体积参数,以及所选 NTCP 模型的其他预测因子,将△dose 转化为△NTCP(图 12.2)。通过将单个计划比较的结果整合至选定的 NTCP 模型中,可以评估相应的 NTCP 值并计算△NTCP。对于多个毒性终点相关的肿瘤类型,可以构建△NTCP 打印图(图 12.3),然后可以用于选择光子或质子治疗患者。△NTCP 打印是基于模型选择时考虑的所有毒性△NTCP 值的图形表示。

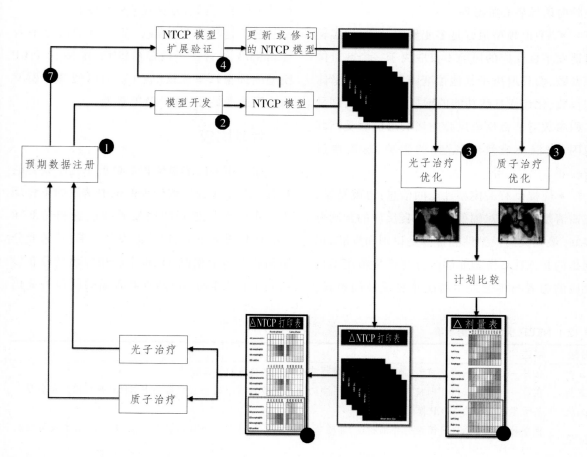

图 12.3 快速学习健康管理(RLHC)系统。预期数据注册①用于 NTCP 模型开发②,可直接用于基于模型的剂量优化③或在模型更新或模型修订后(外部验证)④。通过计划比较评估△dose,如果多个剂量参数是相关的话,则生成△dose 打印图⑤。然后使用 NTCP 模型将△dose 打印图转换成△NTCP 打印图⑥,这实际上是一种生物标志物,可以用来决定哪些患者有资格接受质子治疗。此外,所有患者均接受质子或光子治疗,并纳入同一前瞻性数据登记①。验证质子的获益是通过外部验证质子治疗患者数据⑦的 NTCP 模型来进行的。

应当注意的是，从接受光子治疗的患者队列中获得的 NTCP 模型，在接受质子治疗的患者中使用时可能是不同的。基于光子 NTCP 模型的并发症风险估计在应用质子治疗时可能会导致这些风险被高估或低估。由于不明危及器官(UFO)的现象，可能会出现高估。NTCP 模型开发中的一个重要问题是多重共线性，即各种 OAR 剂量-体积参数之间的强相关性，导致模型中这些参数之间的统计竞争，并导致从模型中去除剂量-体积参数，而这些参数实际上很重要。与 IMPT 一样，剂量重新分布的问题比 IMRT 的问题要少得多，并且这些 UFO 更有可能得以幸免，导致观察到的并发症发生率低于基于 IMRT 模型的预期。相反，如果正常组织存在较高的相对生物效应(RBE)的话，可能会低估并发症的风险。这一问题可能与高局部剂量[如中枢神经系统肿瘤(CNS)]相关的并发症尤其相关，而不是并型组织的 OAR(如肺和腮腺)相关。

荷兰放射治疗与肿瘤学会(NVRO)确定了△NTCP 的临床相关阈值，决定采用《不良事件的通用术语标准》(CTCAE)4.0 版作为评估辐射诱发的不良反应的基础。使用这种毒性反应分类系统的主要原因是，它被公认为肿瘤学界的现行标准，它允许独立于所使用的治疗方式对不良反应进行评分，并且通常应用于临床试验。此外，该分级与不良反应的临床相关性相对应，如果不良反应对日常生活、住院和医疗干预的紧迫性影响更大，则分级更高。决定基于模型的选择应该使用哪个阈值并不简单，而且是任意的。例如，随时间的推移可恢复的 2 级急性不良反应的相关性，就不同于持续到死亡或随时间推移而进展的 2 级晚期不良反应。然而，为了提高临床实用性，决定从实用的解决方案开始，根据毒性分级确定△NTCP 的统一阈值(表 12.2)。

随机对照试验中基于模型的选择

正如 Widder 等最近指出的，针对质子相对于光子潜在益处的随机对照试验(RCT)旨在通过等效的肿瘤控制减少不良反应时，也应该在研究开始之前使用基于模型的选择来丰富RCT[13]。事实上，△NTCP 打印图可以被认为是一种生物标志物，用于识别有可能从该技术中受益的患者，因为患者满足上述提及的两项主要要求：即质子比光子产生剂量效益(△dose)，并且该

表 12.2 质子治疗患者的△NTCP 阈值

毒性等级	根据 CTCAE v4.0 描述	基于模型选择的△NTCP 阈值
1 级	轻度；无症状或轻微症状；仅用于临床或诊断观察；未提示干预	无指征
2 级	中度；轻度、局部或非侵入性干预；年龄相关工具性 ADL 活动受限[a]	△NTCP ≥ 10%
3 级	严重或医学意义重大，但不立即危及生命；住院或住院时间延长；致残；自理 ADL 活动受限	△NTCP ≥ 5%
4 级	危及生命的后果；得示需要紧急干预	△NTCP ≥ 2%
5 级	与不良事件有关的死亡	

注意：如果使用多个 NTCP 模型进行基于模型的选择，则采用以下标准：如果存在多个级别≥2 级毒性，这些毒性的 ε△NTCP 值应≥15%(仅考虑级别≥2 级毒性且△NTCP> 5%)；如果存在多个级别≥3 级的毒性，这些毒性的 ε△NTCP 值应≥7.5%(仅考虑级别≥3 级毒性且△NTCP> 3.75%)；如果存在多个≥4 级毒性，则这些毒性 ε△NTCP 应≥3%(考虑到这些不良反应的严重程度，此处所有毒性都计算在内)。

[a] 工具性 ADL(日常生活能力)是指准备膳食、购买杂货或衣服、使用电话、理财等。
[b] 自理 ADL 活动指的是洗澡、穿衣和脱衣、自己吃饭、上厕所、服用药物和不卧床。

△dose 有望转化为减少不良反应的临床效益[1]。从这方面来说，RCT 不是回答"谁将从质子治疗中受益？"这一问题的最优研究设计。但 RCT 将产生要么全有或要么全无的结果。特别是，如果在△NTCP 方面受益于质子的患者比例很小（如 20%），则 RCT 的总体结果可能是负面的，而事实上这一小部分患者可能从质子中获益。相反，当符合质子△NTCP 打印图的患者比例相对较大（如 50%）时，该 RCT 的总体结果可能是积极的，而事实上，受益仅限于 50% 的患者群体。因此，基于模型的选择来丰富 RCT 中包含的人群可能有助于将质子更经济、有效地引入常规临床实践。此外，人口增加意味着主要终点的预期差异更大，因此需要更少的患者数量来降低成本，从而提高了成功 RCT 可能性[13]。

基于模型的验证

基于模型的选择越来越被认为是选择质子治疗患者的一种合适方法，其目的是通过等效的局部区域控制来预防辐射引起的不良反应[21-25]。此外，质子在减少辐射引起的不良反应方面的附加值的临床验证仍然至关重要，即使在 RCT 被认为是不可行的情况下。因此，基于模型的方法也可以用于验证。基于模型的验证的基本原理是验证质子治疗的患者基于光子 NTCP 模型的性能（图 12.2）。

在一项基于模型的前瞻性验证研究中，只有当患者符合△NTCP 预先定义标准的患者才被纳入研究，如表 12.1 所述。基于模型的验证研究的主要目的是验证质子治疗与光子相比降低并发症发生率的假设，并确认观察到的质子治疗并发症发生率是否显著低于光子计划的平均 NTCP 值。在这样的设计中，用于评估△NTCP 的每例患者光子计划被用作对照。与 RCT 一样，在研究开始之前，会根据研究队列的预期△NTCP

进行功率分析，以计算所需患者的数量。

此外，进一步测试接受质子治疗患者的 NTCP 模型性能，即根据质子计划测试观察到的 NTCP 的并发症发生率，可能会揭示模型缺陷，并可能触发模型更新。一般而言，模型性能的验证可以使用后续队列患者的数据进行测试，这些患者后来接受了相同的放疗技术（称为时间验证）；使用在不同中心前瞻性收集的数据（称为地理验证）；和（或）使用在另一种放疗技术的患者中收集的数据，为此我们提出术语"技术验证"[26,27]。

当在质子治疗的患者队列中测试基于光子的 NTCP 模型的模型性能时，理想的情况是原始 NTCP 模型非常适合，并且当应用于质子治疗的患者时，不需要调整 NTCP 模型。或者，当应用于质子治疗的患者时，使用基于光子的 NTCP 模型的辐射诱发不良反应的风险可能被低估，例如，如果该不良反应的质子 RBE 高于预期。相反，不良反应的可能性也可能被高估，例如，在不明危及器官（UFO）的情况下。UFO 指的是一种现象，即在建模研究中并非所有的特定不良反应的 OAR 已被识别，例如，由于许多报告 NTCP 模型开发的研究效率非常低，或者由于高度相关、相互竞争的预测因子的多重共线性问题。

以前的研究的确表明，当在接受其他放疗技术治疗的患者队列中进行测试时，NTCP 模型的模型性能可能会发生变化。例如，Beetz 等研究发现，3D CRT 治疗的头颈癌患者中重度口干症的 NTCP 模型，在 IMRT 治疗的患者中应用时表现得不太准确[14-16]。在这方面应该注意的是，由于患者选择、与其他治疗方式的结合、放疗计划目标、图像引导和自适应放疗过程以及支持性护理管理协议的差异，单一的 NTCP 模式不太可能在所有情况下都能起作用。然而在不同患者队列中，NTCP 模型的较低性能并不一定意味着该 NTCP 模型就应该被完全抛弃，因其可能仍然包含有价值的信息，如关于哪些预测因子被认为与给定不良反应的发生相关。在这种情况下，一种有吸引力的替代方法是执行不同级别的模型更新[28]。最近，Vergouwe 等报道了所谓的封闭测试程序，这是一种选择最合适的更新方法的策略，它考虑了更新 NTCP 模型的证据量与过度拟合危险之间的平衡。在这种方法中，采用相同的截距、预测因子和相应的回归系数，在质子治疗的患者队列中测试了原始 NTCP 模型的性能[29]。封闭测试程序的结果可能表明无须调整，或者模型需要更新，包括大范围内的重新校准（即仅重新估计模型截距）、重新校准（即重新估计截距和斜率）或模型修正（重新估计原始模型的所有回归系数）[30-31]。因此，如果封闭测试程序表明，在质子治疗的患者中使用时需要更新 NTCP 模型，则计划优化 NTCP 模型和方程用于产生 NTCP 打印的光子可能比用于质子的更不同。从方法论的角度来看，这不是问题，因为对于基于模型的优化、选择和技术验证，光子和质子的不同模型可以同时使用。

临床实施和维护

基于模型的方法需要对辐射诱发的毒性进

行持续的前瞻性评估，其中包括所有接受任何形式放疗的患者。通过将这些数据与剂量分布联系起来，可以开发、更新、修订和（或）扩展一套综合的多变量 NTCP 模型，以获得患者中使用的每种技术的最佳放疗计划，然后在同一前瞻性数据注册计划中进行评估。这种系统也被称为快速学习健康管理（RLHC）系统（图 12.3），为持续改进和后续评估新放疗技术的有益效果提供了重要机会[32-34]。在荷兰，质子治疗的引进将在国家基础上的 RLHC 系统框架内实现。

结论

基于模型的选择，使用△NTCP 打印图作为生物标志物是一种循证方法，用于确定质子治疗的患者，这些患者有望从这项新技术中受益最，在同等的肿瘤控制方面，减少辐射诱发的不良反应。基于模型的方法也可用于验证旨在减少不良反应的新放疗技术，并基于在采用新技术治疗的患者中对多变量 NTCP 模型进行外部验证。在进行 RCT 时，需要基于模型的充实，以确保公平的通用性，并将其适当且具有成本效益地转化为常规临床实践。只有将基于模型的方法集成到 RLHC 系统中，才能成功地使用该方法。

参考文献

1. Langendijk JA, Lambin P, De Ruysscher D, Widder J, Bos M, Verheij M. Selection of patients for radiotherapy with protons aiming at reduction of side effects: The model-based approach. *Radiother Oncol*. 2013;107(3):267–273.
2. Mishra MV, Aggarwal S, Bentzen SM, Knight N, Mehta MP, Regine WF. Establishing evidence-based indications for proton therapy: An overview of current clinical trials. *Int J Radiat Oncol Biol Phys*. 2017;97(2):228–235.
3. Combs SE. Does proton therapy have a future in CNS tumors? *Curr Treat Options Neurol*. 2017;19(3):12. doi:10.1007/s11940-017-0447-4.
4. Glimelius B, Montelius A. Proton beam therapy—Do we need the randomized trials and can we do them? *Radiother Oncol*. 2007;83(2):105–109.
5. Bentzen SM. Randomized controlled trials in health technology assessment: Overkill or overdue? *Radiother Oncol*. 2008;86(2):142–147.
6. Kierkels RG, Visser R, Bijl HP, Langendijk JA, van 't Veld AA, Steenbakkers RJ, Korevaar EW.

Multicriteria optimization enables less experienced planners to efficiently produce high quality treatment plans in head and neck cancer radiotherapy. *Radiat Oncol.* 2015;10:87.

7. Kierkels RG, Korevaar EW, Steenbakkers RJ, Janssen T, van't Veld AA, Langendijk JA, Schilstra C, van der Schaaf A. Direct use of multivariable normal tissue complication probability models in treatment plan optimisation for individualised head and neck cancer radiotherapy produces clinically acceptable treatment plans. *Radiother Oncol.* 2014;112(3):430–436.

8. Van der Laan HP, Gawryszuk A, Christianen ME, Steenbakkers RJ, Korevaar EW, Chouvalova O, Wopken K, Bijl HP, Langendijk JA. Swallowing-sparing intensity-modulated radiotherapy for head and neck cancer patients: Treatment planning optimization and clinical introduction. *Radiother Oncol.* 2013;107(3):282–287.

9. Christianen ME, van der Schaaf A, van der Laan HP, Verdonck-de Leeuw IM, Doornaert P, Chouvalova O, Steenbakkers RJ et al. Swallowing sparing intensity modulated radiotherapy (SW-IMRT) in head and neck cancer: Clinical validation according to the model-based approach. *Radiother Oncol.* 2016;118(2):298–303.

10. Taylor PA, Kry SF, Alvarez P, Keith T, Lujano C, Hernandez N, Followill DS. Results from the imaging and radiation oncology core Houston's anthropomorphic phantoms used for proton therapy clinical trial credentialing. *Int J Radiat Oncol Biol Phys.* 2016;95(1):242–248.

11. Das IJ, Andersen A, Chen ZJ, Dimofte A, Glatstein E, Hoisak J, Huang L et al. State of dose prescription and compliance to international standard (ICRU-83) in intensity modulated radiation therapy among academic institutions. *Pract Radiat Oncol.* 2017;7(2):e145–e155.

12. Fairchild A, Langendijk JA, Nuyts S, Scrase C, Tomsej M, Schuring D, Gulyban A, Ghosh S, Weber DC, Budach W. Quality assurance for the EORTC 22071–26071 study: Dummy run prospective analysis. *Radiat Oncol.* 2014;9:248.

13. Widder J, van der Schaaf A, Lambin P, Marijnen CA, Pignol JP, Rasch CR, Slotman BJ, Verheij M, Langendijk JA. The quest for evidence for proton therapy: Model-based approach and precision medicine. *Int J Radiat Oncol Biol Phys.* 2016;95(1):30–36.

14. Beetz I, Schilstra C, van der Schaaf A, van den Heuvel ER, Doornaert P, van Luijk P, Vissink A et al. NTCP models for patient-rated xerostomia and sticky saliva after treatment with intensity modulated radiotherapy for head and neck cancer: The role of dosimetric and clinical factors. *Radiother Oncol.* 2012;105(1):101–106.

15. Beetz I, Schilstra C, van Luijk P, Christianen ME, Doornaert P, Bijl HP, Chouvalova O, van den Heuvel ER, Steenbakkers RJ, Langendijk JA. External validation of three dimensional conformal radiotherapy based NTCP models for patient-rated xerostomia and sticky saliva among patients treated with intensity modulated radiotherapy. *Radiother Oncol.* 2012;105(1):94–100.

16. Beetz I, Schilstra C, Burlage FR, Koken PW, Doornaert P, Bijl HP, Chouvalova O et al. Development of NTCP models for head and neck cancer patients treated with three-dimensional conformal radiotherapy for xerostomia and sticky saliva: The role of dosimetric and clinical factors. *Radiother Oncol.* 2012;105(1):86–93.

17. Christianen ME, Schilstra C, Beetz I, Muijs CT, Chouvalova O, Burlage FR, Doornaert P et al. Predictive modelling for swallowing dysfunction after primary (chemo)radiation: Results of a prospective observational study. *Radiother Oncol.* 2012;105(1):107–114.

18. Wopken K, Bijl HP, van der Schaaf A, van der Laan HP, Chouvalova O, Steenbakkers RJ, Doornaert P et al. Development of a multivariable normal tissue complication probability (NTCP) model for tube feeding dependence after curative radiotherapy/chemo-radiotherapy in head and neck cancer. *Radiother Oncol.* 2014;113(1):95–101.

19. Steyerberg EW, Vedder MM, Leening MJ, Postmus D, D'Agostino RB Sr, Van Calster B, Pencina MJ. Graphical assessment of incremental value of novel markers in prediction models: From statistical to decision analytical perspectives. *Biom J.* 2015;57(4):556–570.

20. Kierkels RG, Wopken K, Visser R, Korevaar EW, van der Schaaf A, Bijl HP, Langendijk JA. Multivariable normal tissue complication probability model-based treatment plan optimization for grade 2–4 dysphagia and tube feeding dependence in head and neck radiotherapy. *Radiother Oncol.* 2016;121(3):374–380.

21. Azria D, Lapierre A, Gourgou S, De Ruysscher D, Colinge J, Lambin P, Brengues M et al.

Data-based radiation oncology: Design of clinical trials in the toxicity biomarkers era. *Front Oncol.* 2017;7:83. doi:10.3389/fonc.2017.00083.

22. Stick LB, Yu J, Maraldo MV, Aznar MC, Pedersen AN, Bentzen SM, Vogelius IR. Joint estimation of cardiac toxicity and recurrence risks after comprehensive nodal photon versus proton therapy for breast cancer. *Int J Radiat Oncol Biol Phys.* 2017;97(4):754–761.

23. Blanchard P, Wong AJ, Gunn GB, Garden AS, Mohamed AS, Rosenthal DI, Crutison J et al. Toward a model-based patient selection strategy for proton therapy: External validation of photon-derived normal tissue complication probability models in a head and neck proton therapy cohort. *Radiother Oncol.* 2016;121(3):381–386.

24. Stromberger C, Cozzi L, Budach V, Fogliata A, Ghadjar P, Wlodarczyk W, Jamil B, Raguse JD, Böttcher A, Marnitz S. Unilateral and bilateral neck SIB for head and neck cancer patients: Intensity-modulated proton therapy, tomotherapy, and RapidArc. *Strahlenther Onkol.* 2016;192(4):232–239.

25. Chargari C, Goodman KA, Diallo I, Guy JB, Rancoule C, Cosset JM, Deutsch E, Magne N. Risk of second cancers in the era of modern radiation therapy: Does the risk/benefit analysis overcome theoretical models? *Cancer Metastasis Rev.* 2016;35(2):277–288. doi:10.1007/s10555-016-9616-2.

26. Altman DG, Royston P. What do we mean by validating a prognostic model? *Stat Med.* 2000;19(4):453–473.

27. Siontis GC, Tzoulaki I, Castaldi PJ, Ioannidis JP. External validation of new risk prediction models is infrequent and reveals worse prognostic discrimination. *J Clin Epidemiol.* 2015;68(1):25–34.

28. Toll DB, Janssen KJ, Vergouwe Y, Moons KG. Validation, updating and impact of clinical prediction rules: A review. *J Clin Epidemiol.* 2008;61(11):1085–1094.

29. Vergouwe Y, Nieboer D, Oostenbrink R, Debray TP, Murray GD, Kattan MW, Koffijberg H, Moons KG, Steyerberg EW. A closed testing procedure to select an appropriate method for updating prediction models. *Stat Med.* 2016;36(28):4529–4539.

30. Steyerberg EW, Borsboom GJ, van Houwelingen HC, Eijkemans MJ, Habbema JD. Validation and updating of predictive logistic regression models: A study on sample size and shrinkage. *Stat Med.* 2004;23(16):2567–2586.

31. Janssen KJ, Moons KG, Kalkman CJ, Grobbee DE, Vergouwe Y. Updating methods improved the performance of a clinical prediction model in new patients. *J Clin Epidemiol.* 2008;61(1):76–86.

32. Lambin P, Zindler J, Vanneste B, van de Voorde L, Jacobs M, Eekers D, Peerlings J et al. Modern clinical research: How rapid learning health care and cohort multiple randomised clinical trials complement traditional evidence based medicine. *Acta Oncol.* 2015;54(9):1289–1300.

33. Lambin P, Roelofs E, Reymen B, Velazquez ER, Buijsen J, Zegers CM, Carvalho S et al. Rapid learning health care in oncology—An approach towards decision support systems enabling customised radiotherapy. *Radiother Oncol.* 2013;109(1):159–164.

34. Lustberg T, Bailey M, Thwaites DI, Miller A, Carolan M, Holloway L, Rios Velazquez E, Hoebers F, Dekker A. Implementation of a rapid learning platform: Predicting 2-year survival in laryngeal carcinoma patients in a clinical setting. *Oncotarget.* 2016;7(24):37288–37296.

第 13 章

日本碳离子放射治疗概述

Hirohiko Tsujii, Tadashi Kamada

本章纲要

放射治疗(RT)的主要原则在于靶区获得精确剂量同时尽量减少对周围正常组织的损伤。当我们注意到这样一个事实时,即兆伏级(MV)光子能量对治疗结果的改善起到了显著作用,情况就更是如此。高精度放射治疗,如IMRT和SBRT,在20世纪末发展了起来。同时,带电粒子放射治疗如质子束放疗(PBT)和碳离子放射治疗(CIRT)发展迅速,提高了放疗的效率。碳离子放疗是一种新颖的治疗方法,可提供精确的剂量沉积和高相对生物效应(RBE),以克服采用低线性能量传递(LET)的光子束难以控制的耐辐射、乏氧肿瘤[1]。

历史上,美国劳伦斯伯克利国家实验室(LBNL)率先开展了带电粒子在医学上的应用。他们于1954年开始使用质子束治疗,接着是1957年的氦离子和1975年的氖离子[2,3]。然而,由于资金困难,劳伦斯伯克利国家实验室于1992年终止了临床项目。就好像接力棒在太平洋地区传递一样,日本国家放射科学研究所

(NIRS)于1994年开始CIRT[4-6],紧接着是德国重离子研究中心(GSI)[7],以及世界各地的其他几家机构。

临床用碳离子的特性

在几种离子种类中,碳离子束在体内呈现出布拉格峰,随后出现峰值后剂量的快速衰减,从而能够为靶区体积提供足够的剂量,同时最大限度地减少周围组织的剂量,因此引起了人们强烈的兴趣。此外,与质子束相比,碳离子束在体内具有更小的散射和射程,因此在剂量分布中的横向半影也更小。在快速衰减的远端区域,由于与体内原子发生核相互作用,尾部由作用的碎片所形成。然而,这种尾部的影响在临床上可忽略不计,因为这些碎片照射只提供了以低LET组成为主的低剂量贡献。

碳离子与质子之间的剂量分布差异体现在它们的电离密度模式上,在碳离子束中电离密

度随射束路径深度的增加而增加，但在质子束中则没有(图 13.1)，对于治疗深部肿瘤来说，这确实是一种有益的特性。事实上，电离密度与 LET 密切相关，在临床可用射程内，这与 RBE 成比例。这就意味着，随着碳离子束 RBE 随着深度的增加而增加，在峰值区照射肿瘤，其物理和生物学剂量均高于平台区。

关于高 RBE，质子束和碳离子束之间还存在其他重要的差异。碳离子具有潜在的放射生物学优势，如：①降低氧增强比(OER)，使其对于抗光子、乏氧肿瘤更为有效；②降低细胞修复能力；③降低细胞周期依赖性；④在体内由于双链 DNA 断裂占主导地位，可能会产生更高的免疫反应。因此，碳离子治疗可认为是对于抗光子和质子的各种肿瘤治疗提供了一个潜在的突破。

CIRT 采用超分割放射治疗模式是有道理的。采用肿瘤生长延迟和隐窝存活试验对分次碳离子放疗中治疗增益的试验评估表明，增加它们的分次剂量会降低肿瘤和正常组织的 RBE。然而，肿瘤的 RBE 并没有像正常组织的 RBE 那样下降速度快[8,9]。这些结果表明，即使增加分次剂量，治疗比也是增加而不是减少的。

日本碳离子放射治疗设备

全球有近 70 台 PBT 和 CIRT 设备在运行(表 13.1)。在日本，共有 5 台 CIRT 设备在运行，其中包括 4 台单独的 CIRT 设备、1 台 CIRT 和 PBT 设备，以及两台正在建设中的新设备(表 13.2)。CIRT 于 1994 年在日本国家放射科学研究所(NIRS)开始使用世界上第 1 台专门治疗肿瘤的加速器设备(HIMAC：千叶重离子医用加速器)。继 HIMAC 之后，2001 年成立了兵库离子束医学中心(HIBMC)，全球第 1 个同时具有 CIRT 和 PBT 的中心。在 NIRS 技术发展的基础上，在日本群马县(GHMC：群马大学重离子医学中心)和佐贺(SAGA HIMAT：重离子医用加速器中心)分别建造了一座小型的装置，分别于 2010 年和 2013 年开始了碳离子放射治疗。第 5 台设备于 2015 年在神奈川启动(i-ROCK：神奈川县离子束放射肿瘤中心)，是一套仅采用笔形束扫描技术的独特设施。日本山田和大阪正在建设另外两台设备，两台设备都计划从一开始就采用这种笔形束扫描技术。

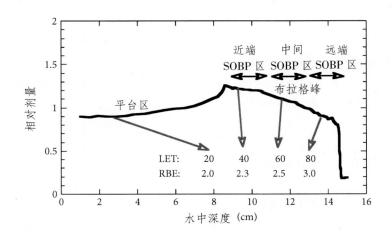

图 13.1　碳离子束(290MeV, SOBP = 60mm)深度剂量分布中的 LET 和 RBE 值，LET(RBE)值朝着射束射程的末端方向增加。

表 13.1　全球粒子治疗设备

地区	国家	光子	碳离子	光子 + 碳离子	合计		
西欧和中欧	英国	1			1	16	23.5%
	法国	2			2		
	德国	4		2	6		
	意大利	2		1	3		
	瑞典	2			2		
	瑞士	2			1		
	奥地利			1	1		
	捷克	1			1	2	2.9
东欧	波兰	1			1		
	俄罗斯	3			3	3	4.4%
非洲	南非	1			1	1	1.5%
亚洲	日本	10	4	1	15	22	32.3%
	中国	2	2	1	5		
	韩国	2			2		
北美洲	加拿大	1			1	24	35.4
	美国	23			23		
合计		56	6	6	68		100%

来源:PTCOG (2016).

表 13.2　日本碳离子放射治疗设备

设备	开始时间	离子类型(最大能量)	治疗室	供应商
重离子加速器 (千叶)	1994	碳离子(430)	碳离子 宽束流 3 (H/V, H, V) 扫描束 3 (H/Vx2, 机架)	4 家公司 (M+H+T+S)
离子束治疗中心 (兵库县)	2001	碳离子(375) 质子(230)	碳离子 宽束流 3 (H/V, H, 45°) 质子束 宽束流 2 (机架 X2)	三菱公司
群马大学重离子医疗 中心(群马)	2010	碳离子(430)	碳离子 宽束流 3 (H/V, H, V)	三菱公司
希腊重离子加速器 (希腊)	2013	碳离子(400)	碳离子 宽束流 2: H/V, H/45° 扫描束 1: H/V	三菱公司
神奈川县离子束放射 肿瘤中心(神奈川县)	2015	碳离子(430)	碳离子 扫描束 4 (H/VX2, Hx2)	东芝公司
山形大学离子中心 (山田县)	在建	碳离子(430)	碳离子 扫描束 2 (H, Gantry)	东芝公司
大阪离子中心 (大阪)	在建	碳离子(430)	碳离子 扫描束 3 (H, H/V, H/45°)	日立公司

因此，日本的 PBT 和 CIRT 设备数量迅速增加。2003 年,成立了一个名为"日本粒子治疗临床研究小组"(JCPT)的协会,以交流有关带电粒子治疗的临床以及治疗相关问题的信息。随后,5 家运营机构组织了一个名为"日本碳离子放射肿瘤学研究小组"(J-CROS)的新研究小组,其目的是进行多机构临床试验,并获得有关 CIRT 优于其他治疗方法的临床优势证据。目前,正在进行 5 项前瞻性试验,用于治疗肺、肝、胰腺、前列腺和直肠肿瘤(术后复发)。

临床结果

截至 2017 年 6 月, 在 NIRS 治疗的各类恶性肿瘤患者超过 1 万例,而在其他医疗机构,患者数量也在迅速增加。根据这些患者的临床结果,来自美国和欧洲的放射肿瘤学家、放射生物学家和医学物理学家对 NIRS 碳离子放射治疗(NIRS-CIRT)进行了外部同行评审。CIRT 与最先进的光子放疗、PBT 的结果之间的详细比较是可能的[10]。评估还包括技术发展,比如利用植入金属标记物用于肿瘤定位并针对移动靶区的呼吸门控照射技术(图 13.2)[11]。还包括对利用笔形束扫描和超导旋转机架的发展现状进行了评估。这两种技术方法目前都已实现,并用于 NIRS 的临床实践中。

尽管还没有将 CIRT 与 PBT 或 IMRT 进行比较的随机试验,但迄今为止的临床结果证明 CIRT 比其他治疗方法具有明显的优势。还证明了 CIRT 允许进行超分割放疗(表 13.3)。3 周内平均治疗次数为 12 次,包括早期肺癌的单分次治疗,肝细胞癌的两个分次治疗,前列腺癌 12 分次,以及头颈部肿瘤、骨/软组织瘤和其他几种肿瘤采用 16 分次治疗。

骨/软组织肉瘤

自 2017 年 3 月以来,在日本,不可切除骨/软组织肉瘤的 CIRT 已完全纳入国民医疗保险申请范围。儿童肿瘤被批准使用 PBT。

脊索瘤是一种罕见的肿瘤,起源于胚胎脊索的异位残余,通常发生在骶骨和颅底。由于涉及诸如脑干、脊髓、重要神经和肠道等关键器官,通常难以治疗。有 30%~40% 的脊索瘤患者中,肿瘤最终会扩散或转移至身体的其他部位。

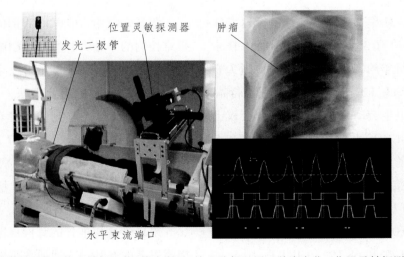

发光二极管　位置灵敏探测器　肿瘤

水平束流端口

图 13.2　呼吸门控照射系统。将金属标记物(箭头所示)植入肺部以用于肿瘤定位。位置灵敏探测器(PSD)接收来自 LED 的红外线以形成患者呼吸信号的波形。

表 13.3 日本国家放射科学研究所采用的剂量分次模式

部位	肿瘤类型	总剂量(Gy，RBE)	分次	每周	分次剂量(Gy，RBE)
头颈部	腺癌，腺样囊性癌，恶性黑色素瘤	57.6	16	4	3.6
		64.0	16	4	4.0
	肉瘤	70.4	16	4	4.4
颅脑	脊索瘤，软骨肉瘤	60.8	16	4	3.8
肺	早期周围型 (T1~2N0M0)	50.0	4	1d	50.0
		60.0	4	4d	15.0
	纵隔淋巴结	48.0	12	3	4.0
	早期中心型（浅表）	54.0	9	3	6.0
	早期肺门型(T1~2N0M0)	68.4	12	3	5.7
	局部晚期(T1~3 N1~2 M0)	72.0	16	4	4.5
肝脏	肝细胞癌	48.0	2	2d	24
	结直肠癌的转移	58.0	1	1d	
骨和软组织	骨肉瘤	70.4	16	4	4.4
	脊索瘤，软骨肉瘤	67.2	16	4	4.2
	椎体，椎旁	64.0	16	4	4.0
前列腺	低/中/高风险	57.6	16	4	3.6
		51.6	12	3	4.3
胰腺	局部晚期不可切除	55.2	12	3	4.6
	碳离子+ 吉西他滨 （GEM，1000mg/m²）×3	36.8	8	2	4.6
	可切除：术前 CIRT + GEM（1000mg/m²）×3				
直肠	术后复发	73.6	16	4	4.6
	盆腔肿瘤再照射	70.4	16	4	4.4
眼睛	脉络膜黑色素瘤		5	1	14.0
	泪腺腺样囊性癌/腺癌	52.8	12	3	4.4
淋巴系统	淋巴结转移	52.8	12	3	4.4

脊索瘤每年的诊断率约为百万分之一。这意味着在美国每年约有 300 名患者被诊断为脊索瘤，整个欧洲每年约有 700 名患者被诊断为脊索瘤，日本每年约有 120 名患者被诊断为脊索瘤。

根据日本卫生劳动和福利部委员会会议上提交的材料，J-CROS 共收集了 50 例颅底和上颈椎脊索瘤患者，以评估带电粒子放疗。大多数患者在 4 周内接受了 16 分次共 60.8Gy（RBE）的剂量。5 年和 10 年的总局部控制率（LC）分别为 82.4% 和 80.0%，5 年和 10 年的总生存率（OS）分别为 90.2% 和 68.1%。CIRT 后 10 年的结果特别优于质子束或光子治疗。

骶脊索瘤约占脊索瘤病例的 50%，是属于很难控制的一种大肿瘤。在美国，质子治疗主要是在外科手术切除后进行的，而在日本，CIRT 已明确作为唯一的治疗方法。1996 年至 2013 年，共有 188 例无法切除骶骨脊索瘤患者接受了 NIRS 治疗，实施 16 分次 67.2~73.6Gy（RBE）的剂量。5 年的 LC、OS 和无病生存率分别为 77.2%、81.1% 和 50.3%，与手术切除联合 PBT 的 35%~50% 的 LC[12]。

来自骨盆和椎骨的骨肉瘤罕见，占所有骨肉瘤患者的 6.3%。它们通常难以手术且对 X 线具有抗拒性。对于这类肿瘤，CIRS 联合化疗提供了更好的结果。5 年 LC 和 OS 率分别为 62% 和 33%，优于联合手术切除和 PBT 后的结果[13]。

软组织肉瘤由脂肪、肌肉、神经、纤维组织、血管或深层皮肤组织等软组织进展而来。它们可发现于身体的任何部位，并且大部分发生在手臂或下肢。它们也发生在躯干、头颈部和腹膜后，这些是 CIRT 的主要候选部位。不可切除的腹膜后肿瘤（24 例）的 5 年 LC 和 OS 分别为69% 和 50%。考虑到大多数患者不符合手术切除条件并且患有高级别肉瘤，这些结果是非常有希望的。

头颈部肿瘤

CIRT 为光子抗拒性肿瘤提供了良好的结果，如黏膜恶性黑色素瘤（MMM）、腺癌、腺样囊性癌（ACC）、黏膜表皮样癌和其他类型肿瘤。对于 ACC 的治疗，CIRT 作为唯一的治疗方法提供了最有利的结果。总剂量为 57.6Gy（RBE）或 64.0Gy（RBE）的 LC 对比显示，患者高剂量组的晚期局部复发率显著降低。

MMM 的预后很差。在监测、流行病学和最终结果登记中，815 例 MMM 患者的 5 年总生存率为 25.2%，即使在可手术肿瘤患者中 5 年总生存率也限制在 25%~46%[15]。当患者单独接受 CIRT 治疗时，由于转移率高，OS 没有明显改善。然而，CIRS 联合化疗成功地改善了这种情况。根据 J-CROS 研究中 260 例不可切除 MMM 患者的分析，5 年 LC 和 5 年 OS 分别改善至 72.3% 和 44.6%[16]。多变量分析显示，肿瘤体积和同步化疗是影响骨肉瘤 OS 的重要预后因素。

非小细胞肺癌

对于早期非小细胞肺癌（NSCLC）的治疗，质子治疗中最常采用 10~20 分次。相比之下，根据 NIRS 的剂量递增研究[17]，确定了一天内仅 1 分次的最终超分割放疗模式。自 2003 年以来，

已有超过 200 例患者接受了单分次照射治疗模式，其中接受 36Gy（RBE）或更高剂量的患者和接受 36Gy（RBE）以下剂量照射的患者之间，LC 存在显著的统计学差异，高剂量组患者疗效更好。接受 48~50Gy（RBE）照射的 20 例患者中，5 年 LC、OS 和无进展生存率分别为 95.0%、69.2% 和 60.0%。单次剂量 50Gy（RBE）可获得接近 100% 优良的 LC 率。

对于无法手术的局部晚期 NCSLC，许多研究采用同步化疗（CCRT）的治疗结果，包括 RTOG 0117 试验和 JCOG 0301 Ⅲ 期试验。在 NIRS，CIRT 采用了 16 分次，这与可控的不良反应和令人鼓舞的 LC 率有关。62 例患者的 2 年 LC 和 OS 率分别为 93.1% 和 51.9%[18]。

肝癌

肝细胞癌（HCC）的预后通常较差，因为患者通常有潜在的肝病，只有 10%~20% 的病例可以手术切除。对于不适合切除的患者，已采用局部治疗方法，如射频消融、经动脉化疗栓塞或 SBRT。其中，由于肝脏具有相对的射线敏感性，放疗通常很难进行，为了控制肿瘤和正常组织毒性，需要更好地了解剂量-反应之间的关系，由此带来了带电粒子放疗的应用。

在 CIRT 中，NIRS 建立了 1 周内给予 52.8Gy（RBE）/4 分次的治疗方案，从而改善了总局部控制率（LC）：3 年和 5 年 LC 分别为 95.5% 和 91.6%，毒性反应可接受[19]。随后，总剂量增加至 60Gy（RBE）/4 分次，这已成为日本所有 CIRT 装置的标准分次模式。在 NIRS，呼吸门控放疗条件下采用扫描束实现了更加低分割的治疗方案，该方案在 2 天内 2 分次治疗。这意味着，与大多数治疗机构中采用 10~20 分次的质子治疗相比，更多的 HCC 患者可以使用 CIRT 治疗，从而节省高昂的医疗成本。

前列腺癌

在前列腺癌的 CIRT 中，与光子或质子系列相比，高危组的生化无复发生存率获得了极好的结果[20]。在 NIRS，2000 多例前列腺癌患者在 3~4 周内接受了 12~16 分次的低分割方案治疗[21]。这与在 7~8 周内采用 35~40 分次的较长疗程质子治疗方案相反。对前列腺癌质子治疗的评估是非常有争议的，因为对美国医疗保险数据库的回顾性分析发现，采用质子治疗患者的毒性并没有比 IMRT 降低。随访数据显示，CIRT 治疗后生存率高于其他放疗方式，特别是在高危前列腺癌中。这应该归因于碳离子的高 RBE 效应。

在过去的 10 年中，NIRS 一直在治疗前列腺癌，采用 3 周内 12 分次照射 51.6Gy(RBE)，这样甚至可以减少晚期毒性。在不久的将来，利用扫描束放疗将可能获得少于 12 分次的方案，因为保护尿道和直肠将变得更容易。

胰腺癌

胰腺癌(PC)的预后很差，因为许多病例直到肿瘤进展到无法切除的阶段才被发现。对于进展期但仍局限于局部的肿瘤，IMRT 已被用于与化疗联合使用，5 年生存率为 10%~30%。

自 2014 年以来，在 NIRS 对这种局部晚期不可切除的胰腺癌(LAUPC)进行了 CIRT，这是基于增加碳离子剂量和联合药物剂量进行的前瞻性研究。采用 55.2Gy(RBE)/12 分次加上每周 1000mg/m² 的吉西他滨同步治疗方案可获得改善的结果：2 年 OS 为 40%~50%[22]。与标准选项方案 IMRT+吉西他滨治疗疗效所显示的 10%~20% 两年 OS 相比，这应该是 LAUPC 中所获得的最好结果。

建议 NIRS 采用 LAUPC 的最佳时间表，优先协调一项确认性的多机构试验。因此，我们决定建立一个国际合作项目，在 4 家机构（美国 UTSW、日本 NIRS、日本 GHMC 和意大利 CNAO）中进行"碳离子与光子治疗胰腺癌(CIPHER-PC)"的随机 Ⅲ 期试验。

局部复发性直肠癌

结直肠癌是日本第二大常见恶性肿瘤，其中约 1/3 为直肠癌。虽然手术技术有所改进，但局部复发率仍为 4%~13%。局部复发性直肠癌通常对常规放疗具有抗拒性，被认为是 CIRT 的良好候选者。采用 IMRT 联合化疗方法对不可手术患者进行治疗，5 年 LC 和 OS 分别低于 50% 和 20%，而在 CIRT 后临床结果得到了改善：136 例患者接受 73.6Gy(RBE)/16 分次治疗，5 年 LC 和 OS 分别为 93% 和 59%[23]。质子治疗目前还没有与这些结果进行比较的有效数据。

宫颈癌

在 NIRS，CIRT 主要针对潜在的无法切除的子宫颈腺癌。初步结果表明，无论是否接受化疗，57 例患者的 LC 和 OS 均优于常规光子放疗。计划在前瞻性治疗方案中增加患者数量和加长随访时间，采用预先假设，并充分证明这些结果，以便提供令人信服的证据。

其他肿瘤

乳腺癌是全世界女性中最常见的浸润性肿瘤。质子治疗已作为左乳腺癌术后照射的主要手段，以降低对心脏和肺的照射剂量。相比之下，CIRT 已经被用来建立一种"保乳治疗方法"，即在不进行肿瘤切除手术的情况下对乳腺癌进行碳离子照射。初步结果表明，采用 CIRT 对于局部控制具有一定的优越性。

其他可能从 CIRT 获益的肿瘤包括食管癌、恶性黑色素瘤和泪腺肿瘤等眼部肿瘤、肾癌和局部局限性的转移性肿瘤。

结论

伴随着常见肿瘤的治疗大幅缩短的机会，最新的经验表明，CIRT 在以下方面提供了优越的结果：①颅底、头颈部、骨盆、脊柱/椎旁区和腹膜后所形成的骨和软组织肉瘤；②头颈部和任何其他部位形成的组织学上非鳞状细胞癌（SCC）类型肿瘤；③局部晚期或早期肺、肝、前列腺和胰腺肿瘤；④转移性或复发性肿瘤，如局部复发性直肠癌，以及局部局限性晚期病变，具有非 SCC 组织学类型；⑤可以明确从局部控制中获益的肿瘤。

其中，骨/软组织肉瘤目前已获得日本国家医疗保险制度的批准。头颈部肿瘤有望成为下一项批准。为了获得临床疗效的证据，在 J-CROS 的倡议下，我们正在对 5 种类型的肿瘤进行前瞻性研究，包括 Ⅰ 期非小细胞肺癌、肝细胞癌、局部晚期不可切除的胰腺癌（LAUPC）、高危前列腺癌和盆腔复发性直肠癌。

CIRT 对 LAUPC 的结果非常好，并引起了全世界对之进行国际比对随机研究（CIPHER-PC 试验）的兴趣。

在 CIRT 中，总治疗时间和分次数已经得到显著的减少，具有较小的毒性，如早期肺癌的单次放疗、肝癌的单次或两次放疗和前列腺癌的 12 分次放疗。此外，对于其他肿瘤部位，16 分次甚至更少的分次已经足够了。因此，CIRT 设备可以更有效地运行，允许在同样的时间内治疗比 PBT 更多的患者。进一步减少分次数将增加成本效用和患者治疗量，促进更多患者和更多中心使用 CIRT。

参考文献

1. Chen, G.T.Y., Castro, J.R., Quivey, J.M. 1981. Heavy charged particle radiotherapy. *Ann Rev Biophys Bioeng* 10:499–529.
2. Castro, J.R. 1995. Results of heavy ion radiotherapy. *Radiat Environ Biophys* 34:45–48.
3. Schulz –Ertner, D., Tsujii, H. 2007. Particle radiation therapy using proton and heavier ion beams. *J Clin Oncol* 25:953–964.
4. Tsujii, H., Kamada, T., Baba, M. et al. 2008. Clinical advantages of carbon-ion radiotherapy. *New J Phys* 10:1367–2630.
5. Tsujii, H., Kamada, T. 2012. A review of update clinical results of carbon-ion radiotherapy. *Jpn J Clin Oncol* 42:670–685.
6. Tsujii, H., Kamada, T., Shirai, T. et al. (Eds.). 2014. *Carbon-Ion Radiotherapy: Principles, Practices and Treatment Planning*. Springer, Tokyo, Japan.
7. Kraft, G. 2000. Tumor therapy with heavy charged particles. *Prog Part Nucl Phys* 45:S473–S544.
8. Ando, K., Koike, S., Uzawa, A. et al. 2005. Biological gain of carbon-ion radiotherapy for the early response of tumor growth delay and against early response of skin reaction in mice. *J Radiat Res* 46:51–57. doi:10.1269/jrr.46.51.
9. Yoshida, Y., Ando, K., Murata, K. et al. 2015. Evaluation of therapeutic gain for fractionated carbon-ion radiotherapy using the tumor growth delay and crypt survival assays. *Radiother Oncol* 117:351–357. doi:10.1016/j.radonc.2015.09.027.
10. Kamada, T., Tsujii, H., Debus, J. et al. 2015. Carbon ion radiotherapy in Japan: An assessment of 20 years of clinical experience. *Lancet Oncol* 16(2):e93–e100.
11. Minohara, S., Kanai, T., Endo, M. et al. 2000. Respiratory gated irradiation system for heavy-ion radiotherapy. *Int J Radiat Oncol Biol Phys* 47:1097–1103.
12. Imai, R., Kamada, T., Araki, N. et al. 2016. Carbon ion radiation therapy for unresectable sacral chordoma: An analysis of 188 cases. *Int J Radiat Oncol Biol Phys* 95:322–327.
13. Imai, R., Kamada, T. 2016. Carbon-ion radiotherapy for unresectable osteosarcoma of the trunk. In Ueda, T. and Kawai, A. (Eds.). *Osteosarcoma*. Springer, Tokyo, Japan.

doi:10.1007/978-4-431-55696-1_18.

14. Serizawa, I., Kagei, K., Kamada, T. et al. 2009. Carbon ion radiotherapy for unresectable retroperitoneal sarcomas. *Int J Radiat Oncol Biol Phys* 75:1105–1110.

15. Jethanamest, D., Vita, PM., Sikora, A. et al. 2011. Predictors of survival in mucosal melanoma of the head and neck. *Ann Surg Oncol* 18:2748–2756.

16. Koto, M., Demizu, Y., Saitoh, J. et al. 2017. Multicenter study of carbon-ion radiation therapy for mucosal melanoma of the head and neck. *Int J Radiat Oncol Biol Phys* 97:1054–1060.

17. Yamamoto, N., Miyamoto, T., Nakajima, M. et al. 2017. A dose escalation clinical trial of single-fraction carbon ion radiotherapy for peripheral Stage I non-small cell lung cancer. *J Thor Oncol* 12:673–680.

18. Takahashi, W., Nakajima, M., Yamamoto, N. et al. 2015. A prospective nonrandomized phase I/II study of carbon ion radiotherapy in a favorable subset of locally advanced non-small cell lung cancer. *Cancer* 121:1321–1327.

19. Kasuya, G., Yasuda, S., Tsuji, H. et al. 2017. Progressive hypofractionated carbon-ion radiotherapy for hepatocellular carcinoma: Combined analyses of 2 prospective trials. *Cancer*. doi:10.1002/cncr.30816.

20. Shioyama, Y., Tsuji, H, Suefuji, H. et al. 2014. Particle radiotherapy for prostate cancer. *Urol* 22:33–39.

21. Nomiya., Tsuji, H., Maruyama, K. et al. 2014. Phase I/II trial of definitive carbon ion radiotherapy for prostate cancer: Evaluation of shortening of treatment period to 3 weeks. *Br J Cancer* 110:2389–2395.

22. Shinoto, M., Yamada, S., Terashima, K. et al. 2016. Carbon ion radiation therapy with concurrent gemcitabine for patients with locally advanced pancreatic cancer. *Int J Radiat Oncol Biol Phys* 95:498–504.

23. Yamada, S., Kamada, T., Ebner, D. et al. 2016. Carbon-ion radiation therapy for pelvic recurrence of rectal cancer. *Int J Radiat Oncol Biol Phys* 96:93–101.

第 14 章

粒子治疗临床试验：来自欧洲、日本和美国的观点

Cai Grau, Damien Charles Weber, Johannes A. Langendijk, James D. Cox, Tadashi Kamada, Hirohiko Tsujii

本章纲要

本章旨在提供有关欧洲、美国和日本的粒子治疗试验提供临床研究现状的最新信息。本章还使读者能够更清楚了解世界上这 3 个地区在临床试验设计及其主要目标方面已经制订和正在制订的策略。

欧洲的观点

对放射肿瘤学界来说，为粒子治疗提供临床证据的需求是非常重要的。大多数欧洲国家都有高度的公众医疗覆盖，因此针对新的、昂贵的技术也有一套非常规范的投资体系。虽然大多数人都认可粒子治疗为进一步提高放射治疗治愈率提供了极大的机会，但人们依然普遍认为这种治疗方式对于广泛的潜在适应证缺乏证据。

在粒子治疗领域，已有多个欧洲的网络开展工作，包括欧洲轻离子中心联盟(ULICE)、欧洲轻离子强子治疗网络(ENLIGHT)和欧洲粒子治疗网络(EPTN)[1]。前两个项目由欧盟资助，对欧洲粒子治疗技术和早期临床发展做出了重要贡献。ULICE 是一个为期 4 年的项目，由 20 家领先的欧洲研究机构，包括两家欧洲领先的工业合作伙伴，目的是满足粒子治疗研究对强子治疗设备的更多的使用需求。该项目围绕三大支柱展开：联合研究活动、网络和跨国访问。ULICE 项目于 2014 年结束，为公共领域留下了大量的报告和白皮书。ENLIGHT 网络成立于2002 年，旨在协调欧洲在强子治疗方面的努力，目前有来自欧洲 20 个国家的 300 位参与机构(见第 19 章)。虽然 ENLIGHT 资助期已经结束，但该网络继续每年举办一次全体会议和教育会议。

欧洲目前所需的临床合作(包括临床试验)

得到了 EPTN 机构的推动，该机构于 2015 年启动。其目的是促进快速增长的欧洲粒子治疗中心之间临床和研究合作，并确保粒子治疗融入整个放射肿瘤学界。几乎所有对粒子治疗感兴趣的主要欧洲中心，无论是运营中的、在建的还是计划中的，以及两个研究机构（EORTC，CERN），都有代表参与了 EPTN。2017 年，EPTN 成为欧洲放射治疗与肿瘤学会（ESTRO）的官方工作组之一。目前共有 7 个专题组（工作分项）：

1. 临床试验和数据登记

2. 剂量评估、质量保证、模拟运行、技术清单

3. 教育

4. 粒子治疗中的图像引导

5. 粒子治疗中的 TPS

6. 放射生物学，RBE

7. 卫生经济学

EPTN 的愿景和范围可在以下临床试验要点中描述：

• 重点应是对正确选择的候选患者进行高质量的试验，并采用相关的、经验证的临床终点。

• 少数关键的随机对照试验（RCT）是迫切需要的，但大多数患者将参加其他类型的对照试验，我们需要开发/测试/验证这些方法（如多中心随机对照研究）。

• 基于模型的选择（作为预测性生物标记物）对于基于正常组织并发症概率（NTCP）的研究是一个有用的概念，该概念随后应加以扩展以纳入至肿瘤控制率（TCP）。

• 欧洲各中心须联合起来，尽快创建此类试验和证据。

• 欧洲的试验应向具有专业知识且较多合作意愿的认证中心开放。

• 前瞻性收集临床试验以外质子治疗患者的高质量数据（使用通用本体和数据汇总表）。

• 有必要为粒子治疗试验开发一套欧洲质量保证（QA）平台。

在欧洲放射治疗中，RCT 同样被认为是循证医学的金标准。目前有 3 项欧洲随机试验被列在 ClinicalTrails.gov 网站上，它们均涉及碳离子治疗：其中两项研究在海德堡离子束治疗中心（HIT），海德堡在颅底脊索瘤和软骨肉瘤治疗中分别随机分组选择质子和碳离子治疗；另一项研究是 ETOILE 多中心试验，随机分组选择碳离子和光子 IMRT 治疗脊索瘤、腺样囊性癌和肉瘤。毫无疑问，当粒子治疗通过增加靶区剂量到超出现有标准，以提高局部控制或生存率的疗效时，RCT 是最合适的研究设计。然而，预计在大多数情况下粒子治疗将用于预防辐射引起的不良反应和（或）继发性肿瘤的发生。为了验证这些类型的应用，人们越来越意识到，将循证医学与 RCT 等同起来是一种过分的简化，其他研究方法（如基于模型的方法）是可用的，需要进一步利用。基于模型的方法（见第 20 章）是另一种基于证据的方法，旨在提供证据，以便合理选择最有可能从粒子治疗中获得临床相关获益的患者，并防止辐射所致的不良反应。基于模型的方法背后的基本原理是，当粒子治疗可预期实现对临床相关正常组织的保护时，粒子治疗只会由于毒性较低而带来临床疗效的改善。将剂量转化为并发症风险需要多因素（NTCP）模型，包括非剂量特征（如患者年龄和同步化疗），因而降低剂量并不总会带来并发症风险的相关降低。因此，在不久的将来，关键的研究议程应该是通过试图证明 NTCP 减少导致临床毒性降低的假设来验证此观点。为此，对所有接受质子治疗的患者进行欧洲或欧洲以外的统一前瞻性数据登记是至关重要的。

EPTN 还将致力于确定 Ⅰ 期和 Ⅱ 期研究相关的方法学问题，以及对比光子和粒子的随机

对照试验，并为克服这些问题的临床试验设计制订通用指南。

美国的观点

粒子治疗相关的临床试验很复杂，不仅因为技术本身，还因为参与机构和研究人员需要认证和质量保证，还有资金需求。这些元素在具有粒子治疗的不同国家有所不同。值得注意的是，碳离子治疗设备尚未在美国实现。

粒子治疗的基本原理和基本临床应用在前面的章节中有详细的阐述，它们将被用于后面的讨论。

人们普遍认为，采用最先进的代谢成像乃至分子成像技术作为治疗前评估、靶区勾画、治疗计划以及评估结果的基础，这将是有价值的。

美国普遍接受三类临床试验。Ⅰ期试验评估毒性；Ⅱ期试验评估疗效；Ⅲ期试验将新的或实验性治疗与标准治疗（其中可能包括非常规分割放疗、化疗和免疫治疗）进行比较。涉及先进技术或新设备的试验不同于药物试验，因为放射治疗研究的终点与药物试验的终点不同（表 14.1）。这些试验都是通过增加肿瘤剂量以达到更好的肿瘤控制率(TCP)，或通过避免危及器官的辐照来限制毒性(NTCP)。虽然评估特定器官的毒性反应非常有价值，但通常是一个长期终点。经验表明，唯一完全可靠的结果终点

是生存。成像对于评估毒性通常是很重要的，因为在危及器官特别是肺的分级粒子效应中会有相当大的主观性存在。

肿瘤临床试验的金标准是一项前瞻性的、随机对照的临床试验，可提供"Ⅰ级"证据。如果将一种新的治疗方法与其他被广泛接受的治疗方法进行比较，这些试验将被归类为Ⅲ期试验。然而，如果对两种或两种以上的新技术进行比较，即使这些试验是前瞻性和随机的，它们通常被称为Ⅱ期试验，因为这两种治疗方法都不能被认为是"标准的"。粒子治疗就是这种情况，比如碳离子和质子治疗的对比试验，或者甚至将粒子与 X 线调强放疗(IMRT)进行比较的试验。因为 IMRT 仍然被美国一些政府机构和保险公司认为是实验性的。

这些试验需要先进的成像能力，以准确地实现靶区勾画和制订治疗计划。这种成像也被强烈推荐用于评估肿瘤反应。

在美国联邦政府维护的大型临床试验数据库(https://clinicaltrials.gov/)中，列出了美国 118 项质子治疗癌症的研究，其中目前 80 项正在进行中。只有 20 项研究被标记为"随机"的标签，其中目前 12 项处于开放状态（头颈部肿瘤 3 项，前列腺癌 3 项，乳腺癌 2 项，肺癌、食道癌、新诊断的胶质母细胞瘤和复发性胶质母细胞瘤各 1 项）。正如人们想象，在随机试验中招募足够数量的这些疾病患者来获得答案是一项艰巨

表 14.1　肿瘤学临床试验：药物对放疗试验的分期／终点指定

分期	终点目标	药物试验	放疗试验
Ⅰ	建立可承受的最大剂量	毒性(通常是急性效应)	毒性(通常是晚期效应)
Ⅱ	建立行动	肿瘤缩小(完全或部分缓解)	肿瘤局部控制率
Ⅲ	建立特定类型肿瘤的量化效果	无病生存期,总生存期	无病生存期,总生存期

来源：Reprinted with permission from Cox, J.D., Design and implementation of clinical trials of ion beam therapy, in Linz U (Ed.), Ion Beam Therapy: Fundamentals, Technology, Clinical Applications, Springer, Berlin, Germany, 2012 ed., pp. 311-324, 2011.

的任务。也可能涉及到伦理约束,如不适合随机分组的婴儿和儿童。

即使原则上有足够的患者,如前所述,认证和质量保证以外的障碍会产生样本偏差,从而导致试验存在缺陷。样本中的主要失真因素是患者偏好,另一个是每次治疗的费用。在美国,患者护理的费用并不统一。针对大多数65岁以上成年人医疗保险的支付机制,它确实包含了质子治疗。较为年轻的患者由私人保险公司承保,保险单可能会有很大的变化,或者他们可能不得不个人支付治疗费用。对于保险公司审核者来说,与来自计算机影像(电子影像)的光子相比,证明粒子治疗的价值并不是令人满意的证据。因此,有偏差的样本很容易出现在前瞻性试验中。

在目前开放的12项随机研究中,肺癌的试验是突出的。考虑到肺癌是全世界癌症死亡的主要原因,这是很自然的。肺癌试验由于呼吸和心跳导致的肿瘤活动而变得更为复杂,这可以通过被动散射质子技术来弥补,但点扫描技术在很大程度上是失败的。迄今为止,将被动散射质子治疗与IMRT技术进行比较的前瞻性试验显示,粒子治疗几乎没有什么获益,尽管上述提及的偏差明显影响了一些研究。马萨诸塞州总医院与MD安德森癌症中心联合研究(NCT00915005)是迄今为止最成熟的研究,旨在提高肿瘤局部控制和降低放射性肺炎的风险。国家合作协作组NRG肿瘤学正在进行一项后续研究(NCT01993810)。这两项研究都将为每个治疗组中加入紫杉醇、卡铂、依托泊苷或顺铂同步化疗。

乳腺癌是另一种正在研究的常见疾病。在这里,长期的目标是通过保护皮肤来降低术后放疗相关的发病率,一项关于术后放疗比较光子与质子的大型研究(NCT02603341)被专门称为有效性比较试验。乳腺癌的其他试验包括双

臂接受扫描束质子治疗的可变分次照射。这类研究的问题在于需要长时间的随访来评估终点,甚至皮肤反应。

类似的,前列腺癌很常见,但对生命的威胁较小。由于前列腺癌是哈佛回旋加速器实验室大量治疗的一种肿瘤,它已被保险公司批准作为其标准保单的一部分。然而,由于医疗保险覆盖的男性中有太多人选择质子治疗,因此进行随机研究是相当困难的。一项试验比较了质子治疗采用和不采用雄激素抑制治疗对中危前列腺癌的疗效(NCT01492972)。另一项研究比较了低危前列腺癌的质子和光子低分割和标准分割放疗(NCT01230866)。因为需要观察的时间,I级证据几乎是不可能的。

一项主要工作是使用质子治疗成人胶质母细胞瘤。一项大型的研究正在通过NRG肿瘤学对新诊断的胶质母细胞瘤进行光子与质子治疗的比较(NCT02179086),两者均与替莫唑胺联合使用。另一项强调认知功能研究(NCT01854554)将IMRT与质子调强治疗(IMPT)进行比较。一项针对复发性胶质母细胞瘤患者的试验进行了IMRT和质子束治疗的比较(NCT01730950),每种治疗均与联合贝伐珠单抗使用。

质子束治疗加上激酶抑制剂索拉非尼与单独采用索拉非尼治疗肝细胞癌患者进行比较(NCT01141478)。

最后,一项评估生活质量终点口咽癌IMRT与IMPT的重要研究(NCT01893307)正在积极招募。

在每一项研究中,研究人员都在努力克服前面讨论中提到的障碍。

如前所述,美国目前没有碳离子或其他重粒子的治疗设备;毫无疑问,Tsujti博士将在本章的其余部分全面介绍这一领域。

日本粒子治疗的观点,特别强调碳离子放射治疗

背景

1975 年,在碳离子放射治疗(CIRT)项目开始之前,日本国家放射科学研究所(NIRS)利用回旋加速器(30MV 氘核轰击铍)进行了快中子(FN)治疗。直到 1994 年,约有 2200 例不同临床情况的患者接受了快中子治疗[2]。这一经验表明,由于正常组织的严重晚期损伤,没有适形剂量分布的高线性能量传递(LET)束流永远无法用于治疗主要肿瘤。因此,基于快中子在日本的经验,1984 年决定在千叶建造重离子医用加速器(HIMAC),作为国家"整个十年抗癌战略"的一个组成部分。加速器综合设施的建造花费了将近 10 年的时间,并于 1993 年底竣工。6 个月后,碳离子用于肿瘤治疗的临床研究开始了。此后,在 NIRS 超过 10 000 例患者接受了 Ⅰ/Ⅱ 期和 Ⅱ 期碳离子放疗试验。如今,千叶、兵库、群马、佐贺和神奈川 5 个碳离子中心已经投入临床运行,另外两个碳离子设备正在建设中。这 5 个中心把 NIRS 通过临床试验建立的治疗方案确定为标准方案。

碳离子放疗(CIRT)临床试验

CIRT 的临床试验是在 NIRS 上启动的,其基本原理是将几乎类似于质子的高物理选择性与高 LET 对选定肿瘤类型的潜在放射生物学优势相结合。临床应用是在广泛的剂量学和放射生物学研究之后开始的。碳离子的临床适应证在很大程度上基于过去的 FN 经验和劳伦斯·伯克利国家实验室的重离子经验,同时利用了碳离子的物理选择性,以及 20 世纪 90 年代建立的新成像和放疗技术提供的新可能性。"重

离子放射治疗网络委员会"被指定为负责 NIRS 临床试验的最高组织。所有的临床试验方案首先由计划团队制订,然后由疾病特定小组委员会评估,最后经过 NIRS 伦理委员会调查后由网络委员会批准。任命了一个评估委员会,审议是否应继续进行个别临床研究的有效性,并将所有临床研究的结果提交给网络委员会,网络委员会的会议总是公开举行。

在进行临床试验时,建议对报告患者数据和治疗方式的方法进行标准化。这有助于与其他放射肿瘤中心,尤其是参与 CIRT 有关的中心的信息交流。ICRU 和 IAEA/ICRU 关于离子束的报告现已发布[3]。

特别是,应系统地报告以下信息:

1. 体积

(1)原发肿瘤体积(GTV)

a. GTV 及 GTV 评价方法:临床、CT、MRI、PET 等。

b. GTV 大小:所有三维空间,而不仅仅是它们的产品。

(2)临床靶区体积(CTV):表示为 GTV 至 CTV 所用的外扩边界(如各个方向上外扩 5mm 或 10mm,或不同方向上外扩不同的距离)。

(3)计划靶区体积(PTV):表示为从 CTV 至 PTV 所采用的外扩边界 (在各方向的边界是否相同)。

2. 处方和照射剂量

(1)(物理)吸收剂量(用 Gy 表示)。

(2)选定的"临床 RBE"。

(3)(主要)RBE 的生物加权剂量,单位为 Gy(RBE)。

3. 在何处的特定剂量

(1)关于 PTV(中心或中心区域)和(或)

(2)相对于射野束流(束流中心轴,SOBP 区域中心)和(或)

(3)PTV 或 PTV 周围等剂量表面的最小剂量。

4. 时间–剂量模式：分次数、分次大小、总时间。

临床 RBE 和 Gy(RBE)

在利用碳离子治疗时，RBE 和考虑选择适当的权重因子是最复杂的问题之一，经常会引起混淆。碳离子特有的是 RBE 随 LET 而变化，因此随射束深度的变化而变化。相比之下，快中子(FN)射线质和 RBE 随深度而保持不变。在 NIRS 对多种系统进行了一系列的 RBE 研究：不同的体外细胞系和小鼠模型。这些试验提供了广泛的 RBE 值。目前，NIRS 碳离子治疗采用的"临床 RBE"为 3.0，涉及中枢神经系统(CNS)肿瘤时使用的值更高。该值 3.0 已由 NIRS 通过利用快中子治疗中获得的大量临床经验得到了验证。将(物理)吸收剂量与 3 的乘积表示为 Gy(RBE)，但不能掩盖一个事实，即碳离子的 RBE 会随剂量、生物效应和辐照条件（在很大射程

内)变化。"等效"只存在于一种(或几种)条件下。关于这一点，建议关注国际组织，特别是 ICRU 和 IAEA/ICRU 发布的关于这些概念和定义的不断更新。RBE 问题和剂量处方的细节在其他地方进行了描述，并包含在当前关于离子束的 ICRU 报告中。

NIRS 实施的临床试验及其结果

最初，NIRS 所有的碳离子放疗临床试验都是作为前瞻性的剂量探索 I 期研究开始的，然后逐步进入 II 期固定剂量的研究。这些研究旨在确定适合这种治疗的肿瘤部位，包括抗辐射肿瘤，并确定最佳的剂量分割模式。此外，还进行了低分割碳离子放疗，以便在这些试验中提高效率，同时保持疗效与安全性，因为常规放疗的 4R 效应(修复、再氧化、再增殖、再分布)不太适用于高 LET 束流照射[4]。这些试验的总结见表 14.2。

表 14.2　在 NIRS 进行的临床试验

部位	分期	病理分期	总剂量(Gy,RBE)	分次数	周数	参考文献
头颈–1+2	I / II	局部进展	49~70	16~18	4~6	[5]
头颈–3	II	局部进展	57.6 或 64.0	16	4	[6]
头颈–4	I / II	肉瘤	70.4	16	4	[7]
头颈–5	II	恶性黑色素瘤(碳离子+化疗)	57.6 或 64.0	16	4	[8]
颅底/颈椎–1	I / II	颅底/颈椎	48.0~60.8	16	4	[9]
颅底/颈椎–2	II		60.8	16	4	
肺–1	I / II	I 期(周围型)	59.4~95.4	18	6	[10]
肺–2	I / II	I 期(周围型)	72.0~79.2	9	3	[10]
肺–3	II	I 期(周围型)	72	9	3	[11]
肺–4	I / II	I 期(周围型)	52.8~60.0	4	1	[12]
肺–5	II	I 期(周围型)	52.8(T1),60.0(T2)	4	1	
肺–6	I / II	I 期(周围型)	28~50	1	1 天	[13]
肺–7	II	I 期(周围型)	50	1	1 天	[14]
肺–8	I / II	I 期(中心型)	57.6~61.2	9	3	
肺–9	I / II	局部进展	68.0~76.0	16	4	[14]
肺–10	II	局部进展	72	16	4	[15]
肝–1	I / II	T2~4 M0N0	49.5~79.5	15	5	[16]
肝–2	I / II	T2~4 M0N0	48~70	4~12	1~3	[17]

(待续)

表 14.2(续)

部位	分期	病理分期	总剂量(Gy,RBE)	分次数	周数	参考文献
肝-3	Ⅱ	T2~4 M0N0	52.8	4	1	[18]
肝-4	Ⅰ/Ⅱ	T2~4 M0N0	32.0~48.0	2	2 天	[19]
肝-5	Ⅱ	T2~4 M0N0	48	2	2 天	
胰腺-1	Ⅰ/Ⅱ	术前可全部切除	44.8~48.0	16	4	
胰腺-2	Ⅰ/Ⅱ	术前可全部切除	30~36.8	8	2	[20]
胰腺-3	Ⅰ/Ⅱ	不可切除(局部进展)	38.4~48.0	12	3	
胰腺-4	Ⅰ/Ⅱ	不可切除+吉西他滨	43.2~55.2	12	3	[21]
胰腺-5	Ⅱ	不可切除+吉西他滨	55.2	12	3	[22]
前列腺-1	Ⅰ/Ⅱ	B2~C	54~72	20	5	[23]
前列腺-2	Ⅰ/Ⅱ	A2~C	63~66	20	5	[23]
前列腺-3	Ⅱ	T1C~C	66	20	5	[24]
前列腺-4	Ⅱ	A2~C	63	20	5	[25]
前列腺-5	Ⅱ	A2~C	57.6	16	4	[26]
前列腺-6	Ⅱ	A2~C	51.6	12	3	[27]
骨/软组织-1	Ⅰ/Ⅱ	不可切除	52.8~73.6	16	4	[28]
骨/软组织-2	Ⅱ	不可切除	70.4	16	4	
骨/软组织-3	Ⅱ	脊索瘤(骶骨)	67.2(S1-2),70.4(S3)	16	4	[29]
骨/软组织-4	Ⅱ	活动脊柱	64	16	4	[30]
直肠-1	Ⅰ/Ⅱ	术后骨盆复发	67.2~73.6	16	4	[31]
直肠-2	Ⅱ	术后骨盆复发	73.6	16	4	

对照临床试验

随机对照临床试验(RCT)提供了有关射束疗效的证据,但可能难以执行,特别是患者招募入组条件中对罕见疾病的限制。对于常见肿瘤,RCT 是Ⅱ期试验成功后的合理进展。基于 NIRS 对局部晚期胰腺癌的Ⅰ期/Ⅱ期试验结果,美国国家癌症研究所(NCI)于 2015 年资助了一项针对局部晚期胰腺癌的随机临床试验(https://www.fbo.gov/spg/hhs/nih/rcb/baa -noicm51007 -51/listing.html)。目前,NIRS 和 UTSW 正计划对局部晚期胰腺癌开展一项单独的、独立组织的 RCT。其他目前可行的对比研究,以进一步阐明 CIRT 对不同适应证的疗效,包括那些将相同的方案应用于不同的辅助治疗、背景匹配的受试者比较,或对私下寻求 CIRT 的患者进行回顾性评估

的研究。在这些情况下,可以很容易获得研究参与者的同意,研究成本可能很低,参与机构之间相对容易达成协议,由合作机构向患者提供有针对性的治疗。

目前,在日本接受 CIRT 治疗的大多数患者都会访问 NIRS,尤其是寻求碳离子放疗的患者。因此,很难说服这些患者参加随机试验,在这些试验中,他们可能会接受 CIRT 以外的治疗。然而,在我们认为高 LET 射线可能在选定肿瘤中带来益处,可以参与随机研究。最后,应考虑旨在阐明碳离子放射治疗的有用性以及低分割的任何优势的研究。多机构前瞻性随机和(或)非随机同步Ⅱ期临床试验就是这样一种新方法,我们建议不仅是日本,而且国际中心也应参与[32]。

参考文献

1. Weber DC, Abrunhosa-Branquinho A, Bolsi A. Profile of European proton and carbon ion therapy centers assessed by the EORTC facility questionnaire. *Radiother Oncol.* 2017; 124(2):185–189.
2. Tsunemoto H, Yoo SY. Present status of fast neutron therapy in Asian countries. *Bull Cancer Radiother.* 1996; 83(Supple):93s–100s.
3. The ICRU and IAEA/ICRU report on ion beam. 2018, in press.
4. Furusawa Y. Heavy ion radiobiology. In Tsujii H et al. (Eds.), *Carbon Ion Radiotherapy: Principle, Practice, and Treatment Planning*, Springer, Tokyo, Japan, pp. 25–38, 2014.
5. Mizoe JE, Tsujii H, Kamada T et al. Dose escalation study of carbon ion radiotherapy for locally advanced head-and-neck cancer. *Int J Radiat Oncol Biol Phys.* 2004; 60(2):358–364.
6. Mizoe JE, Hasegawa A, Jingu K et al. Results of carbon ion radiotherapy for head and neck cancer. *Radiother Oncol.* 2012; 103(1):32–37.
7. Jingu K, Tsujii H, Mizoe JE et al. Carbon ion radiation therapy improves the prognosis of unresectable adult bone and soft-tissue sarcoma of the head and neck. *Int J Radiat Oncol Biol Phys.* 2012; 82(5):2125–2131.
8. Koto M, Demizu Y, Saitoh JI et al. Japan carbon-ion radiation oncology study group. Multicenter study of carbon-ion radiation therapy for mucosal melanoma of the head and neck: Subanalysis of the Japan Carbon-Ion Radiation Oncology Study group (J-CROS) study (1402 HN). *Int J Radiat Oncol Biol Phys.* 2017; 97(5):1054–1060.
9. Mizoe JE, Hasegawa A, Takagi R et al. Carbon ion radiotherapy for skull base chordoma. *Skull Base.* 2009; 19(3):219–224.
10. Miyamoto T, Yamamoto N, Nishimura H et al. Carbon ion radiotherapy for stage I non-small cell lung cancer. *Radiother Oncol.* 2003; 66:127–140.
11. Miyamoto T, Baba M, Yamamoto N et al. Curative treatment of stage I non-small-cell lung cancer with carbon ion beams using a hypo-fractionated regimen. *Int J Radiat Oncol Biol Phys.* 2007; 67:750–758.
12. Miyamoto T, Baba M, Sugane T et al. Carbon ion radiotherapy for stage I non-small cell lung cancer using a regimen of four fractions during 1 week. *J Thorac Oncol.* 2007; 2:916–926.
13. Yamamoto N, Miyamoto T, Nakajima M et al. A dose escalation clinical trial of single-fraction carbon-ion radiotherapy for peripheral stage I non-small-cell lung cancer. *J Thorac Oncol.* 2017; 12:673–681.
14. Takahashi W, Nakajima M, Yamamoto N et al. A prospective nonrandomized phase I/II study of carbon ion radiotherapy in a favorable subset of locally advanced non-small cell lung cancer. *Cancer.* 2015; 121:1321–1327.
15. Hayashi K, Yamamoto N, Karube M et al. Prognostic analysis of radiation pneumonitis: Carbon-ion radiotherapy in patients with locally advanced lung cancer. *Radiat Oncol.* 2017; 12:91.
16. Kato H, Tsujii H, Miyamoto T et al. Results of the first prospective study of carbon ion radiotherapy for hepatocellular carcinoma with liver cirrhosis. *Int J Radiat Oncol Biol Phys.* 2004; 59:1468–1476.
17. Imada H, Kato H, Yasuda S et al. Comparison of efficacy and toxicity of short-course carbon ion radiotherapy for hepatocellular carcinoma depending on their proximity to the porta hepatis. *Radiother Oncol.* 2010; 96:231–235.
18. Kasuya G, Kato H, Yasuda S et al. Progressive hypofractionated carbon-ion radiotherapy for hepatocellular carcinoma: Combined analyses of two prospective trials. *Cancer.* 2017; 123(20):3955–3965.
19. Yasuda S. Hepatocellular carcinoma. In Tsujii H et al. (Eds.), *Carbon Ion Radiotherapy: Principle, Practice, and Treatment Planning*, Springer, Tokyo, Japan, pp. 213–218, 2014.
20. Shinoto M, Yamada S, Yasuda S et al. Phase 1 trial of preoperative, short-course carbon-ion radiotherapy for patients with resectable pancreatic cancer. *Cancer.* 2013; 119:45–51.

21. Shinoto M, Yamada S, Terashima K et al. Carbon ion radiation therapy with concurrent gemcitabine for patients with locally advanced pancreatic cancer. *Int J Radiat Oncol Biol Phys.* 2016; 95:498–504.

22. Kawashiro S, Yamada S, Okamoto M et al. Multi-institutional study of carbon ion radiation therapy for locally advanced pancreatic cancer: Japan Carbon Ion Radiation Oncology Study group (J-CROS) study 1403. *Int J Radiat Oncol Biol Phys.* 2016; 96:S140–S141.

23. Akakura K, Tsujii H, Morita S et al. Phase I/II clinical trials of carbon ion therapy for prostate cancer. *Prostate.* 2004; 58:252–258.

24. Ishikawa H, Tsuji H, Kamada T et al. Carbon ion radiation therapy for prostate cancer: Results of a prospective phase II study. *Radiother Oncol.* 2006; 81:57–64.

25. Okada T, Tsuji H, Kamada T et al. Carbon ion radiotherapy in advanced hypofractionated regimens for prostate cancer: From 20 to 16 fractions. *Int J Radiat Oncol Biol Phys.* 2012; 84:968–972.

26. Ishikawa H, Tsuji H, Kamada T et al. Carbon-ion radiation therapy for prostate cancer. *Int J Urol.* 2012; 19:296–305.

27. Nomiya T, Tsuji H, Maruyama K et al. Phase I/II trial of definitive carbon ion radiotherapy for prostate cancer: Evaluation of shortening of treatment period to 3 weeks. *Br J Cancer.* 2014; 110(10):2389–2395.

28. Kamada T, Tsujii H, Tsuji H et al. Efficacy and safety of carbon ion radiotherapy in bone and soft tissue sarcomas. *J Clin Oncol.* 2002; 20:4466–4471.

29. Imai R, Kamada T, Araki N et al. Carbon-ion radiation therapy for unresectable sacral chordoma. An analysis of 188 cases. *Int J Radiat Oncol Biol Phys.* 2016; 95:322–327.

30. Matsumoto K, Imai R, Kamada T et al. Working group for bone and soft tissue sarcomas. Impact of carbon ion radiotherapy for primary spinal sarcoma. *Cancer.* 2013; 119:3496–3503.

31. Yamada, S Kamada T, Ebner DK et al. Carbon-ion radiation therapy for pelvic recurrence of rectal cancer. *Int J Radiat Oncol Biol Phys.* 2016; 96:93–101.

32. Kamada, TY. Evaluation of treatment outcomes using the heavy ion medical accelerator in Chiba (HIMAC). In Tsujii H et al. (Eds.), *Carbon Ion Radiotherapy: Principle, Practice, and Treatment Planning*, Springer, Tokyo, Japan, pp. 121–126, 2014.

33. Cox, JD. Design and implementation of clinical trials of ion beam therapy. In Linz U (Ed.), *Ion Beam Therapy: Fundamentals, Technology, Clinical Applications*, Springer, Berlin, Germany, 2012 ed., pp. 311–324, 2011.

第 15 章

粒子治疗在未来放射治疗实践中的作用

Roberto Orecchia

本章纲要

引言

2012 年，全球报告的新增肿瘤患者数量超过 1400 万例，预计到 2030 年，这一数字将达到 2460 万例，增幅超过 70%[1]。在欧洲，到 2025 年预计将有约 400 万例新增肿瘤患者。与 2012 年确诊的 340 万例相比，这意味着病例绝对数量增加了 16%。

肿瘤是导致早期死亡的主要原因。2012 年全世界记录的肿瘤死亡人数为 820 万，预计到 2030 年将增加到 1300 万[1]。5 个部位的肿瘤（肺、乳腺、结直肠、前列腺和胃）几乎占肿瘤病例总数的 50%，并导致 53% 的肿瘤死亡。约 56%（约 800 万）的新病例发生在占全球人口不到 1/3 的较发达国家。中、低发达国家的发病率和死亡率有很大的差别，但肿瘤的情况并不是一成不变的。当这些国家的人群和社会经济发展水平提高时，肿瘤就会作为发病率和死亡率

主要来源，从而产生新的持续性的健康问题。

放射治疗是大多数肿瘤基本治疗方法之一，单独或主要结合手术和（或）药物作为基于循证医学综合治疗的一部分。对于局限期肿瘤，放疗已被用于最常见和许多罕见肿瘤的治疗，而且，对于局部晚期或无法治愈的肿瘤，放疗也有助于控制原发肿瘤肿块或缓解症状。由于肿瘤表现的不同模式以及有效接受这种治疗的患者数量的信息有限，估计需要接受放疗的病例的确切比例相当复杂[2]。根据放疗适应证、人口学、流行病学数据，最佳比例应超过所有肿瘤患者的 50%，这意味着每年有数百万例患者，但在大多数国家，包括澳大利亚、美国、英国、加拿大和西班牙，实际比例较低[3]。预计的放疗病例数和当前的放疗病例数之间的差异已被解释为推荐指南的变化及每个国家疾病分期比例的变化、共同发病率的存在和人口老龄化，以及设施和资源的次优可用性。在欧洲，2012 年预计需要接受放疗的患者大约有 170 万例（占新发肿

瘤总数的 50%），其中大多数患有乳腺癌、肺癌、前列腺和头颈部肿瘤。预计到 2025 年，这一需求将增加到 200 万，各国之间的需求量差异很大（0%~35%）[4]。在这些患者中，超过 20%的患者需要接受再治疗复发性肿瘤。所有这些预测对于评估预期的肿瘤负担，以及规划放射治疗中心的活动（包括实施新的放疗技术的相关影响）都非常有用。

高精度放射治疗的技术工具

技术创新使放射治疗的每个阶段都有了显著的改进，包括从模拟定位到制订计划，再到治疗实施，目的是根据患者的具体解剖情况量身定制治疗方案。目前的临床目标是使健康器官的毒性降至最低，并且改善局部区域控制。

实现高精度放射治疗的基本步骤是诊断成像的进步，经过了从二维到三维（3D）透视重建的阶段。通过配备虚拟重建和射野方向观（BEV）的先进治疗计划系统以及多叶准直器（MLC）等新设备，实现了三维适形放射治疗的高度适形性，改善了剂量精度。剂量分布的优化限制了热点，并且减少了 OAR 的照射，为安全剂量增加铺平了道路，以进一步提高局部区域控制率，从而提高整体存活率。

如今，技术发展已经向前迈进了一步，因为基于不同实施照射方式（步进式、滑窗式、螺旋断层治疗和容积旋转治疗）的 IMRT 和 SRT 已进入常规临床实践，可以使用 γ 射线或改良直线加速器进行实施。

IMRT 治疗是由具有不同强度的 X 线小射野束组成的。控制每个射束的束流强度可改善剂量分布，从而实现针对靶区体积的个体化设计，并允许形成高剂量体积形状（剂量雕刻）。IMRT 计划更耗时，需要特殊的计算算法，能够保证计算机辅助优化方法。IMRT 技术还允许在

单个治疗分次内同时对不同靶区体积实施不同的剂量水平照射：这种方法被定义为"同步补量照射"（SIB）技术。SIB 技术因其可以在不增加整体治疗时间的情况下向关键区域（补量体积）提供更高的剂量而倍受瞩目。

SRT 允许每分次给予一个高或非常高的剂量（至少 20Gy 甚至更多），并显著降低非靶区组织所受的剂量，当用于治疗小体积和明确的原发性肿瘤时，能够获得非常好的局部控制率，还能对缓解转移灶的疼痛方面提供优异的效果。SRT 利用卓越的陡峭剂量梯度来提高耐受性，并通过较少的分次执行治疗以获得最佳的生活质量。

高精度放射治疗要求精确识别靶区和危及器官。适当的轮廓勾画是有效和安全的治疗计划的基本先决条件。然而，轮廓勾画是一个容易出现差错、操作员之间和操作员内部差异的过程。将 MR 和 PET 等放射学和代谢图像与 CT 模拟成像相结合，可以为高精度定义的所有感兴趣区的体积提供有用的信息。技术进步另一个重要方面体现在治疗实施的质量上。

高适形性意味着对患者在放射治疗过程中发生的任何变化都高度敏感。由于器官运动、患者身体的解剖结构变化或不准确的摆位而导致的靶区位移会影响剂量分布，将会导致靶区剂量覆盖不足或危及器官过量照射。验证靶区形状、体积和位置及其纠正与原始计划的不一致策略是 IGRT 功能的一部分，IGRT 通过采用各种设备，如电子射野成像、锥形束 CT、兆伏 CT、超声、光学成像和基准标记，实现这一目的。

如果与原始计划存在重大偏差，则有必要重新计划并重新优化剂量分布，这就是"自适应放射治疗"的概念。除了分次间运动外，分次内运动也变得重要，因为现代放射治疗技术的治疗照射时间更长。为了管理这些不受控制的生理变化，现代治疗室内配备了运动跟踪系统，以

监测和补偿照射期间的靶区运动。最近上市的新型集成 MR 直线加速器可能代表着向完全自适应的分次内放疗计划系统迈进了一步[5]。得益于先进的软组织可视化技术，对靶区和危及器官进行更精确的实时跟踪，应该会使靶区周围的安全边界更小，减小治疗体积，从而有可能安全地增加剂量。

通过剂量学数据和有关临床毒性的数据相结合，使得绘制复杂的剂量-响应关系图和定义危及器官的特定耐受剂量成为可能。2010 年发布的《临床正常组织效应定量分析》(QUANTEC)项目对最常见受照器官的剂量-效应相关性进行了全面综述[6]。基于放射生物学和数学原理，将剂量与毒性和肿瘤控制联系起来的模型已被用于预测 NTCP 和 TCP，以评估潜在的治疗效果[7]。

所有这些令人印象深刻的放射治疗发展在目前的临床实践中已经得到了广泛的应用，并激发了人们对粒子束治疗（原则上是质子和碳离子)的应用新兴趣，由此带来了新治疗单元的设计和新设备的建造。事实上，即使与高精度 X 线放射治疗相比，带电粒子束优越的物理选择性，如果没有为高精度放疗开发的改进的感兴趣区定义、摆位和治疗计划的精度以及治疗实施精度，也无法充分利用。将这种新的放射治疗方式引进临床常规仍然很困难，尤其是如果它比传统治疗更加昂贵的话。考虑到社会经济和健康环境，必须证明临床效益与增加的成本相关。

粒子治疗在未来临床实践中的前景和需求

迄今为止，接受 X 线放射治疗的患者数量远远超过接受粒子束治疗的患者数量。目前，几乎所有接受放射治疗的患者都接受过 X 线技术

照射，至有 0.1% 的患者接受过带电粒子束的照射。这是由于历史上能够为患者提供粒子治疗的中心数量很少，但现在这种可用性正在迅速增加。粒子治疗联合会(PTCOG)不断更新患者和治疗中心的统计数据，正如 2017 年 7 月在网站 www.PTCOG.ch 的最新更新所述，目前有 70 多个中心正在治疗患者，其中绝大多数（约 60 个)中心配备了质子束。这些中心分布不均匀，主要集中在美国、欧洲和日本。另外 40 个治疗中心在未来 5 年内投入运营。2015 年底，自开始粒子治疗活动以来，全世界有 15.4 万例患者接受了带电粒子治疗，主要是质子（超过 13.1 万)。在上一个时期，每年接受治疗的患者人数大幅增加（高达 1.5 万例)：与 10 年前接受治疗的人数相比增加了两倍。有大量证据继续支持粒子治疗的临床应用和研究，因为现代放疗致力于实现非常选择性的治疗。放疗的成功依赖于增加 TCP 和 NTCP 之间的治疗窗口。使用粒子束，可以在较低 OAR 积分剂量下获得确定 TCP 的给定肿瘤辐射剂量，从而降低 NTCP。或者，在相同的 NTCP 下，可以实现更高的 TCP。儿童是体现这一可能优势的很好的例子，因为他们特别容易受到辐射的晚期不良影响，包括继发性肿瘤、心脏病和内分泌疾病、认知功能障碍等[8]。鉴于使用粒子治疗能够降低危及器官的照射，因此有可能减少不良反应，使这种治疗方式在儿童肿瘤治疗中被广泛接受。最近一项对 15 例不同肿瘤部位的回顾表明，粒子治疗的疾病控制率和生存率与 X 线治疗相当，尽管仍缺乏对成本效益比的明确评估[9]。一些数据还表明，在这一群体中继发性恶性肿瘤的发病率可能会降低[10]。在缺乏随机临床试验的情况下，参与儿科肿瘤学中常见的大型多机构注册试验将有助于记录晚期不良反应的有效减少，考虑到伦理和实际问题，在儿科患者中进行随机临床试验将非常困难。当患者家庭被告知将接受粒

子治疗的患者组的累积剂量带来的潜在益处时，在 X 线和粒子之间的随机试验中积累可能非常具有挑战性[11]。美国癌症数据库最近的一项分析显示，在 2004 年至 2013 年间接受放射治疗的整个儿科患者队列中，有 8% 接受了质子治疗，总人数超过 12 000 人，2004 年 (仅 1.7%) 至 2013 年 (17.5%) 的比例有所增加。社会经济因素似乎会影响儿童对粒子治疗的使用，更有可能通过私人管理医疗，而非医疗补助或无保险、较高的家庭收入和教育程度这些因素[12]。

在粒子治疗中，还考虑了一些额外的生物学优势。与 X 线放疗相比，采用高 LET 粒子如重离子治疗能更有效地诱导细胞死亡，因此，碳离子被认为是治疗抗辐射肿瘤的最先进的辐射工具[13]。日本在几种类型肿瘤中取得的优异结果激发了肿瘤学界的兴趣[14]。例如，在千叶县的 NIRS 中，对局部晚期且无法手术的胰腺癌患者使用低于 53Gy 的碳离子剂量，结合使用吉西他滨[15]，两年总生存率达到 50%。这种改善是显著的，因为目前标准放化疗的比率较低，不超过 20%。粒子治疗巩固了其对眼睛黑色素瘤和其他眼部肿瘤的适应证[16]。截止 2014 年底，全球 7 个国家的 10 个中心共有约 29 000 例接受质子治疗的眼科患者[17]。一份荟萃分析表明，葡萄膜黑色素瘤的 5 年局部控制率为 95% 或更高，15 年随访维持在 95% 左右。这些结果优于近距离放射治疗斑块所取得的结果。5 年后的眼球摘除率约为 10%，15 年后略有增加，约为 15%[18]。大型研究表明，质子治疗的颅底和脊柱脊索瘤和软骨肉瘤具有较高的局部控制率和可接受或低毒性率[19,20]。目前，日本、德国和意大利也使用碳离子治疗这些肿瘤，但仍没有可用的比较数据[21]。由于这些关于眼睛黑色素瘤、脊索瘤和软骨肉瘤的长期和公认的结果，2012 年 ASTRO 新兴技术委员会得出结论，有一致的证据表明采用粒子治疗这些肿瘤的获益[22]。此外，在儿童中枢神经系统恶性肿瘤中，有"建议"表明质子治疗优于 X 线治疗，但仍缺乏足够的支持数据。该报告还得出结论，目前的数据并没有提供足够的证据证明对最常见肿瘤有益，各网站强烈建议对这些疾病和其他疾病进行临床试验。2014 年，ASTRO 模型政策指出，质子治疗"在光子放疗不能充分保护周围正常组织的情况下被认为是合理的，并且对患者具有额外的临床获益"，开放了更广泛的适应证，但再次指出，需要在对照临床试验或多机构患者登记处生成临床证据[23]。

在设计这些新的临床方案时，需要考虑许多因素[24]。与用于 X 线的过程相比，粒子的治疗计划和计划评估需要特别考虑，包括计算剂量分布模型的近似值和假设，以及质子更容易受到不确定性的影响，尤其是来自解剖结构变化以及分次内和分次间的变化。此外，质子的 RBE 被简单地假设为常数值 1.1。实际上，RBE 沿布拉格曲线是变化的，取决于质子能量、分次剂量、组织和细胞类型、终点以及其他因素的复杂函数。当使用高 LET 粒子 (如碳离子) 时，这个问题会更加复杂。在日本，RBE 加权剂量计算基于 Kanai 及其同事提出的模型[25]，而在所有欧洲中心，则采用了基于 LEM-1 方法[26] 的不同模型。运用不同的放射生物学模型的差异对于实际的物理剂量具有强烈的影响，当使用相同的分次方案时，不同的中心实施的剂量偏差可能导致不同的临床结果。为了克服这一问题，有必要在临床环境中开发和验证 RBE 加权处方剂量的模型，该模型考虑了根据不同靶区大小和形状以及射束配置的转换因子[27,28]。

粒子与 X 线放疗或质子与碳离子的治疗效果，由于需要比较的参数很多，包括分次、总治疗时间、RBE 以及物理剂量分布，仍需要更多的临床试验[29]。此外，这些试验的实施还受到许多其他问题的阻碍，例如患者偏好和保险覆盖范围。在美国和大多数欧洲国家，符合试验资格要求的许多患者都有限制性的保险政策，因而拒绝参加临床试验。

在目前大多数正在进行的临床研究中，毒性是主要终点之一，只有在标准组出现具有统计学意义上显著性的并发症时，才能证明粒子的优势。幸运的是，在最先进的设备中，不良事件的发生率正在下降，而这一策略不一定是证明粒子潜在优势的最佳方法[30]。以评估高度流行肿瘤（如肺癌、前列腺癌、乳腺癌、肝癌或胰腺癌）患者的总体生存率为终点的试验结果可能会提供更明确的答案。

患者选择是试验设计的另一个主要障碍。仅基于肿瘤位置进行选择也会影响结果，因为粒子治疗的使用应该与临床试验中利用的重要生物学优势相关联。因此，原则上，最佳的患者分层策略应考虑物理剂量分布的潜在生物学优势，或基于生物响应。

适合粒子治疗的预期患者人数

许多新粒子治疗中心的建设提出了一个问题，即有多少患者具有潜在的获益，因此需要多少中心来治疗这些患者。公认的带电粒子适应证仅限于一些罕见的肿瘤，而这一小部分并不足以证明像开设新中心这样重要的投资是合理的。尽管最近的一些文献综述继续证实了粒子治疗的良好效果，但对于更常见的肿瘤类型，成本–效益比仍然存在很大的争议[13,14,22,24,29,31-37]。这些结果不仅可以从比较有效性的角度进行解释，还可以从增量有效性和成本的角度进行解释[33,36]。最初的目标是估计接受放疗的所有患者中有相当一部分人，即高达15%~20%的患者接受粒子治疗的资格，这可能过于乐观了[38]。

目前，更现实的观点应分别在5年和10年时接近2%和5%，主要局限于未来几年粒子治疗可用或将可用的地理区域。尽管合适的患者比例明显较低，但只有在欧洲，潜在的需求量才可能达到每年4万~10万例新患者，比现有和计划中的中心目前或未来的可用性所允许的治疗人数多出许多倍。鉴于缺乏公认证据水平，今天应该对患者获得的临床益处进行个人评估，这是一项可以实现的任务，或者通过应用新模型来正确选择患者。一个荷兰小组提出了一种基于模型的方法，包括两个阶段：第一阶段，使用NTCP值选择最有可能粒子治疗中受益的患者群体；第二阶段，使用连续前瞻性观察队列研究对这些结果进行临床验证[39,40]。其他推荐的方法是使用生物标志物（包括缺氧）和剂量测定，并将结果与患者对照队列进行比较。

在确定特定地理区域所需的提供粒子治疗的设备数量时，应鼓励并使用这些患者选择模型。最近，EORTC通过设备调查问卷对欧洲质子和碳离子中心的概况进行了评估[41]。结果是，每年每个粒子中心接受治疗的平均患者人数很低，为221人，范围为40~557人。这些中心的大多数治疗脊索瘤和软骨肉瘤、儿童癌症、脑瘤和肉瘤，其中一些（27%）仅治疗眼部肿瘤。这项活动仍然有限的关键原因是，除了可用性、高成本、不统一的报销方法以外，缺乏可衡量的临床效益，以及某些特定肿瘤部位的适用性有限。如果不解决这些问题，粒子治疗即使在未来的临床实践中得到发展，也不可能达到患者和肿瘤学家预期的水平。放射治疗的技术进步似乎很可能在不久的将来达到一个平台期，如果要继续朝着更具成本–效益的治疗方向发展，我们需要通过更好地理解生物学来伴随这一进步，使最佳工具适应肿瘤分子特征。

参考文献

1. Ferlay J, Soerjomataram I, Dikshit R et al. 2015. Cancer incidence and mortality worldwide: Sources, methods and major pattern in GLOBOCAN 2012. *Int J Cancer* 136:E359–E386.

2. Atun R, Jaffray DA, Barton M et al. 2015. Expanding global access to radiotherapy. *Lancet Oncol* 16:1153–1186.

3. Barton MB, Jacon S, Shafir J et al. 2014. Estimating the demand for radiotherapy from the evidence. A review of changes from 2003 to 2012. *Radiother Oncol* 112:140–144.

4. Borras JM, Lievens Y, Barton M et al. 2016. How many new cancer patient in Europe will require radiotherapy by 2025? An ESTRO-HERO analysis. *Radiother Oncol* 119:5–11.

5. Lagendijk JJ, Raaymakers BW, Raaijmakers AJ et al. 2008. MRI/linac integration. *Radiother Oncol* 86:25–29.

6. Jackson A, Marks LB, Bentzen SM et al. 2010. The lessons of QUANTEC: Recommendations for reporting and gathering data on dose-volume dependences of treatment outcome. *Int J Radiat Oncol Biol Phys* 76:S155–S160.

7. Marks LB, Yorke ED, Jackson A et al. 2010. Use of normal tissue complication probability models in the clinic. *Int J Radiat Oncol Biol Phys* 76:S10–S19.

8. Rowe LS, Krauze AV, Ning H et al. 2017. Optimizing the benefit of CNS radiation therapy in the pediatric population—PART 2: Novel methods of radiation delivery. *Oncology* (Williston Park) 31:224–226.

9. Leroy R, Benahmed N, Hulstaert F et al. 2016. Proton therapy in children: A systematic review of clinical effectiveness in 15 pediatric cancers. *Int J Radiat Oncol Biol Phys* 95:267–278.

10. Mizumoto M, Murayama S, Akimoto T et al. 2017. Long-term follow-up after proton beam therapy for pediatric tumors: A Japanese national survey. *Cancer Sci* 108:444–447.

11. Chapman TR, Ermoian RP. 2017. Proton therapy for pediatric cancer: Are we ready for prime time? *Future Oncol* 13:5–8.

12. Shen CJ, Hu C, Ladra MM et al. 2017. Socioeconomic factors affect the selection of proton radiation therapy for children. *Cancer*. doi:10.1002/cncr.30849.

13. Pompos A, Durante M, Choy H. 2016. Heavy ions in cancer therapy. *JAMA Oncol* 2:1539–1540.

14. Kamada T, Tsujii H, Blakely EA et al. 2015 Carbon ion radiotherapy in Japan: An assessment of 20 years of clinical experience. *Lancet Oncol* 16:e93–e100.

15. Shinoto M, Yamada S, Terashima K et al. 2016. Carbon ion radiation therapy with concurrent gemcitabine for patients with locally advanced pancreatic cancer. *Int J Radiat Oncol Biol Phys* 95:498–504.

16. Stannard C, Sauerwein W, Maree G et al. 2013. Radiotherapy for ocular tumours. *Eye (Lond)* 27:119–127.

17. Hrbacek J, Mishra KK, Kacperek A et al. 2016. Practice patterns analysis of ocular proton therapy centers: The international OPTIC survey. *Int J Radiat Oncol Biol Phys* 95:336–343.

18. Wang Z, Nabhan M, Schild SE et al. 2013. Charged particle radiation therapy for uveal melanoma: A systematic review and meta-analysis. *Int J Radiat Oncol Biol Phys* 86:18–26.

19. Fossati P, Vavassori A, Deantonio L et al. 2016. Review of photon and proton radiotherapy for skull base tumours. *Rep Pract Oncol Radiother* 21(4):336–355.

20. De Amorim Bernstein K, De Laney T. 2016. Chordomas and chondrosarcomas. The role of radiation therapy. *J Surg Oncol* 114:564–569.

21. Mizoe JE. 2016. Review of carbon ion radiotherapy for skull base tumors (especially chordomas). *Rep Pract Oncol Radiother* 21:356–360.

22. Allen AM, Pawlicki T, Dong L et al. 2012. An evidence based review of proton beam therapy: The report of ASTRO's emerging technology committee. *Radiother Oncol* 103:8–11.

23. Proton beam therapy, ASTRO model policy, ASTRO 2014. www.astro.org/uploadedFiles/Main_Site/Practice_Management/Reimbursement/ASTRO PBT Model Policy FINAL.pdf

24. Mohan R, Grosshans D. 2017. Proton therapy—Present and future. *Adv Drug Deliv Rev* 109:26–44.

25. Kanai T, Matsufuji N, Miyamoto T et al. 2006. Examination of GyE system for HIMAC carbon therapy. *Int J Radiat Oncol Biol Phys* 64:650–656.

26. Krämer M, Scholz M. 2000. Treatment planning for heavy-ion radiotherapy: Calculation and optimization of biologically effective dose. *Phys Med Biol* 45:3319–3330.

27. Fossati P, Molinelli S, Matsufuji N et al. 2012. Dose prescription in carbon ion radiotherapy: A planning study to compare NIRS and LEM approaches with a clinically oriented strategy. *Phys Med Biol* 57:7543–7554.

28. Molinelli S, Magro G, Mairani A et al. 2016. Dose prescription in carbon ion radiotherapy: How to compare two different RBE-weighted dose calculation systems. *Radiother Oncol* 120:307–312.

29. Durante M, Orecchia R, Loeffler JS. 2017. Charged-particle therapy in cancer: Clinical uses and future perspectives. *Nat Rev Clin Oncol* 14:483–495.

30. Cox JD. 2016. Impediments to comparative clinical trials with proton therapy. *Int J Radiat Oncol Biol Phys* 95:4–8.

31. Uhl M, Herfarth K, Debus J. 2014. Comparing the use of protons and carbon ions for treatment. *Cancer J* 20:433–439.

32. Doyen J, Falk AT, Floquet V et al. 2016. Proton beams in cancer treatments: Clinical outcomes and dosimetric comparisons with photon therapy. *Cancer Treat Rev* 43:104–112.

33. Verma V, Mishra MV, Mehta MP. 2016. A systematic review of the cost and cost-effectiveness studies of proton radiotherapy. *Cancer* 122:1483–1501.

34. Ottawa (ON): Canadian Agency for Drugs and Technologies in Health. 2016. Proton beam therapy versus photon radiotherapy for adult and pediatric oncology patients: A review of the clinical and cost-effectiveness [Internet]. CADTH rapid response reports.

35. Sakurai H, Ishikawa H, Okumura T. 2016. Proton beam therapy in Japan: Current and future status. *Jpn J Clin Oncol* 46:885–892.

36. Mishra MV, Aggarwal S, Bentzen SM et al. 2017. Establishing evidence-based indications for proton therapy: An overview of current clinical trials. *Int J Radiat Oncol Biol Phys* 97:228–235.

37. Mohamad O, Sishc BJ, Saha J et al. 2017. Carbon ion radiotherapy: A review of clinical experiences and preclinical research, with an emphasis on DNA damage/repair. *Cancers (Basel)* 9(6):E66.

38. Glimelius B, Ask A, Bjelkengren G et al. 2005. Number of patients potentially eligible for proton therapy. *Acta Oncol* 44:836–849.

39. Langendijk JA, Lambin P, De Ruysscher D et al. 2013. Selection of patients for radiotherapy with protons aiming at reduction of side effects: The model-based approach. *Radiother Oncol* 107:267–273.

40. Widder J, van der Schaaf A, Lambin P et al. 2016. The quest for evidence for proton therapy: Model-based approach and precision medicine. *Int J Radiat Oncol Biol Phys* 95:30–36.

41. Weber DC, Abrunhosa-Branquinho A, Bolsi A et al. 2017. Profile of European proton and carbon ion therapy centers assessed by the EORTC facility questionnaire. *Radiother Oncol* 124:185–189.

第 16 章

卫生经济学：粒子治疗的成本、成本-效益和预算影响

Yolande Lievens, Madelon Johannesma

本章纲要

引言

医疗卫生已成为发达国家的一项主要经济支出。更具体地说，癌症的卫生支出是一项重大挑战，例如，欧盟此项支出从 1995 年的 357 亿欧元上升到 2014 年的 832 亿欧元[1]。尽管不断增长的抗癌药物预算是这一变化的重要组成部分，但新技术的迅速推广也是医疗成本不断增加的重要驱动因素[2,3]。

因此，为了保持卫生系统的可持续性，经济评估已变得重要和普遍接受。在临床护理中引入和实施之前，新技术不仅要证明其临床优势，还要证明其是否物有所值，因此是否值得投资。粒子治疗是一种昂贵技术的典型例子，在这方面备受争议。由于与光子放射治疗相比，其成本

更高，因此从社会角度确定投资是否可接受、是否具有成本-效益，对哪些患者具有成本-效益，以及其对医疗预算的预期影响至关重要。本章将讨论粒子治疗的成本、成本-效益和预算影响。

成本

在新的放射治疗及技术的经济评估中，资源成本常常被忽视。然而，在制订投资案例、进行经济评估和预算影响分析（BIA）以及支持报销设置方面，它们是不可或缺的第一步。

理想情况下，资源成本应反映所消耗资源的数量和质量，即提供最先进的医疗干预措施所需的实际成本。其次，报销费率应与这些成本保持一致。然而，在放射治疗中很少出现这种情况，因为要开发一种能够准确反映治疗类型的

资源成本变化的报销系统并不容易，而且，该系统应具有足够的灵活性，能够适应快速和增量的技术发展[4]。与其他医疗卫生领域的情况一样，放射治疗费用报销通常基于谈判，而不是基于一致的成本研究得出的准确成本数据。这并非微不足道，因为未能准确获得资源成本被认为是导致实际医疗危机的原因之一[5]。

健全成本核算方法的必要性

遗憾的是，放射治疗的准确成本数据仍然很少。对从 1981—2015 年出版文献进行系统性回顾，重点是外照射光子治疗的成本计算研究，仅发现 52 篇文章[6]。除了在如此长的时间范围内发表的有限的可靠放射治疗成本数据之外，分析范围的巨大异质性（就包括的资源投入和分析的成本产出而言）阻碍了整个研究的比较，并使之难以得出确切的结论。为了消除其中许多差异，并提供可靠的成本数据来支持决策，强烈主张在医疗卫生部门实施传统的成本核算方法[5,6]。引人注意的是，在已发表的关于外照射放射治疗成本研究文献中，只有 40% 的研究采用了经验证的成本核算方法，即微观成本法或作业成本法（ABC）[6]。这两种方法都可以更好地了解资源使用的情况，并提高了新技术成本计算的精度[7]。微观成本法结合了通过直接测量（如通过时间和运动研究）获得的关于所使用资源的详细数据及其单位成本。这种自下而上的分析方法通常用于深入了解新颖且非常具体的干预措施或过程步骤的成本，例如，前列腺癌图像引导放射治疗的成本[8]。然而，由于其重点和精确性，对于计算范围更广的成本（例如，整个放射治疗部门的成本）来说，它既不合适，也过于劳动密集。相反，ABC 通过在每个治疗步骤中所执行的活动来分配资源成本，以计算实际治疗成本。它最初是为制造业开发的，目的是更好地了解以大型产品多样性和（或）大量间接资源成

本为特征的生产过程的成本。由于大量的成本驱动因素使得 ABC 的开发和维护变得复杂，因此它最近演变为时间驱动的作业成本法（TD-ABC）。这种改进版的 ABC 要求提供者在每个流程步骤中仅估计两个参数：①使用的每种资源的成本和②患者使用的每种资源的时间。

放射治疗是一种结构良好的治疗过程，但是由于分割模式和复杂程度所带来的治疗多样性，并且资本和人力资源成本无法直接追溯到单一治疗，因此 TD-ABC 非常适合于放射治疗成本计算。TD-ABC 研究已经被开展以计算特定适应证和整个科室的外照射光子放射治疗的实际成本[9-14]。它还被应用于估算粒子治疗的成本，特别是用于评估不同技术方案(质子与碳离子)适应证和操作模型的影响[15-16]。

粒子治疗的成本

表 16.1 概述了用于粒子治疗的资源成本计算的研究。本概述未考虑基于费用或报销的成本估算。

据估计，粒子治疗的成本通常是外照射光子放疗的 2~3 倍。大约 20 年前，法国国家医学评估局计算了这一比率，其他学者在 2003 年得出了类似的结论[17-18]。后者的成本计算包括了一个理论模型，即假设光子和质子的完全运行的部门具有指定的结构、运行参数和成本。该模型的主要输出是每质子分次照射的平均成本，估计为光子治疗成本的 2.4 倍，然而，随着效率的提高，假设该比率预计在未来 10 年下降到 2.1 甚至 1.7。可是，在最近一项比较组合粒子、纯质子和光子设备成本的研究中，质子与光子相比，在分次层面上的成本比率仍为 3.2；而考虑到碳离子治疗，甚至达到 4.8[19]。

很明显，由于其与资源利用的关系，治疗分次数对治疗成本具有相当大的影响。例如，Peeters 的计算中，碳离子/质子治疗设备的资本

表 16.1 粒子治疗的成本计算研究

第一作者	发表年份	内容	分析	成本核算模型类型	平均治疗费用ᵃ	主要研究结论
Goitein	2003	对质子治疗费用进行理论分析	质子与光子 IMRT 的比较	未指定(计算机电子表格模型)	每治疗分次 质子:1025 欧元 调强放疗(IMRT):425 欧元	质子治疗成本约光子调强放疗的 2.4 倍,随着效率的提高,成本差异可能会减少
Huybrechts	2007	分析粒子治疗是否可以纳入公共医疗卫生保健预算(比利时)	回顾粒子治疗投资的临床和成本分析床和经济学证据	商业模式	每疗程成本ᵇ 碳离子/质子联合中心:24 700 欧元 质子中心:19 100 欧元	基于有限的临床有效证据,使用公共医疗卫生预算投资粒子治疗中心是不合理的
Perrier	2007	开发碳离子治疗的成本模拟模型,应用于 5 个欧洲国家	碳离子治疗的成本分析	作业成本法	每疗程成本 碳离子:19 008 欧元	运营因素影响成本。运营成本计算工具提供定义报销的输入
Peeters	2010	对碳离子、质子和光子治疗的成本进行估计和比较	光子、质子和组合粒子治疗设备的成本分析	未指定(Excel 分析框架)	每治疗分次成本 碳离子/质子组合中心:1128 欧元 质子中心:743 欧元 光子中心:233 欧元	组合粒子治疗设备的投资成本最高,光子治疗设备的投资最低,每年总成本和特定治疗的成本差异较小
Vanderstraeten	2014	确定比利时新粒子治疗设备和所需的治疗报销和融资类型的影响。	对专用碳离子治疗、专用质子治疗和组合粒子治疗的报销成本分析和报销比较	时间驱动作业成本法对比商业模式	时间驱动作业成本法中每疗程的费用 私人融资 碳离子:29 450 欧元 质子:46 342 欧元 碳离子和质子组合:46 443 欧元 公共赞助 碳离子:16 059 欧元 质子:28 296 欧元 碳离子和质子组合:23 956 欧元ᵇ 商业模式中每疗程的费用 私人融资 碳离子:32 400 欧元 质子:51 200 欧元 碳离子和质子组合:51 150 欧元 公共赞助 碳离子:18 400 欧元 质子:32 300 欧元 碳离子和质子组合:27 550 欧元	质子与光子的成本比为 3.2;碳离子与光子治疗分次方案会降低成本 从财务角度来看,公共赞助的单独碳离子设备最具吸引力。对于私人融资中心的偿还对调试的延误和利率非常敏感 较高的患者吞吐量和低分次对治疗成本有积极影响

ᵃ 成本以出版物的形式列报,不试图在分析年度进行更正。ᵇ 每疗程治疗所需报销。

投资和年度运营成本估计比质子治疗中心高出约 50%，而早期肺癌的碳离子治疗成本为 10 030 欧元，质子治疗为 12 380 欧元，基于这样的假设，即前者将允许更多低分割方案（4 次对 10 次）[19]。然而，每分次的平均成本是一个简化的衡量标准，不一定反映实际治疗成本的实际情况：它假设治疗的全部成本与分次的数量呈线性关系，而已知其他成本的相对影响，如治疗准备或质量保证的成本，通常随着分次的减少而增加。TD-ABC 是一种有用的方法，可以正确计算包含这些因素在内的治疗成本。使用这种方法，Vanderstraeten 比较了专用质子中心、专用碳离子中心和组合中心。即使采用这种更精细的成本计算方法，单纯碳离子中心的治疗成本也较低。同样，这主要是由于广泛接受碳离子的低分割，而不是假设质子的常规分次方案，因为在分析时仍然缺乏缩短分次时间表的证据[16]。显而易见，如果不是因为假定碳离子中心的患者吞吐量更高，那么低分割结合典型的成年患者群体，通常需要比儿童更短的治疗时间，碳离子设备的高投资成本也将转化为更高的治疗成本。

设备和建筑所需高资本投资——通常超过 1 亿欧元——主导了粒子治疗的成本，而高收入国家的光子放疗则相反，在高收入国家，人力资源成本通常占成本的 50%~60%[9,10,12,120]。这有几个后果。首先，允许更有效地使用设备的运营因素，即使不利于与更长的运营时间相关的更高工资成本，也会对治疗成本产生积极影响[15,16,18,19]。此外，由于加速器的成本分布在不同的治疗室，规模经济降低了整体治疗成本。但专用质子或碳离子中心与联合中心的情况相同，因为与第一个类似的第二个治疗室通常需要较低的增量投资成本[16-19]。最后，按照 Goitein[18]计算的质子中心总成本的 42%，业务成本（更具体地说是偿还贷款以支付投资）可能会变得巨大。因此，更

高的利率以及调试和升级阶段的延迟是对私人运营中心的最终治疗成本产生负面影响的因素[16,19]，而更低的偿还率可能会威胁到盈利性、债务沉重的中心[21]。

综上所述，很明显，与设备类型、中心规模、患者人数和治疗适应证以及运营场景相关的广泛因素都会对最终治疗成本产生影响。此外，技术进步的渐进性使得很难最终确定成本，并要求进行持续的重新评估[22,23]。然而，这使确定适当偿还的问题复杂化，如前所述，偿还最好与资源成本保持一致。虽然所有描述的成本分析都增加了这方面的知识，因此支持在适当的融资水平上进行决策，但有两项研究专门使用了业务分析方法来定义使潜在的粒子中心可持续发展所需的补偿金额[16,24]。但在融资之前，决策者还将要求提供有关此类新型干预措施的成本效益和预算影响的证据。下面将讨论这些方面。

成本 – 效益

成本–效益分析(CEA)是用于进行经济评估的方法之一：根据是否同时检查成本和效果以及是否比较了二种备选方案，表 16.2 定义了不同类型的经济评估[25]。CEA 和成本效用分析(CUA)是最常见的全面经济评估形式，它比较不同行动方案的相对成本和结果。CEA 衡量了新干预措施的额外成本与临床结果的增量之间的关系，包括生存率、局部控制、避免的癌症数量等自然单位。以获得的寿命年数(LYG)表示的生存率是最受欢迎的结果指标，因其允许在不同疾病之间进行广泛比较。这种评估的结果以每项结果的成本比率表示，例如，每 LYG 的成本(ε / LYG)，称为增量成本效益比率，或 ICER。

CUA 承认，结果的数量和质量可能对患者很重要。因此，CUA 通过使用"效用系数"调整

表 16.2　经济评价的类型

		是否同时检查了成本(投入)和结果(产出)?		
		否		是
		仅结果	仅成本	
两种选择之间是否有	否	结果描述	成本描述	成本-结果描述
比较?	是	功效或有效性	成本分析	全面经济评估 [a]

[a] 成本-效益分析、成本效用分析或成本效益分析。

寿命年的增长,将生活质量引入方程式,通常范围为 0(死亡)到 1(完全健康)。例如,将效用或偏好值 0.5 应用于一年的生存期将导致 6 个月的质量调整生存期。CUA 的结果以每质量调整寿命成本或 ε / QALY 表示[25]。

预计粒子治疗和传统替代治疗（通常为某种形式的光子放疗）之间的效果会有所不同,尤其是局部控制的改善、长期(不良反应)效果的增加或对生活质量的积极影响。

确定技术成本-效益的挑战

在对技术进行经济评估时,收集足够的数据往往是个问题,就像粒子治疗一样。不同的已发表成本-效益研究,主要是质子治疗,使用不同的方法以及不同的方法检索数据。一些人使用马尔可夫模型,而另一些人使用来自医疗保险或监测、流行病学和最终结果规划(SEER)数据的估计。医疗保险和医疗补助服务中心(CMS)是美国最大的公共支付机构,负责公布医院和其他医疗服务提供者的报销率。结合SEER 数据(来自美国国家癌症研究所,隶属于美国国立卫生研究院),可以对成本-效益进行估计。然而,如上所述,这些报销费率可能与供应商实际发生的费用有很大的不同,根据分析的角度,可能需要调整这些估计数以反映这一点。另一方面,还应谨慎比较各种马尔可夫模型的结果。马尔可夫模型是基于一系列"健康状态"的决策分析模型,患者可以在给定的时间点

占据这些状态。虽然患者在疾病过程中会经历这些健康状态的变化,但他们会累积生存率并消费成本[26]。模型中包含的变量(患者和肿瘤特征、治疗对结果的假定影响、治疗成本)对分析的最终结果至关重要[27]。因此,比较使用不同变量的马尔可夫模型的结果有可能会得出错误的结论。

缺乏对新技术进行高质量的经济评估。这在一定程度上与经济评估指南主要是为药品编写的这一事实有关。但缺乏放疗等新技术经济方面的证据的主要原因在于,将药物和设备推向市场的路径和时间不同,这与肿瘤药物的丰富文献形成了鲜明对比。由于在市场推出之前,比较有效性数据和经济证据都不是强制性的,因此,如果有证据,通常在进行投资后,将产生证据的责任转移给医疗保健提供商[22,23]。

还有一些与技术本身相关的方面使其价值评估复杂化。与药物不同,卫生技术通常有多种用途:当它们进入市场时,它们的用途并不像药物那样严格定义。此外,新技术的重要改进可能会随着时间的推移而发生[27]。与药物相比,医疗器械的技术性能涉及器械与临床人员之间的相互作用,这种相互作用是通过完善临床程序和增加操作员的技能和专业知识而逐步发展的。虽然药物是"具体化技术"的经典案例,但医疗技术在日常临床实践中实施前需要经过培训。最后但并非最不重要的一点,特别是对于放射治疗,临床获益通常需要数年才能成熟。基于所

有这些原因，很难获得关于新放疗技术的效果和成本的准确和稳定的数据[23]。

成本－效益的过去、现在和未来证据

在过去 10 年中,对粒子治疗的有效性和成本－效益研究进行了数量有限的系统性回顾[25,27,29-32]。令人失望的是,关于(成本)效益的结论在这 10 年期间保持不变：对于大多数适应证,由于缺乏证据,主要与数据收集不足有关,因此进行良好分析的数据有限,无法得出关于(成本)效益的确切结论。这一证据差距的基础已经在前面描述过。

上面列出的最后一个成本－效益评估(2016年)再次指出,质子不太可能成为所有肿瘤甚至特定类型肿瘤患者最经济的选择。结论是,在数据量非常有限的情况下,质子治疗(PBT)在治疗儿童脑瘤、精心挑选的乳腺癌、局部晚期非小细胞肺癌(NSCLC)和高危头颈部肿瘤方面可提供良好的成本－效益。尚未证实 PBT 对前列腺癌或早期 NSCLC 具有成本－效益。纳入的研究使用不同的方法来确定成本－效益。

以下是关于前列腺癌、乳腺癌、非小细胞肺癌、头颈部肿瘤、儿童肿瘤和葡萄膜黑色素瘤的更详细的研究结果。如果可用,将公布关于 PBT 的其他 CEA 发表的结果。表 16.3 显示了自2012 年以来发布的 CEA。

前列腺癌尽管难以估计,但 2003 年的文献表明,全世界接受质子治疗的病例中约 26% 是前列腺癌[33]。尽管采用质子治疗前列腺癌的历史相对较长,且患者数量众多,但在成本－效益方面没有明确的结果[34]。这也是 Verma 回顾性的总体结论。例如,一项研究利用医疗保险的报销数据,确定了 21 647 例接受前列腺放疗的患者,其中 553 例接受 PBT,其余则为 IMRT。PBT的医疗保险报销的中位数为 32 428 美元,IMRT的医疗保险报销的中位数为 18 575 美元。作者

得出结论,在两组所经历的不良反应水平相似的情况下,PBT 的成本－效益不够[35]。2012 年,又发布了一个马尔可夫模型,将质子与光子治疗进行比较,即 IMRT 和 SBRT。从社会和付款人的角度来看,与 IMRT 和 PBT 相比,SBRT 是最具成本－效益的[36]。根据回顾性的结果,Verma 表示,鉴于全世界接受前列腺 PBT 的患者相对普遍,考虑到前列腺癌缺乏经证实的成本－效益是非常重要的[32]。

乳腺癌

Verma 总结了早期回顾中也纳入的 CEA,由于缺乏数据和给定的不确定性,没有明确的结论[25,29,30,31]。最近,发表了一项关于患者的选择对 PBT 乳腺癌成本效益影响的有趣研究[37]。作者发现,在支付意愿(WTP)为 50 000 美元/QALY 的情况下,对于 50 岁和 60 岁且有心脏危险因素的女性来说,质子治疗是具有成本－效益的,平均心脏剂量分别为 9Gy 和 10Gy。因此,尽管并非对所有患者都具有成本－效益的,但他们的数据表明,质子治疗对特定的患者可能具有成本－效益,即在光子计划无法实现平均心脏剂量低于 5Gy 的情况下,那些具有一个心脏风险因素的患者。

非小细胞肺癌

回顾中包含了两项使用马尔可夫模型的CEA 研究[38,39]。Gratters 对不能手术的 I 期NSCLC 进行了 CEA,比较了 4 种治疗方案：PBT、碳离子治疗、三维适形放射治疗(3D-CRT)和 SBRT[38]。在 5 年的时间范围内,费用分别为 27 567 欧元、19 215 欧元、22 696 欧元和13 871 欧元。相应的质量调整生命年数(QALY)分别为 2.33、2.67、1.98 和 2.59。SBRT 和碳离子治疗对于不能手术的 I 期 NSCLC 患者来说是最具成本－效益的,而且 SBRT 对于可手术患者

表 16.3　2012 年以来不同肿瘤部位质子治疗的成本-效益分析

第一作者	发表年份	医疗机构	部位	设计	比较分析	亚组分析	结果	成本/QALY	主要结论
Leeung	2017	台湾安南医院	不能手术的晚期肝癌	马尔可夫模型	PBT 对 SBRT	有	进展和生存时间	557 907 新台币/QALY 获益，(ICER:213 354 新台币)	与 SBRT 相比，质子治疗具有成本-效益，如果选择进行治疗的患者的成本增加的成本比可能会明显降低。因此成本-效益在很大程度上取决于选择合适的风险患者进行治疗的可能性
Mailhot	2016	美国麻省总医院	乳腺癌	基于 NTCP 的马尔可夫模型	质子治疗对光子放疗	有	是否存在心脏危险因素	在支付意愿 (WTP)50 000 美元/QALY 的情况下，对于 50 岁和 60 岁的女性如果心脏危险因素 (CRF) 开始于平均心脏剂量为 9Gy 和 10 Gy 来说，质子治疗是具有成本-效益的	对于一例 CRF 的患者，如果光子计划无法实现平均心脏剂量 <5Gy，则转诊 PBT 可能具有成本-效益
Moriartry	2015	美国梅冈癌症中诊所	葡萄膜黑色素瘤	马尔可夫模型	质子治疗对近距离放疗对眼球摘除术	有	与眼球摘除相比，近距离治疗和质子治疗的 ICER 分别为 77 500 美元/QALY,106 100 美元/QALY		在受益者负担费用 50 000 美元/QALY 的情况下，质子治疗和近距离放疗均不具有成本-效益
Herano	2014	日本静冈癌症中心	儿童髓母细胞瘤	马尔可夫模型	质子治疗对 IMRT	无	听力下降风险[a]，健康相关生活质量 (EQ5D,SF6D,HU13)	模型可获得了与治疗相关人群和患者特定的成本及效益费用	在社会受益者负担费用值下，质子治疗具有成本-效益的概率为 99%
Mailhot Vega	2013	美国麻省总医院	儿童髓母细胞瘤	蒙特卡罗	质子治疗对 IMRT	无	发生 10 种不良事件的风险包括：生长激素缺乏症 冠状动脉疾病 耳毒性 继发性恶性肿瘤死亡等	调强放疗费用估计为 112 790 美元，质子治疗费用估计为 80 211 美元，质子治疗的患者获得总 QALY 总数 (分别为 17.37 对 13.91)，优于 5000 美元/QALY	质子治疗具有成本-效益

（待续）

表 16.3(续)

第一作者	发表年份	医疗机构	部位	设计	亚组分析	比较	成本/QALY	结果	主要结论
Parthan	2012	美国联合健康集团	前列腺癌	马尔可夫	无	质子治疗对光子放疗（IMRT和立体定向体部放疗）	SBRT: 24 873 美元/8.11 IMRT: 33 068 美元/8.05 PBT: 69 412 美元/8.06	治疗相关的死亡率和长期毒性包括：胃肠功能损伤 泌尿系统损伤 性功能障碍（CTCAE/RTOG等级）	从社会和付款人的角度看，与IMRT和PBT相比，SBRT具有成本-效益
Ramaekers	2012	荷兰马斯特罗诊所	头颈部肿瘤	基于NTCP的马尔可夫模型	有	全部患者接受的IMRT对全部患者接受的IMPT 对有效情况下的IMPT	与IMRT相比，IMPT对所有患者有效，导致每QALY获得60 278 欧元的ICER 所有患者的IMPT与若者有效情况下的IMPT相比，每QALY获得127 946 欧元的ICER	口干和吞咽困难	PBT并非对所有头颈肿瘤患者都具有成本-效益，但它适用于一个亚组患者

WTP，支付意愿；CRF，心脏风险因素；ICER，增量成本-效益比率；NTCP，正常组织并发症发生率；PBT，质子治疗。

a 每种治疗类型耳蜗剂量的计算。

是最具成本-效益的。Lievens 使用 PBT、IMRT 和3D-CRT 对局部晚期 NSCLC 同步放化疗患者进行了马尔可夫分析。根据当时可用的有效性数据，与 3D-CRT 和 IMRT 相比，PBT 的 QALY 分别增加了 0.549 和 0.452；与 3D-CRT 和 IMRT 相比，PBT 的增量成本效益比值（ICER）分别为 34 396 欧元和 31 541 欧元[39]。

尽管有限，但这些数据表明，与其他放射治疗方案相比，根据所考虑的适应证和患者群体，质子和碳离子可能具有成本-效益，这与已发表的计算机模拟试验中结果一致[40]。然而，由于多种因素对肺癌治疗结果有显著影响，结合患者、临床和治疗变量的多因素模型将有助于确定 NSCLC 患者的个体或亚组的最佳治疗方案。这方面的工作正在进行中。例如，Richard 利用贝叶斯网络开发了一个多因素模型，用于预测与 Ⅲ 期 NSCLC 治疗相关的肺炎、食管炎和特定患者成本；在相同的患者群体中，Oberije 使用分层 Cox 回归建立了一个列线图来预测生存率[41,42]。

头颈部肿瘤

两项马尔可夫模型研究评估了头颈部肿瘤粒子治疗的成本-效益。早在 2005 年，瑞典 Lundkvist 的研究[43]表明，PBT 的成本仅比常规光子放疗高出 3887 欧元，但却导致 QALY 的大幅增长（1.02）。从这些结果来看，PBT 头颈部肿瘤的成本-效益似乎很明显，但由于分析时缺乏确切的结果和成本数据，结果尚不确定。

Ramaekers 的另一项马尔可夫模型研究包括 Ⅲ 期和 Ⅳ 期口腔癌、喉癌和咽癌患者。对三组患者进行了比较：所有患者接受 IMRT、所有患者接受调强质子治疗（IMPT）与另外仅为剂量学数据结合成本表明疗效的患者应用 IMPT。结果表明，与"所有患者均接受 IMRT"相比，"有效情况下的 IMPT"导致可接受的 ICER 为每 QALY 60 278 欧元。然而，与"有效情况下的

IMPT"相比，所有患者的 IMPT 并不具有成本-效益，每 QALY 获得 127 946 欧元的 ICER。这些结果表明，假设 IMPT 和 IMRT 的生存率相等，根据预测的毒性曲线，IMPT 对于单独选择的患者仍然具有成本-效益。在实践中，这意味着应该在每例患者的预期成本和获益之间进行权衡。

与上述 NSCLC 多因素模型一致，这种模型对于头颈部肿瘤也是有价值的。事实上，Cheng 研发了一种用于头颈部肿瘤的相对于光子决策支持原型的在线式三级质子模型，可以比较剂量、毒性和成本-效益。利用该模型，并根据国家认可的指南，包括吞咽功能障碍和口干在内的并发症减少 15%，所有患者在 6 个月后临床上都会受益于质子治疗，12 个月后为 91% 的患者获益，而在每 QALY 获得 80 000 欧元的阈值下，只有 35% 的患者被认为具有成本-效益[44]。

儿童肿瘤

Verma 的综述包括 5 项关于 PBT 的儿童研究，除一项外其他均与髓母细胞瘤有关[43,45-48]。瑞典研究小组发现，不良事件发生的主要因素是智力下降、听力损伤和生长激素缺乏。他们的马尔可夫模型模拟表明，由于这些儿童在一生中这些不良反应显著减少，PBT 在成本分析中占主导地位（PBT 会为每位患者节省 23 647 欧元），同时显著改善了他们的生活质量（PBT 获得 0.683 QALY）。根据这些数据，从卫生经济学的角度来看，PBT 是主导地位，支持它作为一种标准指标。再次需要指出的是，模型中使用的输入仍然存在高度不确定性[43,45]。最近，Mailhot Vega[46]进行了类似的 CEA。在这里，IMRT 费用估计为 112 790 美元，而 PBT 费用估计为 80 211 美元，获得的总 QALY 有利于 PBT 的患者，分别为 17.37 和 13.91。最后，一名日本髓母细胞瘤的 CEA 也使用了马尔可夫模型方法，根据每

次治疗的耳蜗照射剂量差异和随后的听力损失风险,将 PBT 与光子放疗进行比较[47]。使用 3 种类型的健康相关生活质量(HRQOL)测量(EQ-5D,HUI3 和 SF-6D）来评估QALY。分析表明,EQ-5D、HUI3 和 SF-6D 之间计算的增量成本效益比值（ICER）不同,分别为 21 716 美元/QALY,11 773 美元 / QALY 和 20 150 美元/QALY。然而,无论使用何种效用指标,ICER 均低于 46 729 美元/ QALY(500 万日元/ QALY),这在日本被视为支付意愿(WTP)。

最后一项研究模拟了诊断时年龄在 4~12 岁的脑瘤儿童群体中下丘脑放射治疗剂量的影响,以及随之而来的生长激素缺乏风险。根据年龄、下丘脑剂量和生长激素缺乏,计算了各种 ICER[48]。

虽然 PBT 在其他几种儿童肿瘤(如视网膜母细胞瘤、室管膜瘤、颅咽管瘤、横纹肌肉瘤和嗅神经母细胞瘤)中的剂量学优势和(或)毒性降低,但尚未针对这些适应证进行 CEA[32]。

葡萄膜黑色素瘤

Verma 总结了梅奥诊所关于葡萄膜黑色素瘤的马尔可夫研究[49]。比较 PBT、眼球摘除术和斑块近距离放疗。他们报告了类似的费用:眼球摘除术为 22 772 美元、PBT 为 24 894 美元、斑块近距离放疗为 28 662 美元。获得的 QALY 几乎相同,分别为 2.918、2.938 和 2.994。这些结果表明 PBT 不具有成本-效益。然而,由于对方法论和模型假设的批评,无法得出确切的结论。例如,没有对肿瘤大小或定位进行分层,而 PBT 的临床疗效证据在大的眼部肿瘤和一些位于特定的眼部解剖结构的肿瘤似乎很明显,而 PBT 在较小的病变(<4mm)中的优势则不太清楚[30]。

考虑到上述讨论,基于已发表的文献和目前使用的临床适应证或肿瘤类型进行证据综合

的方法,似乎很难甚至不可能估计粒子治疗的成本-效益。越来越明显的是,粒子对于未经选择的患者群体而言并不具有成本-效益,因此,粒子治疗与更标准的放射治疗方法的选择必须针对每例患者进行个体化,同时考虑到特定的风险因素和肿瘤解剖结构。这就需要一种新的证据生成和经济评估方法[23]。

基于模型的方法可能是评估特定亚组或个别患者粒子治疗的成本-效益的解决方案。如前所述,剂量反应和正常组织并发症概率模型可用于预测粒子治疗在患者层面的增量临床效益,并将其与进行增量成本加权,以确定成本-效益。该方法还可以允许选择可能受益于质子的丰富患者队列,并可纳入更正式的临床试验。决策支持系统的使用对于在临床环境中实际实施这一方法具有重要意义。

之前讨论的一些研究确实表明,亚组分析(按年龄、共同发病率、不良反应风险)提高了质子治疗的成本-效益。此外,对肝细胞癌的研究[50],以及 Mailhot Vega 对乳腺癌[37]、Ramaekers 对头颈部肿瘤[51]的研究表明,使用基于模型的方法可以成功应用于 CFA。

预算影响

除了通过卫生经济评估确定医疗的可接受性之外,还必须确定其可承受性。因此,人们越来越认识到,对新的医疗卫生干预措施进行全面的经济评估既需要成本效益,也需要预算影响分析(BIA)。进行经济评估是为了确定新干预措施相对于实际标准的货币价值,但BIA 的目的是估计(可能的)关于新干预措施的政策决定对一段时间内计划的资源利用和医疗预算消耗的影响[52]。CEA 和 BIA 之间的一个主要区别是目标人群;虽然在这两种情况下都与报销申请一致,但在 CEA 中关闭,在 BIA 中开放。这意味

着，除了符合产生证据的试验纳入标准的目标人群的实际规模外，还应预测其随时间的变化。然而，在临床结果仍存在不确定性的情况下，可能很难确定这一目标人群，因此可能会产生可预见的成本。

　　然而，考虑到粒子治疗的计划和预算，已经对从粒子治疗中受益的国家级患者人口进行了估计。此类分析通常基于现有的肿瘤发病率统计数据、可能有资格接受放射治疗的患者数量，以及粒子治疗在改善肿瘤控制或降低毒性方面的额外益处的临床试验的科学支持。此外，模型剂量计划研究以及不同肿瘤和正常组织的剂量−响应关系的了解有助于进一步微调国家层面粒子治疗的获益病例数量。在瑞典，据估计，每年有 2200~2500 例患者（占所有受照患者的 14%~15%）有资格接受 PBT，而对于这些患者而言，潜在的治疗益处是如此之大，足以证明质子治疗的额外费用是合理的[53]。当然，估计的受益人数在很大程度上取决于临床益处定义的严格程度，并且由于癌症人口组成、临床证据和技术能力的变化，预计会随着时间的推移而变化。例如，比利时卫生保健知识中心 2007 年首次估计表明，在比利时每年不超过 100 名患者将受益于粒子治疗，2013 年，比利时强子治疗中心的一项最新可行性研究估计，标准适应证（如儿童肿瘤）的合格患者人数为 233 例，7 种模型适应证（如胰腺和局部晚期 NSCLC）的合格患者人数为 1820 例[24,54]。除了确定潜在的患者群体外，后一项研究还对投资、运营和治疗成本以及考虑到不同技术和基础设施情景的所需报销进行了经济分析[16]。

　　除了国家视角（对医疗付款人和决策者很重要）外，此类分析对于评估部门层面的临床和财务影响也很重要。为了评估 PBT 的使用如何适应一家学术医院现有的放射肿瘤学设备，所有在 1 年时间内接受治疗的患者都使用各种采用方案评估潜在的 PBT 治疗。不出所料，人们发现 PBT 的利用程度将取决于选择标准的严格程度，具体中心的选择标准将为 6%~25%，伴随的成本将从最低限度增加到 40%[35]。

　　虽然可以预期，在投资粒子治疗之前，国家和相关部门确实会评估这一决策的财务投资和运营影响，但有关这方面的文献很少。然而，正式预算影响分析（BIA）的发表将受到欢迎，因为这将增加我们对实施这种昂贵技术的经济后果的理解。

参考文献

1. Barnett PG. 2009. An improved set of standards for finding cost for cost-effectiveness analysis. *Med Care* 47:S82–S88.
2. Bodenheimer T. 2005. High and rising health care costs. Part 2: Technologic evolution. *Ann Intern Med.* 142:932–937.
3. Brada M. 2007. Proton therapy in clinical practice: Current clinical evidence. *J Clin Oncol.* 25(8):965–970.
   Brada M. 2009. Current clinical evidence for proton therapy. *Cancer J.* 15(4):319–324.
4. Briggs A. 1998. An introduction for Markov modeling for economic evaluation. *Pharmacoeconomics* 13(4):397–409.
5. Cheng Q. 2016. Development and evaluation of an online three-level proton vs photon decision support prototype for head and neck cancer—Comparison of dose, toxicity and cost-effectiveness. *Radiother Oncol.* 118(2):281–285.

6. De Croock R. 2013. Feasibility study of a Hadron Therapy Centre in Belgium. Financed by the Federal Public Service of Health, Food Chain Safety and Environment. *Cancer Plan Action 30*, May 10.
7. Defourny N. 2016. Cost evaluations of radiotherapy: What do we know? An ESTRO-HERO analysis. *Radiother Oncol.* 121(3):468–474.
8. Dvorak T. 2013. Utilization of proton therapy: Evidence-based, market-driven, or something in-between? *Am J Clin Oncol.* 36(2):192–196.
9. Fleurette F. 1996. Proton and neutron radiation in cancer treatment: Clinical and economic outcomes. *Bull Cancer Radiother.* 83:S223–S227.
10. Glimelius B. 2005. Number of patients potentially eligible for proton therapy. *Acta Oncol.* 44(8):836–849.
11. Goitein M. 2003. The relative costs of proton and X-ray radiation therapy. *Clin Oncol (R Coll Radiol).* 15(1):S37–S50.
12. Grutters JP. 2010. The cost-effectiveness of particle therapy in non-small cell lung cancer: Exploring decision uncertainty and areas for future research. *Cancer Treat Rev.* 36:468–476.
13. Hirano E. 2014. Cost-effectiveness analysis of cochlear dose reduction by proton beam therapy for medulloblastoma in childhood. *J Radiat Res.* 55(2):320–327.
14. Hulstaert F. 2013. Innovative radiotherapy techniques: A multicentre time-driven activity-based costing study. Health Technology Assessment (HTA). Brussels, Belgium: Belgian Health Care Knowledge Centre (KCE); KCE Reports 198C. D/2013/10.273/9.
15. Huybrechts M. 2007. Hadrontherapy. Health Technology Assessment (HTA). Brussels, Belgium: Federaal Kenniscentrum voor de Gezondheidszorg (KCE). KCE reports 67A.
16. Johnstone P. 2016. Reconciling reimbursement for proton therapy. *Int J Radiat Oncol Biol Phys.* 95:9–10.
17. Jönsson B. 2016. The cost and burden of cancer in the European Union 1995–2014. *Eur J Cancer.* 66:162–170.
18. Kaplan R. 2011. How to solve the cost crisis in health care? *Harvard Bus Rev.* 9:47–64.
19. Kesteloot K. 1996. Reimbursement for radiotherapy treatment in the EU countries: How to encourage efficiency, quality and access? *Radiother Oncol.* 38:187–194.
20. Leung HWC. 2017. Cost-utility of stereotactic radiation therapy versus proton beam therapy for inoperable advanced hepatocellular carcinoma. *Oncotarget.* 8:75568–75576.
21. Lievens Y. 2003. Activity-Based costing: A practical model for cost calculation in radiotherapy. *Int J Radiat Oncol Biol Phys.* 57:522–535.
22. Lievens Y. 2013a. Health economic controversy and cost-effectiveness of proton therapy. *Semin Radiat Oncol.* 23(2):134–141.
23. Lievens Y. 2013b. Proton radiotherapy for locally-advanced non-small cell lung cancer, a cost-effective alternative to photon radiotherapy in Belgium? *J Thorac Oncol.* 8(suppl 2):S839–S840.
24. Lievens Y. 2015. Cost calculation: A necessary step towards widespread adoption of advanced radiotherapy technology. *Acta Oncol.* 54(9):1275–1281.
25. Lievens Y. 2017. Access to innovative radiotherapy: How to make it happen from an economic perspective? *Acta Oncol.* doi:10.1080/0284186X.2017.1348622.
26. Lodge M. 2007. A systematic literature review of the clinical and cost-effectiveness of hadron therapy in cancer. *Radiother Oncol.* 83(2):110–122.
27. Lundkvist J. 2005a. Cost-effectiveness of proton radiation in the treatment of childhood medulloblastoma. *Cancer* 103:793–801.
28. Lundkvist J. 2005b. Proton therapy of cancer: Potential clinical advantages and cost-effectiveness. *Acta Oncol.* 44(8):850–861.
29. Mailhot Vega R. 2015. Cost effectiveness of proton versus photon radiation therapy with respect to the risk of growth hormone deficiency in children. *Cancer* 121:1694–1702.
30. Mailhot Vega RB. 2013. Cost effectiveness of proton therapy compared with photon therapy in the management of pediatric medulloblastoma. *Cancer* 119:4299–4307.

31. Mailhot Vega RB. 2016. Establishing cost-effective allocation of proton therapy for breast irradiation. *Int J Radiat Oncol Biol Phys.* 95(1):11–18.
32. Martin NE. 2014. Progress and controversies: Radiation therapy for prostate cancer. *CA Cancer J Clin.* 64:389–407.
33. Mauskopf JA. 2007. Principles of good practice for budget impact analysis: Report of the ISPOR Task Force on good research practices-budget impact analysis. *Value Heal.* 10(5):336–347.
34. Moriarty JP. 2015. Cost-effectiveness of proton beam therapy for intraocular melanoma (serial online). *PLoS One* 10:e0127814.
35. Oberije C. 2015. A validated prediction model for overall survival from stage III non-small cell lung cancer: Toward survival prediction for individual patients. *Int J Radiat Oncol Biol Phys.* 92(4):935–944.
36. Parthan A. 2012. Comparative cost-effectiveness of stereotactic body radiation therapy versus intensity-modulated and proton radiation therapy for localized prostate cancer. *Front Oncol.* 2:81.
37. Peeters A. 2010. How costly is particle therapy? Cost analysis of external beam radiotherapy with carbon-ions, protons and photons. *Radiother Oncol.* 95(1):45–53.
38. Perez CA. 1993. Cost accounting in radiation oncology: A computer-based model for reimbursement. *Int J Radiat Oncol Biol Phys.* 25:895–906.
39. Perrier L. 2007. A decision-making tool for a costly innovative technology. The case for carbon ion radiotherapy. *J Econ Méd.* 25(7–8):367–380.
40. Perrier L. 2013. Cost of prostate image-guided radiation therapy: Results of randomized trial. *Radiother Oncol.* 106:50–58.
41. Pijls-Johannesma M. 2008. Cost-effectiveness of particle therapy: Current evidence and future needs. *Radiother Oncol.* 89(2):127–134.
42. Ploquin NP. 2008. The cost of radiation therapy. *Radiother Oncol.* 86:217–223.
43. Poon I. 2004. The changing costs of radiation treatment for early prostate cancer in Ontario: A comparison between conventional and conformal external beam radiotherapy. *Can J Urol.* 11:2125–2132.
44. Ramaekers BL. 2013. Protons in head-and-neck cancer: Bridging the gap of evidence. *Int J Radiat Oncol Biol Phys.* 85(5):1282–1288.
45. Richard P. 2014. Development of a multi parametric cost-effectiveness model for comparison of therapeutic modalities in definitive radiation therapy for stage III non-small cell lung cancer (NSCLC). *Int J Radiat Oncol Biol Phys.* 90:S589.
46. Roelofs E. 2012. Results of a multicentric in silico clinical trial (ROCOCO): Comparing radiotherapy with photons and protons for non-small cell lung cancer. *J Thorac Oncol.* 7(1):165–176.
47. Sisterson J. 2005. Ion beam therapy in 2004. *Nucl Inst Meth Phys Res.* 241:713–716.
48. Sorenson C. 2013. Medical technology as a key driver of rising health expenditure: Disentangling the relationship. *ClinicoEcon Outcomes Res.* 5:223–234.
49. Taylor RS. 2009. Assessing the clinical and cost-effectiveness of medical devices and drugs: Are they that different? *Value Heal.* 12(4):404–406.
50. van de Werf E. 2012. The cost of radiotherapy in a decade of technology evolution. *Radiother Oncol.* 102:148–153.
51. Vanderstraeten B. 2014. In search of the economic sustainability of Hadron therapy: The real cost of setting up and operating a Hadron facility. *Int J Radiat Oncol Biol Phys.* 89(1):152–160.
52. Verma V. 2016. A systematic review of the cost and cost-effectiveness studies of proton radiotherapy. *Cancer* 122(10):1483–1501.
53. Yong JH. 2012. Cost-effectiveness of intensity-modulated radiotherapy in oropharyngeal cancer. *Clin Oncol.* 30;24:532–538.
54. Yu JB. 2013. Proton versus intensity-modulated radiotherapy for prostate cancer: Patterns of care and early toxicity. *J Natl Cancer Inst.* 105:25–32.

第 17 章

基于大数据的强子治疗决策支持系统

Yvonka van Wijk, Cary Oberije, Erik Roelofs, Philippe Lambin

本章纲要

引言

在过去 10 年中，放射肿瘤学领域取得了重大进展，带来了新的诊断技术并扩大治疗模式的数量[1]。随着治疗方案的增多，个性化药物的潜力也越来越大，然而，这也有其挑战性。传统的循证医学使用随机试验，旨在代表同质患者群体，而不是基于患者、疾病和治疗参数[2]。

临床决策面临的挑战是，医生必须考虑大量的特征，如和放射治疗相关的患者生物学、病理学、医学图像、血液测试结果、给定药物、危及器官剂量、靶区剂量、治疗分次以及基因组数据。决策应考虑肿瘤控制率、生存率和放射毒性。然而，人类的认知能力有限，这使得放射肿瘤学中的预测建模和大数据成为决策中越来越

重要的工具[3]。

以强子治疗为代表的粒子治疗技术以其良好的剂量分布得到相较于传统光子治疗更低的毒性和更好的疗效[4,5]。然而，计划研究表明，并非所有患者都能从这种更昂贵的治疗中获益[6,7]，这使得决策支持系统（DSS）成为证明粒子治疗患者分层的重要工具。

本章将讨论使用快速学习医疗（服务）（RLHC）收集数据、训练模型和开发 DSS 的过程。

快速学习医疗（服务）

在临床试验期间，某些患者群体的代表性不足，导致数据存在偏差[8,9]。RLHC 在新研究使用和重用来自临床试验和标准临床实践的医疗数据，或用于新患者的决策支持[10,11]。RLHC 由 4

个连续的阶段组成:①数据阶段、②知识阶段、③应用阶段和④评估阶段[3],图17.1 显示了这些阶段的概述。第一阶段包括获取和挖掘有关患者、疾病、治疗和结果的先期数据。第二阶段使用机器学习等方法分析这些数据,以从数据中获取知识。应用阶段以 DSS 的形式利用这些知识来改进临床实践。最后阶段评估 DSS,并将此评估作为第一阶段的输入。

大数据

理想情况下,RLHC 第一阶段获得的数据满足"大数据"的分类要求:数据要有体量(volume),以便可以通过大量变量获得强化的知识;数据应具有速度(velocity),以便获得的知识保持实用性;数据应具有多样性(variety),以便找到最适合单个患者的治疗方法;而且数据应该具有真实性(veracity),这样才能信任所获得的知识[12]。RLHC 这一阶段的主要挑战是获取满足这些需求的数据。CancerLinQ(http://cancerlinq.

org/)是美国临床肿瘤学会(ASCO)为应对这一挑战而发起的一项倡议。图 17.2 显示了 CancerLinQ 系统的概述。该系统收集和分析从完整的电子健康记录(EHR)中获得的所有患者数据,并提供向既往患者学习的机会,提高护理质量。该系统用于传输数据,包括患者和护理提供者的人口统计、预约和就诊详情、医疗和处方史、手术报告、病理和实验室数据以及家族史。使用语言识别方法,该软件甚至能从临床医生笔记中提取信息。

数据的集中化面临着一些艰难的挑战,如机构之间的差异,包括语言和数据存储,以及由于数据的价值、隐私问题和缺乏资源等而不愿共享数据[14]。克服这些问题的第一步是通过世界各地放疗机构(荷兰、德国、比利时、英国、美国、意大利、丹麦、澳大利亚、印度、中国以及作为潜在合作伙伴的南非、爱尔兰、加拿大)之间的合作,该合作利用 EuroCAT 项目(www.euro-cat.info)[15]应用 RLHC。图 17.3 显示了 EuroCAT 项目的基础设施。该项目通过使用"分布式学

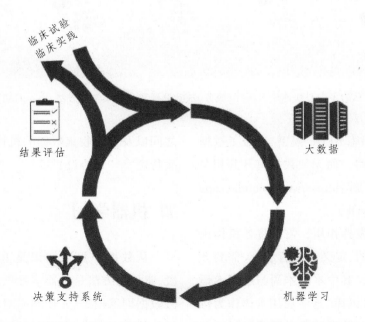

图 17.1　快速学习卫生医疗(服务)(RLHC)的各个阶段:从临床实践和临床试验中收集数据,开发对所获得的数据的知识,通过决策支持系统(DSS)应用模型,评估 DSS,以及 DSS 在临床实践中的应用[12]。

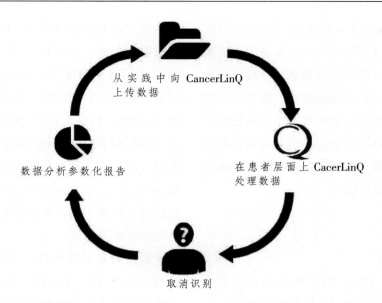

图 17.2 CancerLinQ 是美国临床肿瘤学会(ASCO)的一项倡议,分为 4 个步骤:①从临床实践中向 CancerLinQ 上传数据,②在患者层面上处理数据,③取消识别患者数据,④分析和报告数据,并提供给临床实践[12]。

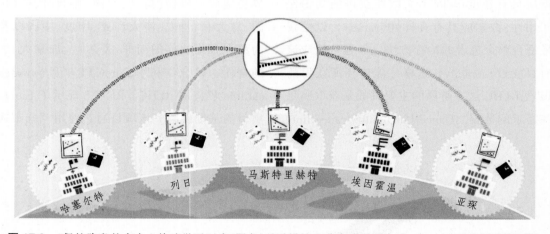

图 17.3 "保护隐私的多中心快速学习医疗(服务)基础设施和分布式学习方法:Euro CAT"的图形摘要[15]。

习"在本地数据上训练 RLHC 模型,克服了数据分享的一些经典障碍, 而无须数据离开其相关机 构 (请参见动画:https://www.youtube.com/watch?v=nQpqMluHyOk)。

为了使该项目发挥作用,需要将各机构内的数据转换为通用的、定义明确的术语。需要开发机器可读的数据, 其中本地术语与通用术语相匹配,如 NCI 同义词库。这些通用术语作为每个机构的接口, 通过数据的语义网关进行信息的收集和编译。这也促进了应收集数据的机构

之间以及如何收集数据的机构之间的协调 (疾病特定"伞"式协议)[16]。

机器学习

从数据中提取知识是 RLHC 中的第二阶段,常用的方法是机器学习[17]。机器学习根据过去数据训练模型,并使用它对结果进行预测,例如从新患者获得的数据的肿瘤控制和并发症风险。在应用机器学习获得模型之前,需要对其进

行验证，其中用于个体预后或诊断的多变量预测模型的透明报告（TRIPOD）声明是一种流行的模板[18]。TRIPOD 语句允许报告预测工具的开发、验证或更新。应对外部数据集进行适当的验证，也就是说对与训练集类似但来自不同机构的数据集进行验证。对于不同类型的疾病，有许多放射治疗模型，如 http://predictcancer.org，https://mskcc.org/nomograms/prostate 和 http://research.nki.nl/ibr/。

决策支持系统

RLHC 的第三阶段是应用获知知识，可以使用 DSS 进行应用。DSS 通常是软件应用程序，如递归分区分析模型、列线图或网站，如 http://www.predictcancer.org。DSS 用于支持负责决定患者治疗的小组，如医生、肿瘤委员会和患者，就治疗方案做出明智的决策。在放射治疗领域，可以使用基于物理学和放射生物学的模型，采用 TCP 模型[20]和 NTCP 模型[21]预测并发症风险和肿瘤控制。DSS 的一个例子是软件"PRODECIS"，它将头颈部肿瘤的质子治疗计划与光子治疗计划进行比较（图 17.4）。DSS 代表了这一实践的扩展，将基于物理和放射生物学的验证模型与患者和疾病参数集成到多因素结构中[22]。

DSS 的目标是综合利用各种特征包括临床、治疗、影像、生物标志物、病理学、遗传学等，对患者的预后做出可靠的预测[23]，如图 17.5 所示。DSS 预测的结果可以包括肿瘤控制，包含局部复发或转移率、并发症概率、总生存率甚至成本效益（CE）。

临床特征

在几项研究中，发现临床特征对患者的预后有很大的影响[24,25]，为了让 DSS 对患者进行个体化预测，这些特征应该集成到系统中。临床特征包括疾病进展、器官功能、患者年龄或性别等。对其中一些特征（如体力状态）的测量非常简单，可以使用问卷调查[26]等方法完成。然而，为了达到与随机试验相似的可信任程度，必须一丝不苟地记录临床参数。为此，应使用标准化协议，例如，"伞"式协议 NCTO1855191（https://www.cancerdata.org/protocols/eurocat-umbrellaprotocol-nsclc）。至关重要的是，这是在建立标准化方案后进行的，以确保不同中心和时间点之间的结果具有可比性[27]。此外，应记录某些特征测量的先决条件，例如，仅对表现出某些症状的患者进行特征评估，以防止在解释测量时产生偏差。

与特征测量类似，毒性应使用经验证的系

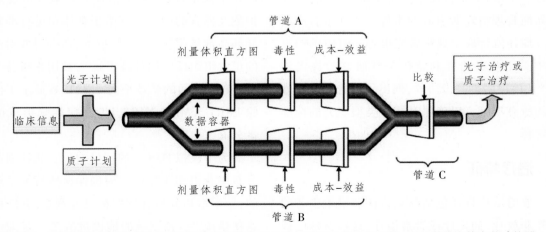

图 17.4　多因素决策支持系统的示例，该系统将光子计划与质子计划进行比较，为患者给出特定的建议[19]。

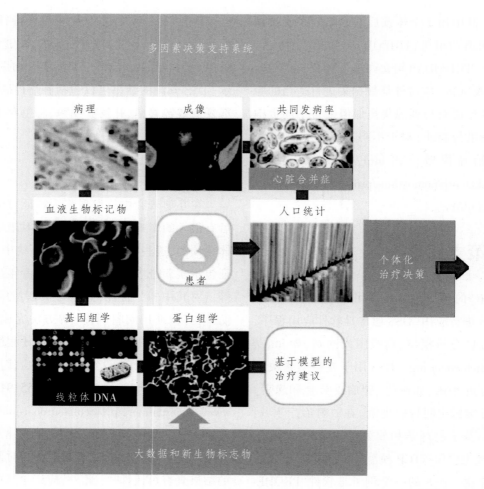

图 17.5 多因素决策支持系统使用现有研究证据和资源，为患者治疗提供定制建议。

统进行测量和分级，例如，不良事件通用术语标准（CTCAE），允许患者或医生报告事件[28]。必须制订一个规程，报告使用哪个系统进行观察，以及如何管理治疗所引起的事件。毒性报告应按照《加强流行病学观察研究报告》(STROBE)声明中关于观察研究和遗传关联研究的规定进行[29]。该声明是一份协议，列出了报告期间应处理的所有项目，以确保对这些类型研究的标准化解释。

治疗特征

放射治疗特征包括剂量特征和给予患者的额外非放疗，如化疗或激素治疗，这些治疗已被

证明会影响疗效。现代放疗技术，如 IMRT、近距离放射治疗（BT）、容积旋转放射治疗（VMAT）或粒子束治疗（如强子治疗），在最大限度地保护危及器官的同时允许给予靶体积进行准确的局部高剂量照射[30]。这些技术，结合对放射治疗的正常组织反应的日益了解[31]，被用来维持 TCP 和 NTCP 之间的微妙平衡。图 17.6 显示了前列腺 IMRT、VMAT、IMPT、BT 治疗计划形成的剂量分布。

为了模拟 DSS 中的剂量响应，从计划剂量分布中获得相关特征。为确保这些特征是现实的，应采取措施按计划照射处方剂量，并应描述这些措施[32]。该领域的建模挑战之一是如何最

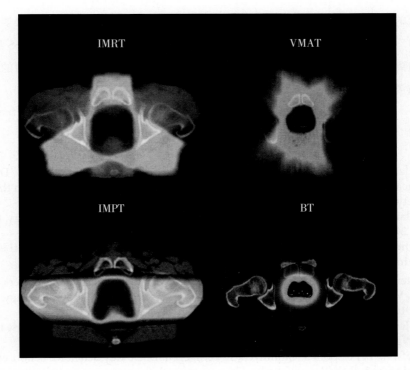

图 17.6　前列腺癌患者调强放疗（IMRT）、容积旋转放疗（VMAT）、调强质子治疗（IMPT）和近距离放射治疗（BT）计划产生的剂量分布。

好地将结构中每个子体积的剂量分布组合到特征中。诸如平均剂量、最大剂量，接受超过设定剂量的体积或等效均匀剂量（EUD）等参数易于量化，并且经常使用，这在大范围的应用中是可以接受的。然而，为了改进个性化决策，还应分析空间特征，以区分器官或肿瘤不同区域的放射敏感性[33]。

成本 - 效益

过去，大多数 DSS 的终点都是 TCP 和（或）NTCP，然而，由于医疗方面可用的资源有限，并且考虑到新治疗方法的成本不断增加，成本-效益比较变得越来越重要[34]。这在考虑并非对所有患者都有显著获益，但相比于传统治疗更昂贵或更具侵入性的治疗（如强子治疗）时尤为重要[35]。成本-效益分析是衡量 TCP、NTCP 和治疗成本的好方法。此外,成本-效益分析可以改善

保险机构对于更昂贵的治疗的观点，并可为证明这种治疗具有成本-效益的患者提供补偿[36]。

评估

RLHC 的目标是提升治疗结果的可预测性，以提高患者治疗的有效性和效率。然而，与普遍接受且通常不太复杂的模型相比，验证多因素 DSS 的改进式可预测性是很重要的[37]。应使用稳健的数据重复评估已接受的 RLHC 模型，以测试结果是否符合预期，以及这与循证指南知识的关系。

总结

现代医疗致力于优化个性化癌症治疗，并在这方面面临许多挑战。可供选择的治疗方案

的增加和患者的多样性证明对个性化决策来说是非常困难的。然而，使用 RLHC 开发的 DSS 有可能使我们离实现这一目标更近一步。需要采取的一个重要步骤是数据采集的标准化，包括有关治疗、临床特征、影像学、遗传学和预后的数据。此外，对已开发的 DSS 进行临床评估至关重要，并将稳健性预测模型的开发标准化。

参考文献

1. Vogelzang, N.J., S.I. Benowitz, S. Adams, C. Aghajanian, S.M. Chang, Z.E. Dreyer et al., Clinical cancer advances 2011: Annual report on progress against cancer from the American Society of Clinical Oncology. *J Clin Oncol*, 2012. **30**(1): 88–109.

2. Maitland, M.L., R.L. Schilsky, Clinical trials in the era of personalized oncology. *CA Cancer J Clin*, 2011. **61**(6): 365–381.

3. Abernethy, A.P., L.M. Etheredge, P.A. Ganz, P. Wallace, R.R. German, C. Neti et al., Rapid-learning system for cancer care. *J Clin Oncol*, 2010. **28**(27): 4268–4274.

4. Grutters, J.P., K.R. Abrams, D. de Ruysscher, M. Pijls-Johannesma, H.J. Peters, E. Beutner et al., When to wait for more evidence? Real options analysis in proton therapy. *Oncologist*, 2011. **16**(12): 1752–1761.

5. Pijls-Johannesma, M., J.P. Grutters, P. Lambin, D.D. Ruysscher, Particle therapy in lung cancer: Where do we stand? *Cancer Treat Rev*, 2008. **34**(3): 259–267.

6. Roelofs, E., L. Persoon, S. Qamhiyeh, F. Verhaegen, D. De Ruysscher, M. Scholz et al., Design of and technical challenges involved in a framework for multicentric radiotherapy treatment planning studies. *Radiother Oncol*, 2010. **97**(3): 567–571.

7. van der Laan, H.P., T.A. van de Water, H.E. van Herpt, M.E. Christianen, H.P. Bijl, E.W. Korevaar et al., The potential of intensity-modulated proton radiotherapy to reduce swallowing dysfunction in the treatment of head and neck cancer: A planning comparative study. *Acta Oncol*, 2013. **52**(3): 561–569.

8. Grand, M.M., P.C. O'Brien, Obstacles to participation in randomised cancer clinical trials: A systematic review of the literature. *J Med Imaging Radiat Oncol*, 2012. **56**(1): 31–39.

9. Murthy, V.H., H.M. Krumholz, C.P. Gross, Participation in cancer clinical trials: Race-, sex-, and age-based disparities. *JAMA*, 2004. **291**(22): 2720–2726.

10. Dehing-Oberije, C., S. Yu, D. De Ruysscher, S. Meersschout, K. Van Beek, Y. Lievens et al., Development and external validation of prognostic model for 2-year survival of non-small-cell lung cancer patients treated with chemoradiotherapy. *Int J Radiat Oncol Biol Phys*, 2009. **74**(2): 355–362.

11. Roelofs, E., M. Engelsman, C. Rasch, L. Persoon, S. Qamhiyeh, D. de Ruysscher et al., Results of a multicentric in silico clinical trial (ROCOCO): Comparing radiotherapy with photons and protons for non-small cell lung cancer. *J Thorac Oncol*, 2012. **7**(1): 165–176.

12. Lustberg, T., J. van Soest, A. Jochems, T. Deist, Y. van Wijk, S. Walsh et al., Big Data in radiation therapy: Challenges and opportunities. *Br J Radiol*, 2017. **90**(1069): 20160689.

13. Schilsky, R.L., D.L. Michels, A.H. Kearbey, P.P. Yu, C.A. Hudis, Building a rapid learning health care system for oncology: The regulatory framework of CancerLinQ. *J Clin Oncol*, 2014. **32**(22): 2373–2379.

14. Budin-Ljosne, I., P. Burton, J. Isaeva, A. Gaye, A. Turner, M.J. Murtagh et al., DataSHIELD: An ethically robust solution to multiple-site individual-level data analysis. *Public Health Genomics*, 2015. **18**(2): 87–96.

15. Deist, T.M., A. Jochems, J. van Soest, G. Nalbantov, C. Oberije, S. Walsh et al., Infrastructure and distributed learning methodology for privacy-preserving multi-centric rapid learning health care: EuroCAT. *Clin Transl Radiat Oncol*, 2017. **4**: 24–31.

16. Meldolesi, E., J. van Soest, N. Dinapoli, A. Dekker, A. Damiani, M.A. Gambacorta et al., An umbrella protocol for standardized data collection (SDC) in rectal cancer: a prospective uniform naming and procedure convention to support personalized medicine. *Radiother Oncol*,

2014. **112**(1): 59–62.

17. Kourou, K., T.P. Exarchos, K.P. Exarchos, M.V. Karamouzis, D.I. Fotiadis, Machine learning applications in cancer prognosis and prediction. *Comput Struct Biotechnol J*, 2015. **13**: 8–17.

18. Collins, G.S., J.B. Reitsma, D.G. Altman, K.G. Moons, Transparent reporting of a multivariable prediction model for Individual Prognosis or Diagnosis (TRIPOD): The TRIPOD statement. *Ann Intern Med*, 2015. **162**(1): 55–63.

19. Cheng, Q., E. Roelsof, B.L.T. Ramaekers, D. Eekers, J. van Soest, T. Lustberg, T. Hendriks, F. Hoebers, et al., Development and evaluation of an online three-level proton vs photon decision support prototype for head and neck cancer: Comparison of dose, toxicity and cost-effectiveness. *Radiother Oncol*, 2016. **118**(2): 281–285.

20. Walsh, S., W. van der Putten, A TCP model for external beam treatment of intermediate-risk prostate cancer. *Med Phys*, 2013. **40**(3): 031709.

21. Michalski, J.M., H. Gay, A. Jackson, S.L. Tucker, J.O. Deasy, Radiation dose-volume effects in radiation-induced rectal injury. *Int J Radiat Oncol Biol Phys*, 2010. **76**(3 Suppl): S123–S129.

22. Dekker, A., S. Vinod, L. Holloway, C. Oberije, A. George, G. Goozee et al., Rapid learning in practice: A lung cancer survival decision support system in routine patient care data. *Radiother Oncol*, 2014. **113**(1): 47–53.

23. Bright, T.J., A. Wong, R. Dhurjati, E. Bristow, L. Bastian, R.R. Coeytaux et al., Effect of clinical decision-support systems: A systematic review. *Ann Intern Med*, 2012. **157**(1): 29–43.

24. Klopp, A.H., P.J. Eifel, Biological predictors of cervical cancer response to radiation therapy. *Semin Radiat Oncol*, 2012. **22**(2): 143–150.

25. Kristiansen, G., Diagnostic and prognostic molecular biomarkers for prostate cancer. *Histopathology*, 2012. **60**(1): 125–141.

26. Schmidt, M.E., K. Steindorf, Statistical methods for the validation of questionnaires—discrepancy between theory and practice. *Methods Inf Med*, 2006. **45**(4): 409–413.

27. Garrido-Laguna, I., F. Janku, C. Vaklavas, G.S. Falchook, S. Fu, D.S. Hong et al., Validation of the Royal Marsden Hospital prognostic score in patients treated in the Phase I Clinical Trials Program at the MD Anderson Cancer Center. *Cancer*, 2012. **118**(5): 1422–1428.

28. National Cancer Institute (U.S.), Common terminology criteria for adverse events (CTCAE). Rev. ed. NIH publication. 2009, Bethesda, MD: U.S. Department of Health and Human Services, National Institutes of Health, National Cancer Institute, 194 p.

29. von Elm, E., D.G. Altman, M. Egger, S.J. Pocock, P.C. Gotzsche, J.P. Vandenbroucke et al., The Strengthening the Reporting of Observational Studies in Epidemiology (STROBE) Statement: Guidelines for reporting observational studies. *Int J Surg*, 2014. **12**(12): 1495–1499.

30. Jaffray, D.A., Image-guided radiotherapy: From current concept to future perspectives. *Nat Rev Clin Oncol*, 2012. **9**(12): 688–699.

31. Jaffray, D.A., P.E. Lindsay, K.K. Brock, J.O. Deasy, W.A. Tome, Accurate accumulation of dose for improved understanding of radiation effects in normal tissue. *Int J Radiat Oncol Biol Phys*, 2010. **76**(3 Suppl): S135–S139.

32. Hermans, B.C., L.C. Persoon, M. Podesta, F.J. Hoebers, F. Verhaegen, E.G. Troost, Weekly kilovoltage cone-beam computed tomography for detection of dose discrepancies during (chemo)radiotherapy for head and neck cancer. *Acta Oncol*, 2015. **54**(9): 1483–1489.

33. Bentzen, S.M., Theragnostic imaging for radiation oncology: Dose-painting by numbers. *Lancet Oncol*, 2005. **6**(2): 112–117.

34. Amin, N.P., D.J. Sher, A.A. Konski, Systematic review of the cost effectiveness of radiation therapy for prostate cancer from 2003 to 2013. *Appl Health Econ Health Policy*, 2014. **12**(4): 391–408.

35. Ramaekers, B.L., J.P. Grutters, M. Pijls-Johannesma, P. Lambin, M.A. Joore, J.A. Langendijk, Protons in head-and-neck cancer: bridging the gap of evidence. *Int J Radiat Oncol Biol Phys*, 2013. **85**(5): 1282–1288.

36. Sensible and sustainable care W.a. S. the Council for Public Health and Health Care to the Minister of Health, Editor. 2006: Zoetermeer.

37. Steyerberg, E.W., A.J. Vickers, N.R. Cook, T. Gerds, M. Gonen, N. Obuchowski et al., Assessing the performance of prediction models: A framework for traditional and novel measures. *Epidemiology*, 2010. **21**(1): 128–138.

第 18 章

欧洲核子研究中心在强子治疗和未来加速器方面的合作

Ugo Amaldi, Adriano Garonna

本章纲要

■ 欧洲核子研究中心强子治疗的研究：EULIMA 和 PIMMS

引言

经济合作与发展组织(OECD)于 2014 年在全球科学论坛发布的报告中介绍了这一主题[1]，其中介绍了欧洲核子研究中心(CERN)衍生产品的 4 个案例研究[1]。肿瘤治疗部分指出：

强子治疗的故事体现了 CERN 技术专家的重要作用，特别是加速器物理学家和工程师(例如，Philip Bryant、Giorgio Brianti 和 Pierre Lefèvre)。在外界看来，他们不像那些有着伟大科学发现的物理学家那样引人注目，但他们在实验室理事会中体现出了价值和影响力[2]。对于欧洲轻离子医用加速器和质子离子医疗设备研究项目，尽管电子-正电子对撞机和大型强子对撞机项目对时间和资源的需求巨大，但是 CERN 管理层有能力指派一些兼职甚至全职工作人员。此外，实验室开放而充满活力的工作氛围使许多专家能够仅基于个人兴趣和帮助意愿，以特别的方式提出想法。CERN 对离子治疗的主要贡献并不是由最高管理层"自上而下"强制规定的，相反，随着实验室工作计划的一小部分转向一个基于少数工作人员的创造力、决心和理想主义的新目标，它得以逐渐发展壮大。有趣的是，这些有动机的人在名义上的机构层级中占

---

[1] "关于大型研究基础设施对经济创新和社会的影响的报告"的四个主题是①大型强子对撞机超导磁体，②肿瘤强子治疗的发展，③软件包的商业应用，④欧洲核子研究中心教育和推广计划的影响。

[2] Amaldi 等[3](2015)强调了这些物理学家和工程师在亚核物理学发展中的重要性。

据着非常不同的位置。因此,在强子治疗故事中扮演重要角色的个人包括 (此列举并不详细):一名总干事(Carlo Rubbia)、一名高级管理人员(Kurt Hübner)、两名高级物理学家(Ugo Amaldi and Meinhard Regler) 和一名加速器工程师(Pierre Mandrillon)。在某种程度上,实验室对癌症治疗方面做出重大贡献的能力是结合了正确的主题、恰当的事业规模,最重要的是,合适的人选。

欧洲轻离子医用加速器 –EULIMA

1986 年, 法国科学家 Pierre Mandrillon 在尼斯安托万·拉卡萨尼中心医院从事质子和中子治疗工作, 他为回旋加速器实验室设计并建造了一台 62MeV 的回旋加速器。他在 CERN 组织了一次欧洲科学家会议,他们对碳离子治疗加速器的设计感兴趣。Mandrillon 曾在 CERN 工作,对该实验室非常熟悉。1989 年,几个欧洲实验室加入, 一个名为 EULIMA 的两年期项目上马并且获得了欧洲基金的支持[2],签署了一份正式协议,偿还 CERN 使用各种资源的费用。

Mandrillon 最初的想法是设计一个用于轻离子治疗的 400MeV/u 的超导回旋加速器,并在这方面取得了很好的进展。然而,由于设计工作是在 CERN 进行的, 该中心是低能反质子环(LEAR)的所在地,这是一种具有类似能量的同步加速器储存环,因此很快就清楚了,同步加速器将是一种比超导回旋加速器更便宜、更简单的解决方案。在日本,当时正在建设的离子治疗中心 HIMAC 有两台同步加速器,这一事实也证实了这一点。Pierre Lefevre 和 Dieter Mohl 一起担任 LEAR 设计师,设计了一台专用同步加速器和一台质子机架,最终,监督委员会审议了这一解决方案。OECD 的报告指出:"最终的报告完全站在同步加速器一边,这一结果并没有得到普遍的认可, 尤其是在该项目的一些发起人

中间。1991 年,随着欧洲基金的结束,EULIMA 相当突然地终止了。"[2]

质子和离子医疗器械研究 –PIMMS

1991 年春,CERN 的 Ugo Amaldi 和奥地利科学院的 Meinhard Regler 启动了两个独立的项目: ①设计和②建造意大利国家轻离子治疗中心,并创建了一个名为 AUSTRON 的中欧中子散裂源。接下来将在两小节中将对其进行描述。

到 1995 年秋季, 由欧洲核子研究中心的 Philip Bryant 带领的 AUSTRON 设计研究已经完成,并组织了一个派对来提交最终报告。这是 Amaldi 和 Regler 决定联手说服 CERN 启动一个新项目的时候, 该项目的重点是为离子治疗设计一个优化的同步加速器。他们邀请了 CERN 加速器主任 Kurt Hübner 参与,他从一开始就支持 AUSTRON 项目, 很自然, 他们邀请 Philip Bryant 担任该项目的负责人,是他引入了首字母缩写词"PIMMS"。

在 1995 年底之前, 于 1992 年成立的 TERA 基金会在 Sandro Rossi 的领导下,将其部分合作伙伴从意大利转移到 CERN, 并于年底前开展活动。而 CERN 内部的讨论持续了几个月,当时担任研究技术总监 Hornst Wenniger 做出了非常积极的贡献。正如 Hübner 写给 Amaldi 和 Bryant 的一份简短备忘录所述,CERN 理事会的批准是在 1996 年 4 月才获得的。

TERA 成立了一个项目咨询委员会,由 Giorgio Brianti 担任主席, 之前他已担任 CERN 技术总监约 10 年。据估计,CERN 在 PIMMS 投资了 10 人年, 在 TERA 投资了 25 人年,在 MedAustron 投资了 10 人年[1]。后来,捷克肿瘤学基金会 2000 年以 3 人年加入了该项目。

GSI 也加入了这项研究,在 Dieter Böhne 和 Gerhard Kraft 的推动下, 开始了一项支持强子

治疗的设计工作。然而，当 GSI 最终决定采用不同的设计并寻求专利保护时，与 GSI 的合作宣告结束。GSI 的倡议使海德堡离子束治疗中心(HIT)得以建立，该中心由海德堡大学和德国联邦政府资助，并以 GSI 的开创性工作为基础。HIT 自 2009 年开始运营，拥有两个质子治疗室和一个 700 吨碳离子机架。

PIMMS 的任务是设计一个轻离子强子治疗中心，该中心由多种系统组成，针对医疗用途进行了优化，即能够通过主动扫描对复杂形状的肿瘤进行亚毫米精度的适形治疗，且没有任何资金和(或)空间限制。其结果旨在用作其他研究组未来设计的工具包。该研究从同步加速器的设计开始，经过优化，为慢引出系统提供了理想条件[4]，同时对慢引出和产生平滑束流溢出的技术进行了彻底的理论研究[5]。它于 2000 年底结束，发表了两份全面报告[6]。PIMMS 布局如图18.1 所示。

Benedikt 和 Bryant[7]描述了导致 PIMMS 以及最终构建 MedAustron 的发展。正如所指出的，考虑到团队之前在 LEAR、质子同步加速器(PS)和超级质子同步加速器(SPS)中的慢引出方案上进行的广泛研发，以及为 EULIMA 所做的工作，CERN 在研究同步加速器设计方面处于特别有利的地位。这些研究从经典的四极驱动配置到利用随机噪声进行超慢引出。

PIMMS 设计的特殊功能列表包括以下内容：

• 从环内部注入。

• 基于"电子感应加速器核心"平滑加速的慢引出[8]，其他机器组件中的所有电流保持不变。因此，晶格光学元件保持不变，并继续满足"哈特条件"[9]。

• 一个"空"桶，可提高粒子进入提取共振

的速度，从而减少提取束流的强度波动[10]。

• 高能束线的正交模块，提供各种功能，如改变治疗束的水平和垂直尺寸，以及完全独立的旋转机架[11]。

• 用于碳离子的移动式机架（命名为Riesenrad 机架）[12,13]。

• 一个"旋转器模块"，使机架的束流光学系统独立于机架旋转角度[14]。

CNAO– 帕维亚的轻离子治疗中心

如前所述，PIMMS 的两个最初的项目都是在 1991 年春建立的。意大利的这一努力[16]始于 1991 年 5 月，当时 Ugo Amaldi 和 Giampiero Tosi 撰写了一份报告，提出了设计和建造一个国家轻离子粒子治疗中心[17]。1991 年 9 月，INFN 资助了"ATER 实验"，最初是 INFN 米兰分部与 CERN 之间的合作。在随后的几年里，这项"试验"成为一项大型合作，涉及 INFN 在热那亚、费拉拉、佛罗伦萨、米兰、那不勒斯、帕多瓦、帕维亚、罗马、都灵的分支机构和莱尼亚罗国家实验室。这项合作致力于强子束的放射生物学、强子治疗的探测器开发和软件应用。

1992 年 9 月，为了从捐助者和慈善机构筹集资金，并有一支庞大而稳定的工作人员设计新的离子设施，在秘书长 Gaudenzio Vanolo 居住的诺瓦拉镇成立了 TERA 基金会(TErapia con Radiazioni Adroniche，意大利语缩写，代表"强子治疗")。在其高峰活动中，该基金会雇用了 25 名技术人员。

TERA 的研发活动集中在一种为医疗目的而优化的离子同步加速器上，能够将粒子加速高达 400 MeV/u³(图 18.2a)。该中心将建在诺瓦拉医院附近，名为 CNAO，它是基于直线加速器

---

³ 在 CNAO 计划开始 1 年后，TERA 通过设计和原型制作 3000MHz 强子直线加速器(其可产生质子或碳离子束)后开始了第 2 个更具创新性的研究[20]。自从 ADAM(瑞士)和 Advanced Oncotherapy(英国)公司正在 CERN 的场地上建造这种医用质子直线加速器的原型以来，长期的开发工作正在取得成果。

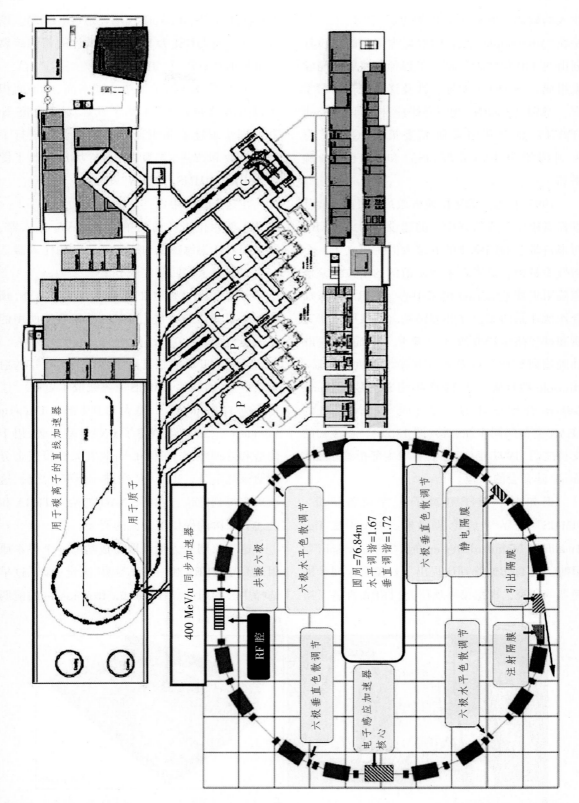

图 18.1 PIMMS 布局包括两个注入直线加速器(一个用于质子,另一个用于碳离子)、两个不同的质子机架和一个碳离子机架,最初称为"移动式机舱",后来称为"Riesenrad 机架"[15]。

注入的碳离子和质子同步加速器。"蓝皮书"[18]是在"Adroterapia 计划"的框架内编写的。该计划由约 110 位物理学家、工程师和放射肿瘤学家组成，由 TERA 领导，涉及许多机构的科学家，特别是 CERN、意大利国家核物理研究所（INFN）、意大利国家研究委员会（CNR）、意大利国家卫生研究院（ISS）和 GSI（达姆施塔特）。

1995 年底，诺瓦拉地方政府发生变化，其继任者决定不支持该中心的建设。因此，TERA 与来自米兰和帕维亚的五家大医院成立了一个指导委员会，负责在米兰东南部的米拉索莱修道院附近建造 CNAO 国家中心。TERA 的医疗合作伙伴是两家公立肿瘤医院（国立肿瘤研究所和神经病学研究所）、一家私人肿瘤中心（欧洲肿瘤研究所）以及米兰和帕维亚大学医院。Mirasole 项目研究于 1997 年完成，是与 Pierre Lefèvre 合作设计的，基于与 CERN 建造的 LEAR 类似的同步加速器（图 18.2b）。在最初的支持之后，1997 年初，意大利卫生部拒绝了 Mirasole 基金会的章程。

正如在"质子和离子医疗设备研究 – PIMMS"一节中讨论的那样，1995 年底 Ugo Amaldi 和 Meinhard Regler 在致力于 mirasole 项目时，向 CERN 管理层提出了一项医疗同步加速器的研究。根据第一项研究，TERA 准备了第

3 个项目，将在 Mirasole 现场建造（图 18.3）。该设计还具有与 GSI 为 HIT 中心设计的相同碳离子机架的特点[21]。

由于图 18.3 所示的中心成本高，占地面积大，TERA 放弃了质子和离子机架，对 PIMMS 开发的同步加速器和束流线的原始设计进行了重大修改和改进，并为 Mirasole 场地提出了图 18.4 中的"PIMMS / TERA"设计。

在这个设计中：

• 使用位于环内的单个 7 MeV/u 注入器，并采用 GSI 为海德堡 HIT 中心设计的注入器。

• 选择了多回路注入方案。

• 除了电子感应加速器核心引出之外，预计一个射频击穿系统与 HIMAC 和 HIT 使用的系统类似。

• 三向开关磁铁有助于使通往治疗室的射束线更短，因此比 PIMMS 束流线成本更低。

应 TERA 的要求，意大利卫生部长 Umberto Veronesi 于 2000 年创建了 CNAO 基金会，用于建造和管理轻离子中心，并将初始建设资金分配给该基金会。2001 年，在进一步审查之后，这项决定得到确认，并向 CNAO 创始人 TERA 和上述五家医院提供了更多的资金。

这一长期努力最终取得成功的一个根本原因无疑是 TERA 的一个"英明"决定，即不过早选择中心的地点。在 Novara 和 Mirasole 的前两

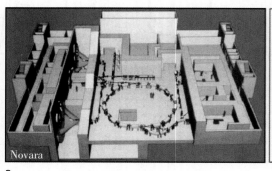

a

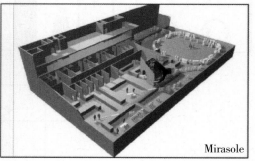

b

图 18.2 "蓝皮书"[18]和"红皮书"[19]分别描述了 Novara 和 Mirasole 项目。

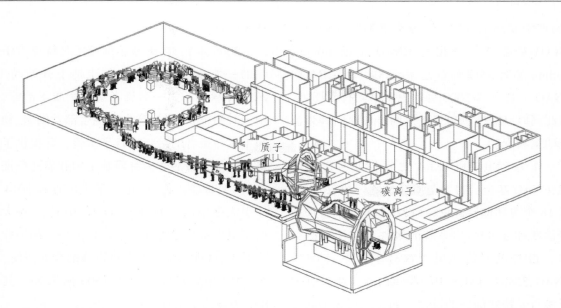

图 18.3 为米拉索尔场地设计的第二个中心的透视图[23],单注入直线加速器位于同步加速器环的外部。

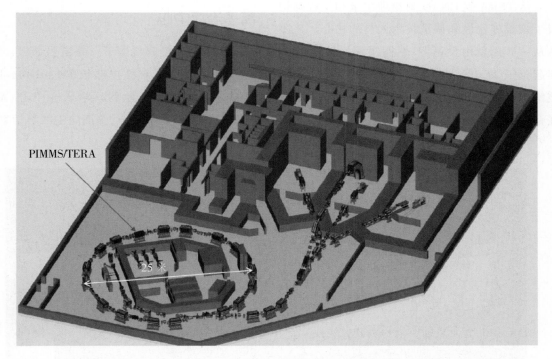

图 18.4 TERA 设计的意大利国家治疗中心的布局具有 3 个治疗室,带有 4 个射野:3 个水平束,1 个垂直束。预计在第二阶段将增加两个碳离子机架。

次尝试之后,这项决定交给了公共部门,公共部门必须提供大部分建设资金。因此,2004 年,政府和卫生部能够在 CNAO 基金会的五个创始人之一即帕维亚圣马特奥大学医院附近选择了一个地点,该医院位于米兰西南 30 千米处。

2003 年底,TERA 将 16 名全职工作人员

(物理学家和工程师)和 9 名兼职顾问调到了 CNAO 基金会。根据与 CNAO 总裁 Erminio Borloni 签署的谅解备忘录,2004 年 TERA 向 CNAO 交付了约 2000 页的说明书和技术图纸。与此同时,INFN 承担了建造同步加速器和束流线的重大责任。

作为 CERN 和 TERA 之间长期合作的延续,CNAO 基金会得以与 CERN 签署协议,以测量 16 个主环偏转磁铁,并设计和建造同步加速器诊断和注入/引出系统的组件。基于这些合作,最终设计的知识产权分享如下:55% 给 CNAO、35% 给 INFN、10% 给 CERN。此外,GSI 还参与了特殊部件的设计,如注入直线加速器和垂直射束的 90° 偏转磁铁。

从 TERA 到 CNAO 的物理学家和工程师构成了该设施建设和调试技术人员的核心。该团队从一开始就由桑德罗·罗西领导,他自 1995 年起担任 TERA 技术总监,并被提名为 CNAO 技术总监,而 TERA 副总裁罗伯托·奥雷奇亚被任命为科学总监。CNAO 项目的总体布局如图 18.5 所示[22]。

2005 年底,在毗邻帕维亚圣马特奥大学医院的一块 37 000 平方米的土地上开始动工。2011 年秋季,第一名患者接受了质子治疗,但调试时间很长,因为意大利卫生部对细胞、动物和 130 名患者的治疗进行了试验,并提供了完整的文件,最后才为有限数量的肿瘤适应证签发了 CE 标签。此外,伦巴第大区直到 2014 年才引入强子治疗的报销,直到 2017 年,意大利国家卫生系统才将强子治疗作为公认的治疗方式引入,这进一步推迟了该设施的全面开发。截至 2017 年底已经治疗了 1500 例患者,其中 80% 为碳离子治疗。

MedAustron- 维也纳纽施塔特的轻离子治疗中心

奥地利科学家说服了一些主要部门,特别是奥地利副总理兼科技部长 Erhard Busek,支持建立一个名为奥地利科学研究中心(AUS-TRON)的大型科学设施,并面向中欧科学家。这

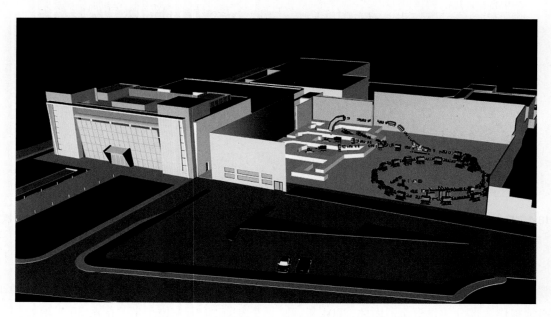

图 18.5 CNAO 有两个独立的建筑物。第一个区域包含同步加速器和 3 个治疗区,而第二个区域专门用于患者接待和工作人员。中央治疗区设有水平和垂直束。

项倡议是奥地利 PIMMS 的起源，而 Meinhard Regler 是这项富有远见的努力的主要推动者。

1991 年 4 月，奥地利、捷克斯洛伐克、意大利、匈牙利和南斯拉夫的代表出席了在布拉迪斯拉瓦举行的"五边形"会议，达成了一项共识，即 AUSTRON 应成为中子散裂源。会议由捷克斯洛伐克科学与研究部长 Jan Pisut 和 Carlo Rubbia（诺贝尔奖获得者，时任 CERN 总干事）主持。由于奥地利当时没有加速器方面的活动，CERN 保证将支持该项目并转让所需技术，因此该项目得以通过并得到大力推动。

从一开始，Meinhard Regler 和 Horst Schö-nauer 就建议将快循环同步加速器用于质子治疗。事实证明，同步加速器的双重用途不会带来回报，所以 Schönauer 提出了一种用于癌症治疗的单独同步加速器[24]。因此，与著名的奥地利放射肿瘤学家（特别是 Horst Dieter 和 Richard Pö-tter）就肿瘤治疗的离子加速器进行了讨论，该加速器用于肿瘤治疗，是规模更大的 AUSTRON 项目的一部分[25]。

Meinhard Regler（2016）详细描述了 AUS-TRON 项目及其向 MedAustron 转型的历史，他回顾了在 1993 年至 1994 年该项目坎坷的道路。他特别写道：

"AUSTRON 可行性研究报告的发布并非没有问题。1994 年 11 月底，Rudolf Scholten 接任 Erhard Busek 为科学部长。12 月 2 日星期五，Meinhard Regler 被指示撤回可行性研究的印刷合同。尽管如此，许多副本还在周末印制完成。这是 MedAustron 历史上的一个重要节点。在 1995 年至 1996 年 6 月期间，项目办公室被缩减为在关闭之前完成当前任务。1996 年 1 月成立了一个名为 Verein Austron 的协会，以确保散裂源项目的长期连续性。"

散裂源项目 AUSTRON 的研究一直持续到 1998 年[26]，但遗憾的是，该项目从未获得资金支持，欧洲不得不等待到 2019 年才获得了先进的中子散裂源，届时欧洲散裂源（ESS）设施在隆德完工[4]。

然而，考虑到奥地利肿瘤学家的兴趣，Austron 关于强子治疗的部分仍以 MedAustron 的名义存活下来。1998 年，在维也纳纽施塔特市和对该项目感兴趣的下奥地利州政府的支持下，提交了一份详细的可行性研究报告。州政府委托位于维也纳纽施塔特的 Fiechungs –und Technologietransfer GmbH（FOTEC）公司进一步开发了该项目，MedAustron 成为 Thomas Auberger 和 Erich Griesmayer 领导下的一项新设计研究的主题[27]。

2004 年，奥地利联邦政府、下奥地利州政府和维也纳纽施塔特市制订了一项计划，为 MedAustron 的非临床研究部分提供资金。并于 2005 年 2 月，成立了由 Theodor Krendelsberger 领导的 PEG MedAustron GmbH，以建立公共/私人合作伙伴关系，为临床部分提供资金。由于这一点没有实现，2007 年 4 月，下奥地利州政府承担了主要投资者的角色，并在 Martin Schima 和后来的 Bernard Mösslacher 的指导下，成立了 EBG MedAustron GmbH，以监督设备的建设和运营。非临床研究仍由联邦政府资助。

在与当时的 CERN 总干事 Robert Aymar 和当时的加速器与束流部负责人 Steve Myers 讨论后，CERN 同意组建 MedAustron 团队，并对其进行加速器设计和建造的各方面培训。这是 CERN 第一次同意不仅要设立一个项目，还要通过成立由欧洲核子研究所高级工作人员领导的工作组，并任命一名欧洲核子研究所工作人员 Michael Benedikt 作为技术项目负责人，对工

4 详见 ESS 网站" https://europeanspallationsource.se/"。

作人员进行培训。EBG MedAustron 聘请了 35 名年轻工程师和物理学家与 CERN 合作，设计奥地利医疗加速器联合体。因此，MedAustron 代表了 CERN 有史以来最密集的"面对面"技术转让。2013 年，处于组件生产和施工阶段的项目以及 EBG 工作人员被调到维也纳纽施塔特，在那里他们组成了负责加速器安装、试运行和操作的核心人员。

2008 年 6 月 MedAustron 开始设计时，EBG MedAustron GmbH 和 CNAO 基金会[28]签署了合作协议。在此框架下，CNAO 提供了帕维亚设备的施工图，并根据"CNAO—帕维亚的轻离子治疗中心"一节末尾给出的知识产权划分进行了补偿。同步加速器如图 18.6 所示，总体布局如图 18.7 所示。

如 CNAO 所示，一个治疗室由一个水平束和一个垂直束提供服务。该设备还有一个质子机架，它是 PSI"机架 2"的复制品[29]，以及一个具有用于非临床研究的水平束区域，其最大能量为 250MeV。在第二阶段，用于研究目的的最大

质子能量甚至可达到 800MeV，并允许进行粒子探测器和高能物理研发材料的辐照试验。

2016 年底，第一例患者接受了质子束治疗，2017 年 8 月，第二间治疗室投入运行。2017 年底，碳离子调试正在进行，质子机架正在建设中。同时，儿童治疗也包括在内，依据社会保险基金能够报销全部治疗费用。

当比较 MedAustron 和 CNAO 的布局时（图 18.8），所采用的不同理念是引人注目的。这两台同步加速器实际上是相同的，但注入和引出线却截然不同。在图 18.4 的 TERA 设计中，注入器放置在环内，并使用开关磁铁将治疗束传输到 3 个治疗室，以最大程度地减少占地面积和成本。相反，MedAustron 的选择是在更大的场地上建造他们的设备，并严格遵循 Badano 等[15] (1999)的设计，以便束流线具有 PIMMS 设计的高性能特征。

结论

为了总结本节专门讨论 CERN 在强子治疗

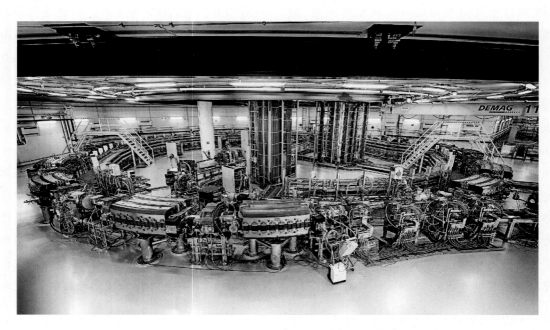

图 18.6 MedAustron 设备的同步加速器。(Courtesy of Kaestenbauer/Ettl.)

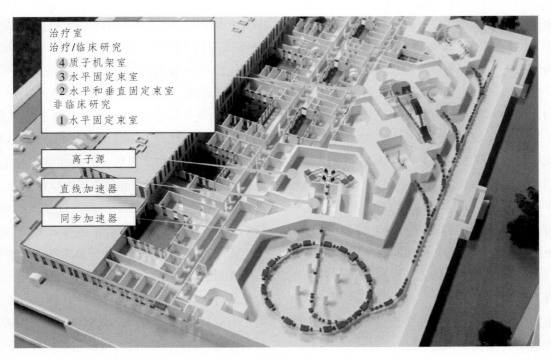

图 18.7　Med Austron 布局与原来的 PIMMS 设计(图 18.1)类似。由于采用了 PIMMS 输运线的所有模块化特性,因此采用了位于环外的直线加速器的标准解决方案,并且束流输运线较长。(Courtesy of EBG Medaustron Gmbh, Wiener Neustadt, Austria.)

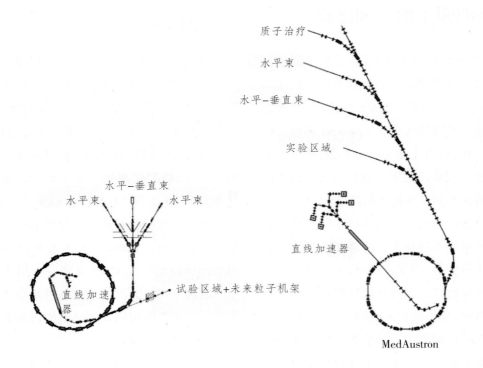

图 18.8　根据 1995 年至 2000 年在欧洲核子研究中心(CERN)举行的质子和离子治疗设备研究项目(PIMMS),对两台设备的布局进行了比较。

方面的合作，值得引用经贸合作与发展组织(OECD)报告[1]中的几句话，该报告很好地总结了国家努力与 CERN 的整合作用之间的关系：

"在评估欧洲核子研究中心与意大利和奥地利之间的关系时，可以观察到一个有趣的对比。意大利在高能物理方面尤其突出，在 INFN 的支持下，许多加速器是在国家基础上设计和建造的。仅考虑技术挑战，PIMMS 设计完全可以作为纯意大利项目实施。以欧洲核子研究中心为基础的活动能够促进和推动国家努力，在一个国际组织内汇集各个国家缺失的要素。"

很明显，本文中描述的设施不仅要归功于少数人的坚持不懈和顽强努力，而且还要归功于他们在 CERN 进行物理实验的科学合作中所表现出的集中资源的意愿和能力。对于 CERN 来说，它仍然是向其成员国成功转让技术的最突出例子之一。

未来的强子治疗加速器

自 PIMMS 时代以来，强子治疗加速器的发展日新月异。碳离子治疗的大多数重要创新都来自于研究中心，就像 PIMMS 一样，主要集中在同步加速器性能的优化，尤其是在缩短治疗时间方面。相反，对于质子治疗来说，最重要的发展来自超导同步回旋加速器的出现，以及加速器尺寸的减小和成本的大幅降低。

就加速器类型而言，同步加速器仍然是碳离子加速器的最先进技术，并将在不久的将来继续保持这种技术。事实上，尽管它在质子治疗领域占据主导地位，但回旋加速器尚未进入碳离子治疗领域。预计离子束应用公司(IBA；比利时)为 400MeV/u 碳离子设计的超导回旋加速器将成为其中的第一个。强子治疗中有趣的新成员是直线加速器，新公司 ADAM(瑞士)目前正在 CERN 测试一个原型。这是 TERA 基金会和

CERN 多年研究和开发的结果。最后，固定场交替梯度（FFAG）加速器和激光驱动加速器(LDA)仍处于研发阶段，但在长远的未来可能发挥相关作用。

下一节将有选择地详细介绍同步加速器、回旋加速器、直线加速器，以及 FFAG 和 LDA 的一些最重要的技术发展，并描述这些技术如何影响强子治疗的未来。与质子治疗机相比，重点将放在碳离子治疗机上，因为这是最需要创新的地方。有兴趣的读者可在本书第 4 章"束流传输系统"中找到更多质子治疗加速器的资料[30]。

在讨论各种加速器类型之前，必须指出，非常低的电流足以用于肿瘤治疗：质子为 1nA，碳离子为 0.1nA。因此，加速器面临的挑战主要是机器尺寸、成本和复杂性，以获得对应于组织中约 30cm 的布拉格峰深度相对应的能量，质子约为 230MeV，而碳离子约为 5000MeV（即约 420MeV/u）。

同步加速器

用于碳离子肿瘤治疗的加速器都是基于成熟的同步加速器技术和阻尼磁铁。临床运行的同步加速器中，有一半起源于学术和研究机构，而另一半来自工业发展[31]。值得注意的是，在韩国釜山的 KIRAMS 和中国兰州的重离子治疗专用装置(HITFil)正在建设的两个设备都是内部开发项目。这证明了这样一个事实，即机器仍然是复杂且昂贵的，碳离子治疗领域远不如质子治疗领域成熟。然而，一家名为 ProTom(美国)的新公司目前正在 MGH 安装一台用于质子治疗的新同步加速器。它的元件被最小化并显著简化，从而将医用同步加速器的占地面积降至最小，并产生 330MeV 的质子束。

不过，在过去几年中，为了使同步加速器更符合临床和经济需要，已经取得了许多进展。特别重要的一点是引入了快速磁场调节，以减少

连续坪区之间的停滞时间，从而减少束流"溢出"。实际上，只有一小部分机器周期时间用于将束流传输到治疗室。其余部分用于上下倾斜磁铁，并等待磁场达到正确的水平。磁场调节包括实时测量磁场，并使用磁场调节磁铁电源。这样使得循环时间大幅缩短，如图 18.9 所示。

HIT 中心的第一个实现仅涉及一个同步加速器偶极子（6 个偶极子之一）。自 2012 年以来，其已经过全面测试并用于临床[32]。在传输线偶极子的 HIT 中，也使用了一种仅使用霍尔探针的简单系统，同步加速器四极子的场调节正在进行中。尽管它的复杂性很高，但这项创新极大地提高了同步加速器的性能（治疗时间减少了 25%~30%），并且肯定会成为未来机器的标准。此外，类似的现场调节系统可以极大地改善医疗束流线和束流传输系统的性能。

日本千叶国立放射科学研究所（NIRS）通过在同一机器周期内引出多个不同能量的束流，对医用同步加速器性能做出了另一项改进[33]。常规循环基于连续步骤：射束注入、加速（达到给定辐射层所需的能量）和引出（直到给定的辐射层完成或循环电流降至零）。即使在给定能量引出之后，粒子仍然可以同步加速器中使用，但是它们被丢弃，以便为新能量层开始一个新的循环，即"一束能量，一个循环"。通过允许第一次引出之后的剩余束流直接达到下一个所需能量，辐射层之间的切换时间可以缩短到 100ms，而不是现在通常的 1 秒或更长时间。目前也用于其他强子治疗同步加速器的实现，但仅限于 RF 敲除（RF-KO）引出方案。图 18.10 为此类机器循环的示例。这种方法对减少需要少量束斑或低剂量的层治疗时间有很大影响。

其他正在进行的改进还不太成熟，但在未来可能发挥重要作用。布鲁克海文国家实验室（BNL）和 Best Medical 公司（美国）设计了一种"离子快速循环医用同步加速器"（iRCMS），该加速器基于具有组合功能的阻尼磁铁[35]。原型磁铁如图 18.11 所示。机器周期是固定的，与提取能量无关，提取能量仅由快速脉冲提取元件的定时决定，因此，在对肿瘤靶区进行点扫描

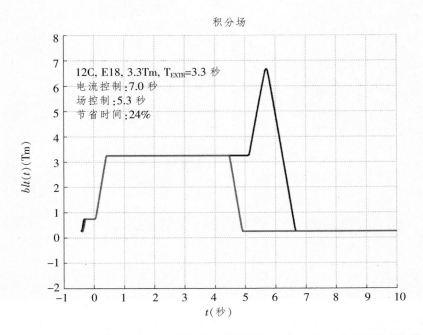

图 18.9　正常工作模式下的碳离子治疗同步加速器循环(黑色)和场控模式下的简化循环(灰色)[34]。

时，布拉格峰的位置可以纵向调整 15~30 次/秒。

最后，NIRS 的一项雄心勃勃的研究项目调查了超导磁体在医用同步加速器中的应用，该加速器被称为"超微型加速器"。最大磁场为 5T

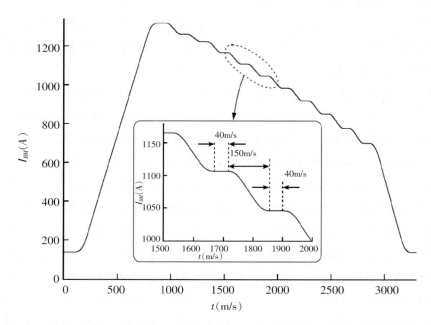

图 18.10 NIRS 环内主要偏转磁铁的电流模式随时间的变化。这 11 个短坪区对应于以 20~30MeV/u 间隔的束流能量提取[33]。（From Iwata, Y. et al., *Nucl. Instrum. Methods Phys. Res. A*, 624, 33–38, 2010.）

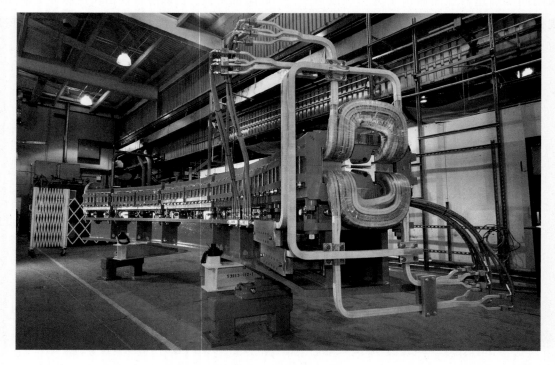

图 18.11 2016 年 BNL 对 6 种组合功能偏转磁铁中的一种进行了测试。（From McNulty Walsh, K., First magnet girder for prototype cancer therapy accelerator arrives for testing, 2016, https://www.bnl.gov/newsroom/news.php?a=25981）

的超导组合功能磁体意味着加速器周长将减小到 20m 左右，同时保持合理的爬坡速度。这取决于改变磁场而不产生过多热量的能力[36]。

超导回旋加速器

质子治疗用的超导同步加速器的出现使加速器重量减少了 10 倍，并为建造单室质子设备开辟了道路，许多用户现在购买单室质子设备是因为可减少投资，而多室质子设备需要一个由一台加速器组成的多室质子设备，服务 500 万人（或更多），包括 3~4 个机架治疗室和患者区。许多公司提供基于回旋加速器或同步加速器的此类单室设备。

尽管它们在质子治疗领域占据主导地位，但是目前还没有用于碳离子治疗的回旋加速器系统。这种构建基于超导等时回旋加速器，因为用于碳离子的高场紧凑型同步回旋加速器需要一个极其复杂的外部注入系统。卡塔尼亚（意大利）INFN-LNS 的卡拉布雷塔团队设计了一种称为 "SCENT"[37]的等时回旋加速器。它与 ACCEL /VARIAN（美国）超导等时回旋加速器的设计有许多相似之处（例如，4 个扇区、有 4 个加速腔和恒定磁极间隙），但使用了更高的 3.2T 中心磁场。这就使磁铁和加速腔的几何形状复杂（由于强烈的螺旋），但使其能够将 H_2^+ 和 C^{6+} 加速至 300 MeV/u，同时将磁铁直径保持在 5m 以内。在 250MeV/u C^{6+} 下提取 H_2^+ 基于两种不同的原理：剥离器和静电偏转系统。

C400 设计是一种并行开发[38]，由 IBA 与位于俄罗斯杜布纳的原子联合核研究所（JINR）合作完成。这种超导同步回旋加速器具有 2.4T 的中心磁场、4 个螺旋扇区、椭圆山形极隙（IBA 等时回旋加速器的商标）和两个射频结构，可加速和提取分子氢，最高可达 230MeV/u（通过剥离提取）；碳和氦离子被加速到 400MeV/u（通过静电偏转器提取）。磁铁总重量为 700t，总直径约为 7m。回旋加速器元件的示意图见图 18.12。首批回旋加速器预计将在法国的 ARCHADE 中心建造[39]。

这些碳离子治疗设计背后的理念与质子治疗的理念是相同的，即将束流加速到治疗所需的最高能量，使用机械被动吸收器根据需要将

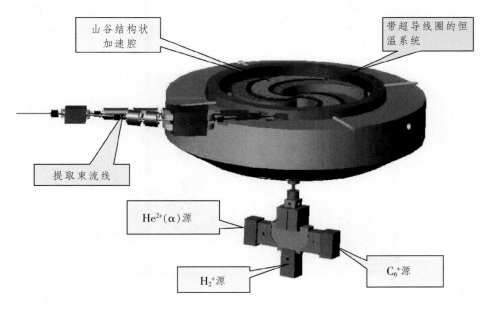

图 18.12　C400 超导回旋加速器设计的主要部件[38]。(From Jongen, Y. et al., *Nucl. Instrum. Methods Phys. Res. A*, 624, 47–53, 2010.

射束降能，并使用专用射束线（称为能量选择系统，ESS）使产生的射束具有所需的特性。

质子治疗用超导无铁同步回旋加速器采用了一种全新的方法[40]。超导线圈在不使用铁的情况下提供所有的主动和被动磁场，因此回旋加速器可以更轻。更重要的是，原则上可以在不同的能量下提取而无需降能器，但可以通过改变回旋加速器的磁场。图 18.13 为 250MeV 质子加速器的示意图。

直线加速器

直线加速器是应用最广泛的医用加速器。自 1947 年以来，超过 25 000 台机器的建造采用了 3000MHz 的工作频率，为全世界成千上万家医院的患者提供治疗。大约 30 年前，首次提出了 3GHz 医用质子直线加速器[42]，Amaldi 等[43]回顾了此后质子和碳离子直线加速器的许多发展。

强子治疗直线加速器相对于（同步）回旋加速器和同步加速器的主要优势有两个：首先它们的横向发射度非常小，这就使束流线和机架的磁性元件孔径更小，重量和成本显著降低；其次能量变化快（在几毫秒内而不是超过

100ms），这对于未来移动肿瘤治疗（由于呼吸和心跳）的实时跟踪至关重要。

长期以来 TERA 基金会一直活跃在这一开发领域，其直线加速器设计的模块确实足够短，由独立的速调管供电，以便通过适当调整功率水平和最后一个有源射频电源的相位，在几毫秒内连续改变强子输出能量。使用适当的消色差束流传输线（例如，动量接受度为 ±1.5%），粒子射程 R 可以在 200~400Hz 的频率下变化 ±7%，即在 R=20cm 时约 ±15mm。TERA 采用了两种不同的方法："全直线加速器" 解决方案[44]和 "cyclinac" 解决方案[45]。

目前，ADAM 公司正在与 CERN 合作[46]，安装一种全直线质子治疗加速器，基于 TERA 原型的单元耦合直线加速器结构设计[23]。这种结构的注入器是来自 CERN 的新型紧凑型 RFQ[47]，其次是由 ENEA 的皮尔卡迪团队设计的低能边耦合漂移管直线加速器。TERA 和 CERN 还开发了一种用于质子治疗的单室设施解决方案，称为 TULIP[48-50]。布局如图 18.14 所示，包含了许多创新，其中包括多束速调管和一种新型直线加速器，称为带 "再循环器" 的反向行波，在相同的加速度梯度(约 40MV/m)下消耗更低的

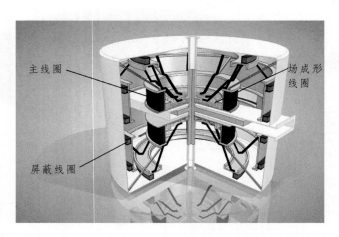

图 18.13 麻省理工学院无铁 250MeV 质子同步回旋加速器磁铁的效果图[41]。(From Bromberg, L. et al., Superconducting magnets for ultra light magnetically shielded, variable beam energy compact cyclotrons for medical applications, *Presentation at AIME–SCMED 2016*, Madrid, Spain, 2016.)

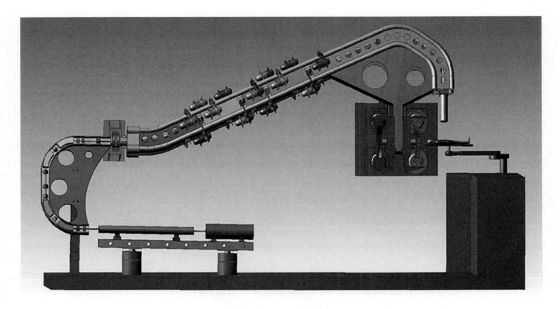

图 18.14　TULIP(用于质子治疗的直线加速器),安装在一个 22m×9m 的治疗室内。

功率。

"cyclinac"并非在全加速范围内使用可变能量直线加速器,而是仅在高能量部分使用可变能量直线加速器,在高能量部分更容易生产和操作,更重要的是,在高能量部分需要利用直线加速器的优点。因此,对于质子系统,注入器可以是一种廉价的商用质子回旋加速器[51],目前已用于放射性同位素生产。同样的概念也适用于碳离子的加速[20]。为了以高重复率产生完全剥离碳离子的短而强的脉冲,CERN 正在开发一种创新的专用电子束离子源[52]。由于碳离子治疗所需的能量远大于质子治疗所需的能量,因此在考虑碳离子治疗时,更高的电加速度梯度以及更短的加速结构是一条很自然的发展路线。基于欧洲核子研究中心 CLIC 小组在高梯度直线加速器结构方面 20 年的经验[53,54],CERN 和 TERA 的一项合作试验性地研究了医用直线加速器的安全运行极限,发现其在 3000MHz 时的安全运行极限约为 50 MV/m[55]。如图 18.15 所示的碳离子"cyclinac"中[56,57],高能直线加速器结构中的平均梯度为 32MV/m,大约是之前讨论的

质子直线加速器的两倍。阿贡国家实验室也正与 RadiaBeam 公司(美国)[58]合作进行类似的尝试。

最后,强子治疗中未来直线加速器的其他例子是作为现有质子治疗回旋加速器的助推器。其目的是将质子能量范围从 250MeV 扩大到至少 350MeV,相当于 60cm 以上的水中射程。这使得患者可以通过基于质子射线进行成像,并为一种称为高能质子治疗的新型治疗方法开辟了道路[59]。

就第一种可能性而言,尽管有许多技术原理[60,61]证明,但还没有商业设备可用于从质子束获取 CT 图像。公认的临床优势是质子治疗计划的精确度更高——今天的治疗计划是基于经验表将 HU 值转换为质子阻止本领,射程误差不容忽视——与传统的 X 线 CT 相比,对患者的剂量更少。

高能质子治疗利用高能量质子束的尖锐侧向半影来优化肿瘤体积临界边界处的质子剂量分布,例如,靠近肿瘤附近危及健康结构的紧邻区域。继 PSI 回旋加速器进行可行性研究[62]后,

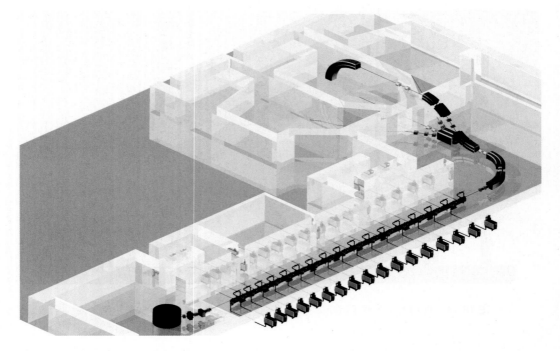

图 18.15　CABOTO 双质子–碳"cyclinac"达 35m 长。

最近的一项研究提出了一种略有不同的助推器解决方案，并增加了一个高能量质子机架[63]。

固定场交变梯度加速器

固定场交替梯度加速器（FFAG）在某种程度上，是回旋加速器和同步加速器的混合体。因为磁环是由具有固定磁场（如回旋加速器中）和可变提取能量（如同步加速器中）的分离组合功能磁铁组成的。因此，它们提供了回旋加速器的紧凑性，无需降能器和 ESS，同时，因为同步加速器的灵活性和高能量，无须缓慢倾斜磁铁和加速，从而实现千赫兹的重复率。长期以来，人们一直在研究它们作为强子治疗机器的用途[64-66]，但尚未制造出医用的原型机，似乎没有公司对这一发展感兴趣。

大多数设计都预见到能量不断增加的同心环。就光学而言，有两个不同概念在竞争，即所谓的缩放类型和非缩放类型。较新的非缩放式 FFAG 的特点是在给定的动量范围内具有较小

的水平孔径，但在整个加速过程中会出现可变的横向聚焦，称为"共振交叉"的现象。第一台非缩放式FFAG、EMMA，是由英国达斯伯里实验室成功制造并用电子束测试。尽管调试取得了令人感兴趣和成功的结果[67]，但项目的第二阶段——称为 PAMELA 的强子治疗 FFAG[68]——仍然没有进展。同时，许多缩放式 FFAG 的设计和构建都是出于其他目的。BNL 团队对 FFAG 和新型旋转机架的设计做出了独到的贡献[65]。在日本京都 KURRI 由 Y. Mori 领导的小组做出了重大贡献，从第一次证明原理的 1MeV 质子 FFAG 到更大的 150MeV 质子 FFAG[69]，如图 18.16 所示。

这些系统的主要限制是制造具有大梯度场大口径磁铁的复杂性、射频腔的快速频率调制和快速引出系统。这种机器可以很容易地加速比治疗所需电流大许多个数量级的电流，其潜在获益仍然有效，而且 FFAG 还可以通过利用回旋加速器和同步加速器的技术进步，轻松实

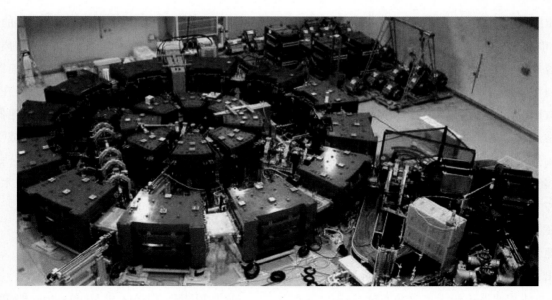

图 18.16　日本京都大学研究反应堆研究所的 150MeV 质子 FFAG。束流是从 1MeV 的圆形加速器中注入的[70]。

现医疗应用的未来复兴。

激光驱动加速器

长远而言，一个非常有趣的加速器是激光驱动加速器(LDA)[71]。这种加速器利用非常强的激光脉冲冲击亚微米厚的薄固体靶。由此产生的电子流形成的电场范围为 TV/m，比传统直线加速器的最大加速度梯度大 20 倍。这使得质子或碳离子能够在小距离上加速，这取决于所使用的固体靶的性质。最近的研究进展已证明，有可能获得高达几 MeV 的质子束，能散只有几个百分点；必须使用磁铁和准直器将这种能散减少至少 5 倍，以使剂量在远端急剧衰减。强激光脉冲的产生需要专用的大型激光系统，如布拉格(捷克)的 ELIMAIA 和慕尼黑(德国)的 CALA 的激光系统，以产生所需的大功率密度，目前重复率有限(大约 1Hz)。

放射生物学研究正在进行，以在体外试验中研究这些超短(<10ns)强脉冲辐射的影响[72]。到目前为止，与常规辐射通量相比，未观察到重大差异。此外，先进的研发活动[73]解决了与辐射束相关的挑战；在医疗应用中，辐射束必须适应激光产生射束的特定特性，即宽能谱和大发射率，这方面还有许多工作要做。但值得注意的是，特殊的束流特性也可能为治疗提供新方法铺平道路，如多离子束和放射外科的超快速照射。

展望

正如 CERN 在强子治疗方面的合作历史所表明的那样，尽管工业发展很重要，对于在市场压力不够大的领域(如碳离子治疗)，合作研究项目推动技术发展至关重要。在这一方面，CERN 和 GSI (以及他们研究人员的热情)在 PIMMS 的成功——为建造两个重要的强子治疗中心(CNAO 和 MedAustron)铺平了道路，配备了最先进的加速器——以及在设计、建造和持续改进 HIT 中心方面发挥了关键作用，还激发了大型公司西门子(德国)建设马尔堡和上海的设施。

超导电性的使用推动了强子治疗加速器的最新进展。超导同步回旋加速器将质子治疗机的重量减少了 10 倍，为一种新的模式开辟了道路：单室质子治疗设备。这一趋势表明，与现有常规放射治疗设备相连的单室设备数量将超过专门用于质子治疗的多室设备。除了经济和组织方面的考虑外，这项创新还弥补了质子治疗与常规放疗之间的差距，有助于更好地理解和采用强子治疗的优势。此外，在碳离子治疗方面，超导性发挥着关键作用，第一台超导机架于 2017 年 5 月在 NIRS 开始治疗患者，IBA 设计了超导等时回旋加速器，NIRS 研发了超导同步加速器[74]。在新的加速器类型中，FFAG 和 LDA 更出了有趣的特性，尽管其技术挑战仍有待解决。直线加速器依赖于更成熟的技术，第一家商业公司正在与 CERN 合作提出质子治疗解决方案。

尽管质子治疗最近取得了技术进步，但强子治疗技术的总体进展相当缓慢。同样，由研究机构引发的多学科协作可以发挥决定性的作用。自 2010 年以来，有人提议将 CERN 的离子同步加速器 LEIR 转换为生物医学研究加速器，称为 BioLEIR[75,76]。此外，继 PIMMS 之后，正在讨论 PIMMS-2 研究，它可以解决与直线加速器、FFAG 或快循环同步加速器相关的技术挑战[77]。

为了有效开展这些活动，必须与商业公司、协作网络平台[78]以及研究中心和大学的技术转让单位密切合作。

致谢

关于 PIMMS、CNAO 和 MedAustron 的第一部分，作者非常感谢 Benedikt、Bryant、Hübner、Regler 和 Rossi 提供了许多有用的评论和重要补充。作者感谢 Dosanjh 和 Pullia 对整篇文章的仔细校对。

参考文献

1. Amaldi, U. and G. Magrin (Eds.), *The Path to the Italian National Centre for Ion Therapy* (*White Book*), Vercelli, Italy, Edizioni Mercurio, 2005, pp. 1–19.

2. Amaldi, U. and G. Tosi, For a centre of teletherapy with hadrons, TERA Internal Report, Novara, Italy, May 1991.

3. Amaldi, U. and M. Silari, *The TERA Project and the Centre for Oncologicl Hadrontherapy* (*Blue Book*), Frascati, Italy, INFN-LNS, 1995, Vols. 1 and 2, 2nd ed.

4. Amaldi, U., *CNAO—The Italian centre for light-ion therapy*, *Rad. Onc.*, 73, Supp 2 (2004) S191–S201.

5. Amaldi, U., *Particle Accelerators: From Big-Bang Physics to Hadron Therapy*, Springer Verlag, Berlin, Germany 2015.

6. Amaldi, U., Patent US 7554275, Proton accelerator complex for radioisotopes and therapy, November 2005.

7. Amaldi, U., The Italian hadrontherapy project, in *Hadrontherapy in Oncology*, U. Amaldi and B. Larsson (Eds.), Amsterdam, the Netherlands, Elsevier, 1994, pp. 45–58.

8. Amaldi, U., *The National Centre for Oncological Hadrontherapy at Mirasole* (*Red Book*), U. Amaldi (Ed.), Frascati, Italy, INFN-LNS, 1997.

9. Amaldi, U., S. Braccini, G. Magrin, P. Pearce and R. Zennaro, Ion acceleration system for medical and/or other applications, USPTO, US8405056 B2, 2006.

10. Amaldi, U., P. Berra, K. Crandall, D. Toet, M. Weiss, R. Zennaro, E. Rosso et al., LIBO—A linac-booster for proton therapy: Construction and tests of a prototype, *Nucl. Instrum. Methods Phys. Res. A* 521 (2004) 512–529.

11. Amaldi, U., S. Braccini and P. Puggioni, High-frequency linacs for hadrontherapy, *Rev. Acc. Sci. Tech.* 2 (2009) 111–131.

12. Apsimon, R., G. Burt, S. Pitman and H. Owen, ProBE proton boosting extension for imaging and therapy, in *Proceedings of International Particle Accelerator Conference*, Busan, South Korea,

IPAC16, 2016.

13. Archade, 2017. ARCHADE. http:\\www.archade.fr. Accessed 22 October 2017.

14. Auberger, T.H. and E. Griesmayer, *Das Projekt MedAustron*, Wiener Neustadt, Austria, Wiener Neustadt: Forschungs—Und Technologietransfer GmbH, 2004.

15. Badano, L. and S. Rossi, *Characteristics of a Betatron Core for Extraction in a Proton-ion Medical Synchrotron*, Geneva, Switzerland, CERN/PS 97–19 (DI), 1997.

16. Badano, L., M. Benedikt, P.J. Bryant, M. Crescenti, P. Holy, P. Knaus, A. Maier, M. Pullia and S. Rossi, Proton-ion medical machine study (PIMMS)—*Part I*, CERN/PS 99-010 DI, Geneva, Switzerland, March 1999 and with additional authors G. Borri and S. Reimoser and contibutors F. Grammatica, M. Pavlovic and L. Weisser, *Part II*, CERN/PS 00-007 DR, Geneva, Switzerland, July 2000. A CD with drawings and other data including software is available on request, Yellow Report number CERN 2000–2006.

17. Baumann, F.M., B. Blind, P. J. Bryant, E. Griesmayer, J. Janic, M. Pavlovic, T. Wng et al., *The accelerator complex for the AUSTRON neutron spallation source and light-ion cancer therapy facility*, CERN-PS-95-48-DI, CERN, Geneva, Switzerland, 1995, 334 p.

18. Benedetti, S., A. Grudiev and A. Latina. *Design of a 750. MHz IH Structure for Medical Applications*, LINAC'16, East Lansing, MI, September 2016.

19. Benedetti, S., A. Grudiev and A. Latina. High gradient linac for proton therapy, *Phys. Rev. Accel. Beams* 20, 040101 (April 2017).

20. Benedikt, M. and C. Carli, *Optical Design of a Beam Delivery System Using a Rotator*, Geneva, Switzerland, CERN/PS 96-041 (OP), 1996.

21. Benedikt, M. and P.J. Bryant, Head-to-head technology transfer for hadron therapy, CERN Courier, 23 September 2011, http://cerncourier.com/cws/article/cern/47209.

22. Benedikt, M. MedAustron: The Austrian hadron terapy facility, in *Challenges and Goals for Accelerators in the XXI Century*, O. Brüning and S. Myers (Eds.), Singapore, World Scientific, 2016.

23. Benedikt, M. Optical design of a synchrotron with optimisation of the slow extraction for hadron therapy. PhD Thesis, Vienna, Austria, Vienna University of Technology, 1997.

24. Benedikt, M., P.J. Bryant and M. Pullia, A new concept for the control of a slow-extracted beam in a line with rotational optics: Part II, *Nucl. Instrum. Methods Phys. Res. A* 430 (1999a) 523–533.

25. Benedikt, M., P.J. Bryant, P. Holy and M. Pullia, Riesenrad ion gantry for hadron therapy: Part III, *Nucl. Instrum. Methods Phys. Res. A* 430 (1999b) 534–541.

26. Borghesi, M. Laser-driven ion acceleration: State of the art and emerging mechanisms, *Nucl. Instrum. Methods Phys. Res. A* 740 (2014) 6–9.

27. Bromberg, L., J.V. Minervini, P. Michael, A. Radovinsky and D. Winklehner. Superconducting magnets for ultra light magnetically shielded, variable beam energy compact cyclotrons for medical applications. *Presentation at AIME-SCMED 2016*, Madrid, Spain, 2016.

28. Bryant, P.J., M. Schuster and M. Regler. AUSTRON project. *Physica B: Condensed Matter*. 234–236 (1997) 1220–1223 doi: 10.1016/S0921-4526(97)00268-8.

29. Bucciantonio, M., U. Amaldi, R. Kieffer, F. Sauli, D. Watts, Development of a fast proton range radiography system for quality assurance in hadrontherapy, *Nucl Instr Meth*. 732 (2013) 564–567.

30. Craddock, M.K. and K.R. Symon, Cyclotrons and fixed-field alternating-gradient accelerators, *Rev. Acc. Science and Techn.*, I (2008) 65–97.

31. Crescenti, M., *RF Empty Bucket Channelling with a Betatron Core to Improve Slow Extraction in Medical Synchrotrons*, Geneva, Switzerland, CERN/PS 97–68 (DI), 1998, pp. 421–432.

32. Cuccagna, C., S. Benedetti, V. Bencini, D. Bergesio, P. Carrio Perez, E. Felcini, A. Garonna et al., Beam characterization for the TULIP accelerator for proton therapy through full Monte Carlo simulations, Abstract ID: 55, *Phys Med* 42/S1 (2017) 11.

33. De Martinis, C., D. Giove, U. Amaldi, P. Berra, K. Crandall, M. Mauri, M. Weiss et al., Acceleration tests of a 3 GHz proton linear accelerator (LIBO) for hadrontherapy, *Nucl. Instrum. Methods Phys. Res. A* 681 (2012) 10–15.

34. Degiovanni, A., A. Lomax, J.M. Schippers, L. Stingelin, J. Bilbao de Mendizabal and U. Amaldi, "A linac booster for high energy proton therapy and imaging", *Submitted to Phys. Rev. ST Accel. Beams in 2017*, American Physical Society (USA).

35. Degiovanni, A. and U. Amaldi, Proton and carbon linacs for Hadron Therapy, *Proceedings of the LINAC2014*, Geneva, Switzerland, FRIOB02, 2014, pp. 1207–1212.

36. Degiovanni, A. et al., A linac booster for high energy proton therapy and i`maging, 2018.

37. Degiovanni, A., D. Ungaro and P. Stabile, LIGHT: A linear accelerator for proton therapy,in *Proceedings of the North America Particle Accelerator Conference*, Chicago, IL, NAPAC16, 2016.

38. Degiovanni, A., U. Amaldi, R. Bonomi, M. Garlasché, A. Garonna, S. Verdú-Andrés, R. Wegner, TERA high gradient test program of RF cavities for medical linear accelerators, *Nucl. Instrum. Methods Phys. Res. A* 657 (2011) 55–58.

39. Dosanjh, M., M. Cirilli and S. Navin, ENLIGHT and LEIR biomedical facility, *Phys Med*, 30 (2014) 544–550.

40. Farley, F.J.M. and C. Carli, EULIMA beam delivery, *Proceedings of the Proton Radiotherapy Workshop at PSI*, 28 February—1 March 1991, PSI, Villigen, Switzerland, PSI-Report 111, 1991, pp. 21–24.

41. Feldmeier, E., Haberer, T., Galonska, M., Cee, R., Scheloske, S., Peters, S. The first magnetic field control (B-train) to optimize the duty cycle of a synchrotron in clinical operation, *Proceedings of IPAC2012*, New Orleans, LA, THPPD002, 2012, pp. 3503–3505.

42. Feldmeier, E. and T. Haberer, A. Peters, C.H. Schomers, R. Steiner, Developments of a high precision integrator for analog signals to measure magnetic fields in real-time, *Proceedings of IPAC2013*, Shanghai, China, MPWA001, 2013, pp. 661–663.

43. Ghithan, S., G. Roy and S. Schuh (Eds.), *Feasibility Study for BioLEIR*, Vol. 1 (2017, CERN Yellow Report, doi: 10.23731/CYRM-2017-001; CERN-2017-001-M.

44. Grudiev, A., S. Calatroni and W. Wuensch, New local field quantity describing the high gradient limit of accelerating structures. *Erratum Phys. Rev. ST Accel. Beams* 14 (2011) 099902.

45. Hardt, W., Ultraslow extraction out of LEAR, CERN, PS/DL/LEAR Note 81-6, Geneva, Switzerland, 1981.

46. Iwata, Y., K. Noda, T. Shirai, T. Furukawa, T. Fujita, S. Mori, K. Mizushima, et.al., Design of superconducting rotating-gantry for heavy-ion therapy, *Proceedings of the IPAC*, 012, New Orleans, LA, THPPR047, 2012.

47. Iwata, Y., SC Gantry at NIRS and next developments in SC magnets for gantries and synchrotrons, *Presentation at AIME-SCMED 2016*, Madrid, Spain, 2016.

48. Iwata, Y., T. Kadowaki, H. Uchiyama, T. Fujimoto, E. Takada, T. Shirai, T. Furukawa et al., Multiple-energy operation with extended flattops at HIMAC, *Nucl. Instrum. Methods Phys. Res. A* 624 (2010) 33–38.

49. Jongen, Y., M. Abs, A. Blondin, W. Kleeven, S. Zaremba, D. Vandeplassche, V. Aleksandrov et al., Compact superconducting cyclotron C400 for hadron therapy, *Nucl. Instrum. Methods Phys. Res. A* 624 (2010) 47–53.

50. Lennox, J., F.R. Hendrickson, D.A. Swenson, R.A. Winje, D.E. Young, *Proton Linac for Hospital-Based Fast Neutron Therapy and Radioisotope Production*, Villigen, Switzerland, Fermi National Accelerator Laboratory, TM-1622, 1989.

51. Lombardi, A.M., V.A. Dimov, M. Garlasche, A. Grudiev, S. Mathot, E. Montesinos, S. Myers, M. Timmins, M. Vretenar, Beam Dynamics in a high frequency RFQ, *Proceedings of the IPAC'15*, Richmond, VA, May 2015.

52. Machida, S. on behalf of the EMMA collaboration, What we learned from EMMA, *Proceedings of the Cyclotrons 2013*, Vancouver, BC, MO2PB01, 2013, pp. 14–16.

53. Maggiore, M., L. Calabretta, D. Campo, L.A.C. Piazza and D. Rifuggiato, Design studies of the 300 AMeV superconducting cyclotron for hadron therapy, in *Proceedings of the PAC07*, Albuquerque, NM, THPMN020, 2007, pp. 2748–2750.

54. Masood, U., M. Bussmann, T. E. Cowan, W. Enghardt, L. Karsch, F. Kroll, U. Schramm and J. Pawelke, A compact solution for ion beam therapy with laser accelerated protons, *Appl. Phys. B*, 117 (1) (2014) 41–52.

55. Mertzig, R., M. Breitenfeldt, S. Mathot, J. Pitters, A. Shornikov and F. Wenander, A high-compression electron gun for C6+ production: concept, simulations and mechanical design, *Nucl. Instrum. Methods Phys. Res. A* 859 (2017) 102–111.

56. Minervini, J., A. Radovinsky, C. Miller, L. Bromberg, P. Michael and M. Maggiore, Superconducting

magnets for ultra-light and magnetically shielded, *Compact Cyclotrons for Medical, Scientific, and Security Applications*, IEEE Applied Superconductivity, 24/3 (June 2014).

57. Mori, Y., Y. Ishi, Y. Kuriyama, B. Qin, T. Uesugi, Present status of FFAG proton accelerators at KURRI, *Proceedings of the IPAC2011*, San Sebastian, Spain, WEPS077, 2011, pp. 2685–2687.

58. Osanai, A. and M. Tanigaki. Development of data-logging system for FFAG accelerator complex in KURRI, *Proceedings of PCaPAC08*, Ljubljana, Slovenia, TUP016, 2008, pp. 116–118.

59. OECD, Report on the impacts of large research infrastructures on economic innovation and on Society—Case studies at CERN, Organization for Economic Co-operation and Development, OECD, 2014. Available at cds.cern.ch/record/1708387?ln=en.

60. Particle Therapy Cooperative Group website (PTCOG) September 2017: https://www.ptcog.ch/index.php/facilities-in-operation;https://www.ptcog.ch/index.php/facilities-under-construction.

61. Peach, K.J., J.H. Cobb, S.L. Sheehy, H. Witte, T. Yokoi, M. Aslaninejad, M.J. Easton et al, Pamela overview: Design goals and principles, *Proceedings PAC09*, Vancouver, Canada, 2009.

62. Pedroni, E., R. Bearpark, T. Böhringer, A. Coray, J. Duppich, S. Forss, D. George, M. Grossmann, G. Goitein, C. Hilbes and M. Jermann, The PSI gantry 2: A second generation proton scanning gantry, *Zeit. Med. Phys.* 14 (2004) 25–34.

63. Plastun, A.S., B. Mustapha, A. Nassiri, P.N. Ostroumov, L. Faillace, S.V. Kutsaev and E.A. Savin, Beam dynamics studies for a compact ion linac for therapy, in *Proceedings of the LINAC2016*, East Lansing, MI, THPLR042, 2016, pp. 946–948.

64. Poludniowski, G., N. M. Allinson and P. M. Evans, Proton radiography and tomography with application to proton therapy, *Br. J. Radiol.* 88 (2015) 1053.

65. Pullia, M., Detailed dynamics of slow extraction and its influence on transfer lines design, PhD Thesis, Lyon, France, Claude Bernard University, 1999.

66. Regler, M., The early history of MedAustron, November 2016, unpublished: *http://info.tuwien.ac.at/austron/reports/TheHistoryofMedAUSTRON.pdf*

67. Reimoser, S. T., M. Pavlovic and M. Regler, Status of the riesenrad ion gantry design, *Proceedings of the EPAC*, 2000, Vienna, Austria.

68. Ronsivalle, C., L. Picardi, A. Ampollini, G. Bazzano, F. Marracino, P. Nenzi, C. Snels, V. Surrenti, M. Vadrucci and F. Ambrosini, First acceleration of a proton beam in a side coupled drift tube linac, *Europ. Phys. Lett.* 111 (2015) 14002, doi:10.1209/0295-5075/111/14002.

69. Rossi, S. The national centre for oncological hadrontherapy (CNAO)—Status and perspectives, *Phys. Med.* 31 (2015) 333–351.

70. Schippers, M. Advances in beam delivery techniques and accelerators in particle therapy, in *Advances in Particle Therapy: A Multidisciplinary Approach*, In Press, 2018.

71. Schippers, J. and A. Lomax, Emerging technologies in proton therapy, *Acta Oncol.* 50 (2011) 838–850.

72. Schönauer H. et al., The AUSTRON medical accelerator, in *The Austron Feasibility Study*, P.H. Bryant, M. Regler and M. Schuster (Eds.), Wien, Vienna, Im Auftrag des Bundesministeriums für Wissenschaft und Forschung, 1994.

73. Silari, M., U. Amaldi, M. Dosanjh, T. Eriksson and S. Maury, A proposal for an experimental facility at CERN for research in hadron-therapy, Abstract ID: 42, *Physics for Health in Europe Workshop*, February. 2010.

74. Trbojevic, D., J. Alessi, M. Blaskiewicz, C. Cullen, H. Hahn, D. Lowenstein, I. Marneris, et al., Lattice design of a rapid cycling medical synchrotron for carbon/proton therapy, *Proceedings of the IPAC2011*, San Sebastian, Spain, WEPS028, 2011, pp. 2541–2543.

75. Trbojevic, D., FFAGs as accelerators and beam delivery devices for ion cancer therapy, *Rev. Acc. Science and Techn.*, II (2009) 229–251.

76. Verdú-Andrés, S., U. Amaldi and Á. Faus-Golfe, Literature search on linacs and FFAGs for hadron therapy, *Int. J. Mod. Phys. A* 26 (2011) 1659–1689.

77. Vretenar, M., Opportunities for ion accelerators in medicine and industry, *Workshop on Ions for Cancer Therapy*, Space Research and Material Science, 26–30 August 2017, *Athens*, Greece.

78. Weinrich, U., Gantry design for proton and carbon ion facilities, *Proceedings of the EPAC2006*, 2006, Edinburgh, Scotland, pp. 964–968.

79. Weiss, M. and L. Picardi, High frequency proton linacs, in *The Rita Network and the Design of*

Compact Proton Accelerators (the Green Book), U. Amaldi, M. Grandolfo and L. Picardi (Eds.), Frascati, Italy, INFN-LNS, 1996.

80. Wuensch, W. Progress in understanding the high-gradient limitations of accelerating structures, *Proceedings APAC 2007*, Indore, India, 2007, pp. 544–548.

81. Zeil, K., M. Baumann, E. Beyreuther, T. Burris-Mog, T.E. Cowan, W. Enghardt, L. Karsch, S.D. Kraft, L. Laschinsky, J. Metzkes, D. Naumburger, Dose-controlled irradiation of cancer cells with laser-accelerated proton pulses, *Appl. Phys. B* 110 (2013) 437–444.

第 19 章

应对放射治疗的全球挑战：从"C"到闪亮的 "C"[1]（从钴到碳）和"辐射旋转"

C. Norman Coleman, Jeffrey Buchsbaum, David A. Pistenmaa

本章纲要

引言和总体概念

接近决策的关键时刻和独特的机会通常被称为"处于十字路口"。本章节的准备工作正值放射肿瘤学、生物学和物理学的未来似乎处于许多十字路口之时，与此同时，需要肿瘤治疗的人也缺乏可用的放射治疗。正如这本关于粒子治疗（PT）的书所表明的，现在正是转型思维和有效行动的绝佳机会。因此，我们现在遇到的更多的是一个选择和结果的轮子，而不是一组十字路口，因此产生了 "辐射轮回圈"（Radiation Rotary）的新概念。所有选择都具有全球影响力，因此都是"应对放射治疗的全球挑战"的主题。

一些深远的问题需要解决，包括：

1. 社会、学术界和产业如何平衡那些根本没有获得肿瘤治疗的人和那些可能受益于最先进肿瘤治疗技术的人在放射治疗技术方面的投资？

2. 简单来说，放射治疗是一种涉及辐射束的技术，还是一种可以引起重要变化和治疗靶区的生物修饰？

3. 由于公众对潜在辐射健康影响的担忧是真实存在的，并推动了能源政策、医学成像和肿瘤治疗，社会如何应对环境和医疗辐射的不利影响的恐惧，从辐射损伤模型来看，这些影响似

---

[1]《从大海到闪亮的大海》来自歌曲《美丽的美国》。查看歌词 https://en.wikipedia.org/wiki/America_the_Beautiful.

乎超过了当前的风险？

4.国际社会如何才能有效地应对放射性恐怖主义的威胁，或更糟的是，如何应对国家支持的核冲突的新可能性，以及如果发生事故，我们如何预防或至少减轻对健康的后果？

因此，有许多概念和努力进入这个"辐射轮回圈"，有许多路径退出。图 19.1 显示了 4 对选择，每对都有其独特的颜色。所有这些退出都是必要的，它们都反映了未来的重要挑战和(或)机遇。因为这些领域的未来方向将对气候变化(能源政策)、核扩散(灾难性火灾)、医疗卫生短缺(绝望和痛苦)以及全球协作与对抗的潜力产生深远影响，辐射轮回圈被嵌入具有巨大重要

性的社会和全球问题中。辐射科学项目与几乎任何其他科学学科的项目不同，绝对需要重要的科学和全球伙伴关系，如国家实验室、欧洲核子研究中心和太空探索机构的项目。因此，辐射科学和医学是新知识和全球合作的模板，可以在此基础上建立共同利益。

社会和世界正面临着影响重大的选择，许多结果将由解决问题的态度所驱动。国内社会所面临的一个紧迫挑战是如何在一个以①反科学和基于意见的宣言而非基于知识的决策为特征的环境中取得进展；②文化对抗，而不是讨论对立的观点和理解，以及为共同利益达成共识的努力；③在应对全球挑战时，回归到自身利益

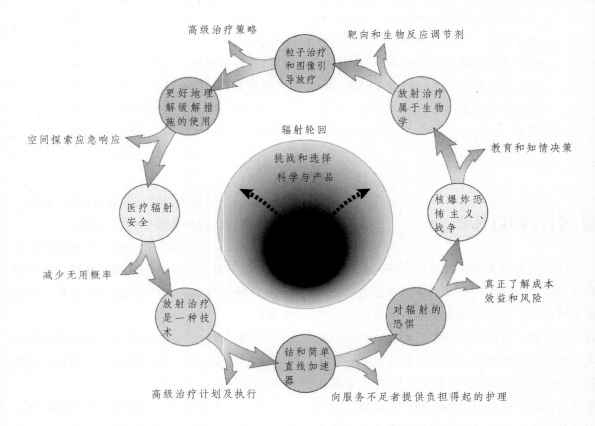

图 19.1　辐射轮回圈。正如文中所述，辐射科学领域有许多十字路口，最好作为轮回的一部分加以解决。四组问题以同一颜色的圆圈表示，特定问题的两面。进入轮回的人才和想法面临挑战和选择，这些挑战和选择将推动科学和产品的诞生，而这些科学和产品反过来将影响所有潜在的道路。没有一个是对的与错的，所有这些都需要解决。本图由 NCL 辐射研究项目教员构思，美国国立卫生研究院医学艺术部 Alan Hoofring 绘制(submitted for publication as part of editorial manuscript at press)。

和冲突，而不是大协作。由于辐射是我们环境不可分割的一部分，辐射轮回圈的问题使我们的领域在解决人类和地球面临的挑战方面发挥了核心作用。

也许令人惊讶的是，粒子治疗是一个很好的视角，可以从中考虑放射治疗和"辐射轮回圈"的全球挑战。用于粒子治疗的粒子确实是我们宇宙本质的一部分。粒子治疗临床应用处于轮回圈的顶端，正如粒子治疗系统复杂且昂贵，需要庞大团队的科学研究，并提供下文所述的独特机会。在辐射轮回圈的底部是钴和"简单"直线加速器（LINAC），代表着向那些现在几乎无法获得医疗服务的患者提供医疗卫生和肿瘤治疗服务。本章的副标题的最后两句话表明了合作的重要性，以及端到端处理广泛、包容问题的重要性："用兄弟情谊/从大海到闪亮的大海，为你的美好加冕！"因此，凭借一些富有诗意的许可证，我们将解决重离子治疗（碳）难以置信的机遇，以及对所有人有效肿瘤治疗的需求（用在挑战性环境中可靠工作的高性能直线加速器替代 ^{60}Co），即从"C"到闪亮的"C"。

本章将集中讨论正在进行的建立全球合作与伙伴关系的努力，以便我们在退出"辐射轮回圈"时能够向前迈进。接下来的四个部分涉及：①粒子治疗中全球合作的必要性；②粒子治疗所涉及领域的知识、经验和合作如何开发新技术，以便将肿瘤治疗带入具有挑战性的环境中，即钴转化为碳；③支持个人研究以实现全球健康、科学和社会问题的可持续解决方案的重要性，包括处理辐射照射和核或辐射事件的后果；④考虑放射肿瘤学在精密医学领域的适用性。本章的一个关键信息是以"辐射轮回圈"为例的协作和解决问题的思想，因此这四个问题将在高层次上得到解决，得到许多关键参考文献的支持，而不是在详细的专题评论中。

粒子治疗

粒子治疗正处于转折点。虽然粒子治疗的使用已不再罕见，但尚不清楚它是否会或应该变得普遍。3 个主要因素正在推动全球层面的粒子治疗合作：

1. 即使是最大的医疗系统也无法研究的放射生物学复杂性。

2. 降低技术成本，提高互联网的连通性。

3. 越来越多的地区认识到实施可持续的放射肿瘤学基础设施（包括粒子治疗）对其社会的潜在益处。

粒子治疗放射生物学的内在复杂性大幅增加，这清楚地表明，在该领域的合作是绝对必要的，并应取得进展。这将使从业者能够使技术适应临床需求，并使临床期望适应技术。在某些方面，可以从进展的方式中看到先前放射治疗发展的启示，如采用 IMRT。然而，在其他领域，结合了技术、社会福利、新的放射生物学和新的计算能力的新途径，使得粒子治疗的适应和扩散非常不同。由于这种放射生物学的复杂性，需开展国际合作，这一合作已得到多个大洲放射肿瘤学会领导者的支持，这是一个很有希望取得长期需要的突破领域。即使当前的治疗计划系统仅限于计算物理剂量，粒子治疗通常也具有明确的剂量学优势，可以最大限度地降低正常组织毒性，从而允许安全的剂量递增。因此，粒子治疗是一种主要有望提高外照射治疗率的技术。粒子治疗放射生物学的研究代表了一个广阔的空间，使下一代放射生物学家可以在其中成长和扩展这一领域。粒子治疗位于放射生物学、生存科学、药物设计和免疫治疗的交叉点，使辐射成为促进发展的力量。

迄今为止，临床粒子治疗领域的合作相对较慢，尽管应用了数十年，但以公开形式发表的前瞻性和随机试验的数据很少。这一点正在发生变化,但至少在美国,临床试验合作的一些推动力是生成数据,证明保险公司有理由报销,因为中心由于工程建造产生了巨额债务而面临巨大的财务压力。在拥有国有化医疗体系的国家,科学更明显地引领了前进的道路。从历史上看,粒子治疗技术的高成本极大地限制了其实施,使得国家合作变得困难,并需要在这些环境中进行成果研究,以促进粒子治疗技术的使用。

在粒子治疗领域推动合作和全球科学扩张的第二个方面是在过去 10 年中将质子治疗的成本降低了一个数量级或更多。这促使粒子治疗技术的部署出现了相对爆发性的增长。目前,多家供应商在市场上竞争,以提供具有 IMPT 和锥形束 CT 功能的系统。当前一代轻离子(质子)粒子治疗系统具有完全的商业支持,因此有多种治疗计划系统可供选择。使用定制硬件和软件的基础科学物理实验室方法的日子一去不复返了。今天购买质子治疗系统与购买商用直线加速器系统的过程类似。从软件品牌到花哨的、贴上公司标签的塑料外壳,目前的粒子治疗机器在外观上与光子机器的同类产品一模一样。供应商在质子治疗商业化和提供高水平国际支持方面确实取得了显著进步。

在粒子治疗系统精细的外表之下,有无数的放射生物学问题尚未得到充分探索,更不用说了解,从而产生了一个悖论。粒子治疗同时也是我们最先进、最不为人所知的放射治疗技术。随着令人叹为观止的新型粒子治疗系统的可用性,当代研究领导者在与正常组织毒性、粒子和光子之间的生物差异以及粒子治疗固有的独特空间不确定性相关的科学领域的国家会议上表达了新的兴趣和重点。放射肿瘤学界现在认识到,粒子治疗在物理剂量、生物效应和实际效益以及粒子治疗应如何与其他药物结合方面还没有完全成熟。同时,该领域也更愿意讨论粒子治

疗中的问题。最近发表的关于强子治疗的一篇综述包含了一幅图,图中显示了 LET 和每个 LET 值的 RBE 范围,其变化幅度高达 3 倍[1]。

尽管需要更深入地了解粒子治疗的放射生物学效应,但其目前的可承受性和随后的可用性已使其更多地成为放射治疗的主流,因此粒子治疗现已被纳入协作临床研究项目。瑞典医疗保健系统建立了一个供给中心系统和一个中央粒子治疗中心,以优化系统成本和患者福利。这种新的可负担性使粒子治疗系统在世界各地的国有医疗系统内合理化,这些系统相对较少依赖短期创收,并寻求优化全球支出和结果。许多国家卫生系统计划使用正常组织并发症的模型来确定哪些患者被转诊到中央粒子治疗中心。英国初步设想了一个类似的系统,其中有两个大型粒子治疗中心,一个位于曼彻斯特,另一个位于伦敦,以优化对社会的成本–收益比。然而,由于粒子治疗中心的成本降低,除了两个大型英国的中心外,还建造了几个小型中心[2]。这些系统的集中化很重要,因为它们计划进行全国性的前瞻性试验以全面测试粒子治疗[3,4]。粒子治疗尚未与近距离放疗、IMRT 和手术的最佳治疗进行有力的对比试验。在美国,粒子治疗的市场营销和承诺的益处已经非常有效地呈现给患者,而且没有强有力的支持性前瞻性数据,因此现在制定真正的随机化方案将非常具有挑战性。尽管存在这一挑战,NRG 肿瘤学会仍在对中低风险前列腺癌[5]和无法手术的 Ⅱ~ⅡB 期肺癌进行随机试验[6],一项新的“实用”随机试验(RAD-COMP)正在比较光子与质子放疗,不是在经典生存率方面,而是在不良反应和生活质量方面[7]。

虽然在粒子治疗的发展早期,一些研究人员就知道了隐藏的生物复杂性问题,但研究人员之间的有限合作使得这些数据与该领域的其他人和广大公众保持隔离。随着粒子治疗可用性的增加,尽管历史上有证据表明粒子治疗具

有明显的优势，但仍有新的动力来更好地评估粒子治疗的作用。最初，当粒子治疗成本如此之高时，无法证明其益处的研究可能没有被考虑，这通常是由于根据治疗计划的计算机图像，可以理解医生的偏好，该治疗计划具有剂量分布，而我们现在知道，如果将物理和生物学的微妙之处结合起来，剂量分布要复杂得多。具有讽刺意味的是，粒子治疗成本的降低鼓励了该领域的一些科学家询问何时适合采用粒子放疗患者。增加协作和降低粒子治疗机器成本的结合允许用户社区的扩大。粒子治疗社区天生就有做好事的动机，在这个可承受性时代对粒子治疗的使用进行更严格的评估。与此同时，技术发展仍在继续，粒子治疗必须在新技术面前证明自己，最终世界将从中受益。

对这一点的讨论主要适用于轻离子或质子治疗。重离子治疗是粒子治疗的当前前沿领域，与质子治疗相比，它在各个层面上的复杂性都在不断增加。重离子治疗的合作在物理和粒子工程领域中都很强大，但成本并没有下降到与轻离子治疗的相同水平。欧洲核子研究中心（日内瓦）的领导团队率先为重离子治疗设计和实施了开放式协作中心，这在很大程度上归功于该中心的技术成功。第一个有欧洲核子研究中心设计的重离子治疗中心在意大利帕维亚建立，第二个在奥地利维也纳建立，接下来可能会有更多。每个中心都代表了数十位科学家的共同努力，以开源方式将全球粒子治疗技术交给用户，就像我们通常称之为 LINUX 的操作系统和应用程序集一样。与 LINUX 不同的是，设计、实施和测试这些临床系统，包括它们的控制软件，花费了大量的人和时间，以使其可用且安全[8]。

当前推动全球合作环境的第三个方面是，人们越来越认识到全球放射治疗技术分布的极端不均衡。最近的研究数据显示，增加放射治疗的普及性可以节省资金，而要真正在中低收入国家（LIMIC）找到一个长期解决方案，最公正的解决方案是尽可能均匀地部署高科技[9]。为了实现这一目标，非常需要训练有素的专家，这是供应最短缺的资源。以合理的方式部署粒子治疗可能会使科学前沿扩展到所有领域。在粒子治疗领域，设立区域性粒子治疗中心将促进留住教学和指导所需的人才。此外，为特定临床适应证（如儿童中枢神经系统肿瘤）提供最先进的治疗，设立粒子治疗中心将拯救生命，避免不必要的痛苦。医疗技术的共享和传播是一件公正而美好的事情，它将使世界变得更加美好和安全。粒子治疗中心可以作为一个地区科学工作的中心，也可以作为保留专业知识的"锚"。

轻离子和重离子治疗都存在着复杂性的问题。与传统的放射治疗不同，粒子治疗有着一个多世纪的临床经验，并有能力从数学上解决剂量测定问题，粒子治疗具有生物学不确定性，使得剂量效应可以根据射束几何学和临床背景的微妙程度发生巨大变化。PT 的这种复杂性要求扩大协作。对于全世界放射肿瘤学的未来来说，赌注再高不过了：该领域正在从光子放射生物学相对简单的领域向前发展。我们可以通过开放地跨国界共享科学而不考虑个人利益，从而为世界提供最佳服务。粒子治疗科学太复杂了，无法单独解决，它所承诺的减少不良影响的好处和新的生物策略需要共同努力，以加速获取所需的科学信息。

新型直线加速器和肿瘤治疗，应对挑战性环境：将钴与碳联系起来

应对挑战性环境的新型直线加速器和肿瘤治疗

据估计，全球肿瘤的年发病率将从 2015 年

的 1500 万例上升到 2035 年的 2500 万例左右，其中 2/3 以上发生在放射治疗能力严重不足的中低收入国家[10]。《柳叶刀肿瘤学》委托国际癌症控制联盟（UICC）的全球癌症控制放射治疗工作组（GTFRCC）编写了一份关于全球放射治疗可及性的综合报告[9]，记录了全球对放射治疗的需求、当前设备覆盖的不足、所需的资源，以及通过额外投资提供覆盖范围可以实现的经济和社会效益。据估计，到 2035 年，中低收入国家将需要多达 3500~5000 台 MV 级治疗机，以满足放射治疗的需求。Yap 及其同事估计，如果到 2035 年中低收入国家能够满足这种放射治疗需求，那么将有 130 万人获得局部疾病的控制，超过 615 000 名患者将取得生存获益[11]。除了强调中低收入国家的放射治疗能力不足外，GIFRCC 报告还提出了一项卫生技术评估（HTA），预测 20 年内对放射治疗的持续投资将带来巨大的社会和经济效益，远远超过投资成本[9,12]。

改善中低收入国家放射肿瘤学的独特伙伴关系

美国国家核安全局（NNSA）辐射安全办公室（ORS）的目标是减少全球对医用放射源的依赖[13,14]，并保护钴-60 等现有放射源不受未经授权的使用。来自防扩散研究中心（CNS）的一份报告[15]强调了用直线加速器（LINAC）取代钴-60 辐射治疗装置的好处，以减少非国家行为者恶意使用的风险，以及与钴-60 放射治疗机相比，LINAC 的先进治疗能力的好处。这种新范式体现在"治疗而非恐怖"的概念中[16,17]。

中低收入国家实施高科技的挑战

人们早就认识到，许多中低收入国家经常遇到的恶劣环境条件以及缺乏训练有素的技术人员，影响了高科技设备的引进以及此类设备

在这些情况下的持续运行。在资源匮乏的国家，这种情况屡见不鲜。在这些国家，实施可获得的放射治疗的障碍包括设备的初始成本、设备和基础设施的可持续性以及缺乏提供安全、有效和高质量治疗所需的训练有素的人员。

认识到这些阻碍中低收入国家肿瘤患者获得放射治疗的因素碍，国际肿瘤专家团（ICEC）[18]于 2016 年 11 月 7 日至 8 日召开了"挑战性环境下新型直线加速器的设计特点"研讨会，由 CERN 主办[19]。与会者讨论了以下内容：①在许多中低收入国家所遇到的挑战性环境（不稳定的电力供应，缺乏空调，不清洁水源等）中，采用放射治疗肿瘤患者的潜在困难；②上述医疗放射性材料相关的安全问题；③直线加速器和相关技术的设计特点，这些技术需要足够强大，能够在充满挑战的环境中发挥作用；④培养和维持使用新型放射治疗系统所需劳动力的教育、培训和指导；⑤实施研讨会建议的成本和资金。

在具有挑战性环境下 LINAC 的一般设计考虑因素中，有公认的因素，包括易操作性、可靠性、鲁棒性、易修复性、故障自诊断性、对电源中断不敏感、低功率要求、减少的产热量和能够进行模块化升级的基本单元。要在相对较短的时间内实现这些设计考虑因素中的大多数，需要一个基于当前硬件技术和不断发展的软件的系统解决方案，该解决方案能够最大限度地利用自动化，包括自动计划、操作员监控和培训。这可能是一种治疗系统，需要有限的现场人员参与远程医疗，以获得治疗和质量保证（QA）方面复杂的专业知识。通过这种方式，高质量的治疗可以由技术专长较少的现场团队提供。我们的目标是开发一种治疗机，提供最先进的放射治疗，而不是用精简的 LINAC 提供不合标准的治疗。这种方法不仅可以提供更高质量的治疗，而且可以激励招聘和留住高质量的教职工。应提供改进的硬件，如发电机和能源管理，以控制

电网波动。

"钴转化为碳"的主题是，现在就可以开始实施一个系统解决方案，以扩大中低收入国家中的放射治疗，建立所需的专业知识、指导和教育网络，并增加 LINAC 设计方面的创新。

未来发展方向

欧洲核子研究中心（CERN）2016 年 11 月主办的研讨会成立的 3 个 ICEC 工作组正在继续努力实现各自的目标。ICEC 技术任务组（TF#1）正在评估在集装箱中安装 CT 和（或）MR 扫描仪以及放射治疗机和治疗计划系统的可行性（"BoxCare"方法²），以便于运输、安装和调试。TF#1 还正在识别和分析当前 LINAC 的不足之处，目的是开发更耐用、稳健和可靠的子系统组件，以应对挑战性环境。新的软件不仅可以简化放射治疗师的工作，还可以为治疗师提供教学的机会，同时进行最新的 QA。为了跟踪新的或性能更好的 LINAC 在挑战环境中的发展，2017 年 10 月由英国科学和技术金融委员会（STFC）和 ICEC 主办了研讨会，该研讨会由 CERN 主办。受邀者包括学术界、工业界、政府实验室、专业协会和非政府组织。

供应商最近推出了更方便用户的放射治疗系统，这可能对高收入国家以及欠发达国家的用户具有吸引力。时间会告诉我们，新机器的成本会激励还是阻碍中低收入国家购买新机器。

ICEC 教育、培训和指导工作组（TF#2）正在评估放射肿瘤学家和医学物理学家以及其他基本放射治疗和护理人员目前在培训和教育方面的能力和不足。2017 年 6 月，在国际放射肿瘤学进展会议（ICARO2）上，展示了远程医疗在教育、培训和指导方面的应用实例，包括交互式系统，如美国国立卫生研究院（NIH）的 TE-LESYNERGY®。目前正在使用的系统包括流程检查[20]和 ASTRO 轮廓勾画"EduCase"系统[21]。

在 ICARO2 上，20 多个国际组织和专业协会讨论了其全球健康活动，表现出广泛的兴趣、活力和承诺。考虑到全球对放射肿瘤学服务的需求程度，每一项出色的活动范围都是有限的。看来，世界各地的这些和无数其他小型项目将受益于更大的连通性，通过共享资源、最大限度地减少重复工作和减少开支，扩大他们的努力。改善连通性是全球连通性和发展工作组（TF#3）的目标。

全球健康和辐射"事件"以及解决"难题"的可持续努力的必要性

放射治疗技术领域的两端都有机会：一方面是粒子治疗和先进的图像引导技术，另一方面是在充满挑战的环境中为全球提供肿瘤护理安全、复杂、坚固的技术，这说明需要广泛的人才。尽管存在广泛的机会，但在涉及患者护理的方案中，包括预防和减轻辐射对普通人群、宇航员和肿瘤患者的不利影响，仍然需要可持续的职业生涯，这些方案因中断或不完整的项目而得不到很好的服务。缺乏可持续性会浪费投资，使潜在受益者的境况与项目启动时一样糟糕。

在整个 20 世纪，全球可用医疗卫生的短缺主要集中在传染病上。自然发生的流行病和流行病疫情通过全球贸易和旅行以及气候变化传播，而气候变化改变了鸟类和蚊子等媒介的生命周期和位置。21 世纪的第 1 年，全球恐怖主义的威胁明显升级。美国制订了 15 种国家规划方案[22]，包括两项辐射方案、一种简易核装置和一种辐射扩散装置。这一计划表明，有必要为核威胁做好准备，自冷战结束以来，核威胁一直处

---

² 这一方法由多伦多大学的 David Jaffray 在 2016 年 11 月的 CEC–CERN 会议上提出。

于休眠状态。福岛核电站灾难[23]进一步引发了辐射对人类和环境的不利影响的担忧，从而将辐射科学和减轻辐射伤害推到了人们最感兴趣的话题之首。随着包括呼吸、代谢、心血管和肿瘤疾病在内的非传染性疾病（NCD）的显著增加，发展中国家不断变化的疾病面貌开始与发达国家相似。关于新型直线加速器和挑战性环境下的肿瘤护理章节概述了全球放射治疗的短缺和潜在的系统解决方案。有趣的是，中低收入国家的疾病模式[10]与高收入国家地理上孤立的土著居民的疾病模式相似，为富国和穷国相互解决问题提供了明确的途径[24]。联合国各机构，特别是国际原子能机构，包括其肿瘤治疗行动计划[25]，帮助界定了全球非传染性疾病治疗方面的差距。国际癌症控制联盟的 GTFRCC[9] 的贡献如前所述。最近几期的临床肿瘤学和放射肿瘤学研讨会上总结了放射治疗在全球健康中的潜在作用，表明这是一个需求量巨大且兴趣日益增加的领域[26,27]。2017 年 6 月，ICARO2 的主题就是更新发展中国家放射肿瘤学项目的现状[28]。

由于我们评估了填补全球医疗缺口所需的内容，因此，始终存在的薄弱环节是专业知识的可用性，特别是在服务不足的场所，但也存在实施变革和持续护理的导师。这种缺乏专业知识的情况不仅限于肿瘤治疗，但关注肿瘤的好处在于是，为肿瘤患者提供护理所需的一系列服务和项目，从流行病学到预防、到治疗再到支持性护理，再到长期健康，也能解决其他非传染性疾病和许多与癌症相关的传染病。这包括 HPV 在宫颈癌、头颈癌、肝癌中的作用，以及 EB 病毒在淋巴瘤和鼻咽癌中的作用。正如传染病所证明的那样，非政府组织可以通过补充政府的努力和更加灵活的方式，在解决问题方面发挥核心作用。为了解决放射治疗在基于方案/指南的癌症护理中的作用，将其作为癌症控制连续

统一体的关键组成部分，一组不同的国际合作者和利他主义者创建了国际癌症专家团[18]，其中主要目标有两个：①可持续的指导模式②为具有挑战性的环境开发新型 LINAC，前面讨论过。

对服务不足人群的医疗服务存在差距的一个关键原因是，对健康差距人群的服务，尤其是那些政府医疗体系之外的人群，没有带来足够的收入，不能被视为大多数医疗工作的一部分，当然在美国也是如此。除了少数有远见的机构外，几乎完全缺乏对作为职业道路一部分的全球卫生项目受训人员和教职员工的支持。有几个项目旨在解决这一问题，如国家卫生研究院（NIH）福格蒂国际中心[29]和国家癌症研究所（NCI）全球健康中心（CGH）[30]。然而，尽管他们提供的支持受到欢迎并且树立了榜样，但这只是整体需求的一小部分。全球卫生大学联合会的迅速发展表明，全球卫生领域的兴趣激增，令人鼓舞[31]。有人提出，在全球健康和核威胁问题上的投资可以被视为一种积极的手段，而不是浪费资金或人们的时间[32]。这些拓宽了现代学术界应该支持什么的问题，以调整收入产生与科学以及社会服务之间的平衡[33]。

放射治疗是精准医疗的一部分

关于"辐射轮回圈"的两个问题是：①对辐射的恐惧和辐射伤害的缓解；②作为技术或生物学的辐射。第一个来自前面的讨论，即需要了解辐射损伤的机制，以便更好地定义意外或故意暴露的人群中辐射诱发癌症的风险，以及放射治疗后正常组织的逐步损伤。国家过敏和传染病研究所[34]和国家癌症研究所（NCI）的辐射研究计划[35]中的辐射和核对抗计划解决了这些问题。

第二个问题是放射肿瘤学。作为精准医学时代的关键角色，这是一个新的前沿领域，需要

了解辐射引起的生物扰动，这些扰动在细胞杀伤、免疫调节和癌细胞适应方面具有功能，可能为探索以辐射为关键成分的细胞死亡易感性提供新的手段。这被称为"聚焦生物学"[36]。在这种方法中，辐射效应因①辐射类型、②剂量、③剂量率、④分次和⑤靶区而不同。感兴趣的靶区从"系统"，即免疫系统、对辐射有不同反应的特定组织、基于解剖学的肿瘤类型、分子异常和辐射适应性反应。与粒子治疗相关的几个例子是其在改变免疫系统中的作用[39]及其对免疫治疗的影响[40]。单次大剂量照射可产生与多分次照射后不同的变化，包括对靶向药物的敏感性[39]和免疫调节的敏感性[40]。有许多将放射治疗与分子靶向药物相结合的例子，最近的两篇综述就是这样的例子[41,42]。2017年9月，NCI辐射研究项目研讨会的主题是解决可能从能量传递、灰色以及质子治疗中使用的分子变化或放射生物学

效应两方面定义辐射剂量的新范式，即"钴等效剂量"（CGE）[43,44]，解决"Gy阴影"（文稿在准备中）。

总结

正如"辐射轮回圈"所示，应对放射治疗领域的全球挑战带来了极其多样化和广泛影响的机遇（图19.1）。辐射无处不在的本质源于我们宇宙的结构沉浸在辐射中，包括与癌症治疗相关的离子（"所谓"重离子，比质子重），以及对人类在太空探索中作用至关重要的离子。辐射与活体组织相互作用的基础科学的广度不仅需要大科学，而且需要团队科学，即"从C到闪亮的C"中的"兄弟情谊"。辐射科学的广阔领域，特别是那些涉及健康相关问题的领域，提供了机会，具有社会责任，需要一套独特的工具和人才来改变社会问题，远远超出癌症护理范畴。

参考文献

1. Durante, M, Brenner, DJ, and Formenti, SC, Does heavy ion therapy work through the immune system? *Int J Radiat Oncol Biol Phys.* 2016;96(5): 934–936.
2. Crellin, AM, and Burnet, NG, Proton beam therapy: The context, future direction and challenges become clearer. *Clin Oncol (R Coll Radiol).* 2014;26(12): 736–738.
3. Widder, J et al., The quest for evidence for proton therapy: Model-based approach and precision medicine. *Int J Radiat Oncol Biol Phys.* 2016;95(1): 30–36.
4. Langendijk, JA et al., Selection of patients for radiotherapy with protons aiming at reduction of side effects: The model-based approach. *Radiother Oncol.* 2013;107(3): 267–273.
5. NRG prostate cancer trial. Available at: https://www.rtog.org/ClinicalTrials/ProtocolTable/StudyDetails.aspx?study=1326. Accessed 1 July 2017.
6. NRG lung cancer proton trial. Available at: https://www.rtog.org/ClinicalTrials/ProtocolTable/StudyDetails.aspx?study=1308. Accessed 1 July 2017.
7. Bekelman, J, Pragmatic randomized trial of proton versus photon therapy for patients with non-metastatic breast cancer receiving comprehensive nodal radiation: A radiotherapy comparative effectiveness (RADCOMP) trial. 2017. Available at: http://www.pcori.org/research-results/2015/pragmatic-randomized-trial-proton-vs-photon-therapy-patients-non-metastatic. Accessed 22 February 2018.
8. Evans, P, and Wolf, B, Collaboration rules. *Harv Bus Rev.* 2005;83(7): 96–104, 192.
9. Atun, R, Jaffray, DA, Barton, MB, Bray, F, Baumann, M, Vikram, B, Hanna, TP et al., Expanding global access to radiotherapy. *Lancet Oncol.* 2015;16(10): 1153–1186. doi: 10.1016/S1470-2045(15)00222-3.
10. Review. World Health Organization. Cancer fact sheet. Available at: http://www.who.int/mediacentre/factsheets/fs297/en/. Accessed 1 July 2017.
11. Yap, ML, Hanna, TP, Shafiq, J, Ferlay, J, Bray, F, Delaney, GP, and Barton, M, The benefits of providing external beam radiotherapy in low- and middle-income countries. *Clin Oncol*

(*R Coll Radiol*). 2017;29(2): 72–83. doi:10.1016/j.clon.2016.11.003.

12. Rodin, D, Aggarwal, A, Lievens, Y, and Sullivan, R, Balancing equity and advancement: The role of health technology assessment in radiotherapy resource allocation. *Clin Oncol (R Coll Radiol)*. 2017;29(2): 93–98. doi:10.1016/j.clon.2016.11.001.

13. Radiological Security, National Nuclear Security Agency. Available at: https://nnsa.energy. gov/aboutus/ourprograms/dnn/gms/rs. Accessed 23 December 2016.

14. Transitioning from high-activity radioactive sources to non-radioisotopic (alternative) technologies. Available at: https://www.hsdl.org/?abstract&did=797521. Accessed 2 February 2018.

15. James Martin Center for Nonproliferation Studies. Available at: http://www.nonproliferation. org/. Accessed 1 July 2017.

16. Pomper, M, Dalnoki-Veress, F, and Moore, G, Treatment, not terror: Strategies to enhance external beam therapy in developing countries while permanently reducing the risk of radiological terrorism. 2016. Available at: http://www.stanleyfoundation.org/publications/report/ TreatmentNotTerror212.pdf. Accessed 23 December 2016.

17. Coleman CN, Pomper MA, Chao NL, Dalnoki-Veress F, and Pistenmaa DA, Treatment, not terror: Time for unique problem-solving partnerships for cancer care in resource-challenged environments. *J. Glob. Oncol*. doi:10.1200/JGO.2016.007591.

18. International Cancer Expert Corps (ICEC). Available at: http://www.iceccancer.org/about-icec/. Accessed 1 July 2017.

19. A new approach for global access to radiotherapy. *CERN Courier*. Available at: https://home. cern/scientists/updates/2016/11/new-approach-global-access-radiation-therapy. Accessed 1 July 2017.

20. Chart rounds. Available at: https://chartrounds.com/default.aspx. Accessed 1 July 2017.

21. EduCase. Available at: http://www.astro.educase.com/. Accessed 1 July 2017.

22. National planning scenarios. Available at: https://emilms.fema.gov/IS800B/lesson5/ NRF0105060t.htm. Accessed 11 June 2017.

23. The Fukushima Daiichi Accident. Report by the Director General and Technical Volumes, International Atomic Energy Agency. Available at: https://www.iaea.org/newscenter/news/ iaea-releases-director-generals-report-on-fukushima-daiichi-accident. Accessed 11 June 2017.

24. Guadagnolo, BA, Petereit, DG, and Coleman, CN, Cancer care access and outcomes for American Indian populations in the United States: Challenges and models for progress. *Semin Radiat Oncol*. 2017;27(2): 143–149. doi:10.1016/j.semradonc.2016.11.006.

25. International Atomic Energy Agency, Program of Action for Cancer Treatment. Available at: https://www.iaea.org/services/key-programmes/programme-of-action-for-cancer-therapy-pact. Accessed 11 June 2017.

26. Yap, ML, Hanna, TP, Shafiq, J, Ferlay, J, Bray, F, Delaney, GP, Barton, M, Radiotherapy in low and middle income countries. *Clin Oncol*. 2017;29(2): 72–83.

27. Tim, RW, and Coleman, CN, Global health disparities. *Semin Radiat Oncol*. 2017;27(2): 95–188.

28. International Conference on Advances in Radiation Oncology (ICARO2). Available at: http://www-pub.iaea.org/iaeameetings/50815/International-Conference-on-Advances-in-Radiation-Oncology-ICARO2. Accessed 11 June 2017.

29. Fogarty International Center, National Institutes of Health. Available at: https://www.fic.nih. gov/Pages/Default.aspx. Accessed 11 June 2017.

30. NCI Center for Global Health, National Cancer Institute. Available at: https://www.cancer. gov/about-nci/organization/cgh. Accessed 11 June 2017.

31. Consortium of Universities for Global Health. Available at: http://www.cugh.org/. Accessed 11 June 2017.

32. Coleman CN. Masters of our destiny: From jazz quartet to symphony orchestra. *Int J Radiat Oncol Biol Phys*. 2016;96(3): 511–513. doi:10.1016/j.ijrobp.2016.07.006.

33. Coleman, CN, and Love, RR, Transforming science, service, and society. *Sci Transl Med*. 2014;6(259): 259fs42. doi:10.1126/scitranslmed.3009640.

34. Radiation and Nuclear Countermeasures Program, National Institutes of Allergy and

Infectious Diseases: Available at: https://www.niaid.nih.gov/research/radiation-nuclear-countermeasures-program. Accessed 11 June 2017.

35. Radiation Research Program, National Cancer Institute. Available at: https://rrp.cancer.gov/. Accessed 11 June 2017.

36. Coleman, CN, Linking radiation oncology and imaging through molecular biology (or now that therapy and diagnosis have separated, it's time to get together again!). *Radiology* 2003;228(1): 29–35.

37. Wage, J, Ma, L, Peluso, M, Lamont, C, Evens, AM, Hahnfeldt, P, Hlatky, L, Beheshti, A, Proton irradiation impacts age-driven modulations of cancer progression influenced by immune system transcriptome modifications from splenic tissue. *J Radiat Res.* 2015;56(5): 792–803. doi:10.1093/jrr/rrv043.

38. Ebner, DK, Tinganelli, W, Helm, A, Bisio, A, Yamada, S, Kamada, T, Shimokawa, T, and Durante, M, The immunoregulatory potential of particle radiation in cancer therapy. *Front Immunol.* 2017;8: 99. doi:10.3389/fimmu.2017.00099.

39. Makinde, AY, Eke, I, Aryankalayil, MJ, Ahmed, MM, and Coleman, CN, Exploiting gene expression kinetics in conventional radiotherapy, hyperfractionation, and hypofractionation for targeted therapy. *Semin Radiat Oncol.* 2016;26(4): 254–260. doi:10.1016/j.semradonc.2016.07.001.

40. Vanpouille-Box, C, Alard, A, Aryankalayil, MJ, Sarfraz, Y, Diamond, JM, Schneider, RJ, Inghirami, G, Coleman, CN, Formenti, SC, Demaria, S. DNA exonuclease Trex1 regulates radiotherapy-induced tumour immunogenicity. *Nat Commun.* 2017;8: 15618. doi:10.1038/ncomms15618.

41. Wahl, DR, and Lawrence, TS, Integrating chemoradiation and molecularly targeted therapy. *Adv Drug Deliv Rev.* 2017;109: 74–83. doi:10.1016/j.addr.2015.11.007.

42. Deng, L, Liang, H, Fu, S, Weichselbaum, RR, and Fu, YX, From DNA damage to nucleic acid sensing: A strategy to enhance radiation therapy. *Clin Cancer Res.* 2016;22(1): 20–25. doi:10.1158/1078-0432.CCR-14-3110.

43. Paganetti, H, Niemierko, A, Ancukiewicz, M, Gerweck, LE, Goitein, M, Loeffler, JS, and Suit, HD, Relative biological effectiveness (RBE) values for proton beam therapy. *Int J Radiat Oncol Biol Phys.* 2002;53(2): 407–421.

44. Paganetti, H. Relative biological effectiveness (RBE) values for proton beam therapy. Variations as a function of biological endpoint, dose, and linear energy transfer. *Phys Med Biol.* 2014;59(22): R419–R472. doi: 10.1088/0031-9155/59/22/R419.